国家出版基金项目
NATIONAL PUBLICATION FOUNDATION

总主编　刘昌孝

主编　梁光义　庞宇舟

DAIZU YAO JUAN

中国少数民族中药图鉴

傣族药卷

中国出版集团有限公司

世界图书出版公司
西安　北京　上海　广州

图书在版编目（CIP）数据

中国少数民族中药图鉴·傣族药卷／刘昌孝总主编；梁光义，庞宇舟主编 . －西安：世界图书出版西安有限公司，2022.10
　　ISBN 978-7-5192-8275-2

　　Ⅰ．①中… Ⅱ．①刘… ②梁… ③庞… Ⅲ．①少数民族－民族医学－中药资源－图集②傣族－中药资源－图集 Ⅳ．① R29-64 ② R295.3-64

中国版本图书馆 CIP 数据核字（2021）第 223353 号

书　　　名	中国少数民族中药图鉴·傣族药卷	
	ZHONGGUO SHAOSHUMINZU ZHONGYAO TUJIAN DAIZU YAO JUAN	
总 主 编	刘昌孝	
主　　编	梁光义　庞宇舟	
责任编辑	胡玉平　杨　莉	
出版发行	世界图书出版西安有限公司	
地　　址	西安市雁塔区曲江新区汇新路 355 号	
邮　　编	710061	
电　　话	029-87214941　029-87233647（市场营销部）	
	029-87234767（总编室）	
网　　址	http://www.wpcxa.com	
邮　　箱	xast@wpcxa.com	
经　　销	新华书店	
印　　刷	西安雁展印务有限公司	
开　　本	889mm×1194mm　　1/16	
印　　张	25.25	
字　　数	400 千字	
版　　次	2022 年 10 月第 1 版	
印　　次	2022 年 10 月第 1 次印刷	
国际书号	ISBN 978-7-5192-8275-2	
定　　价	320.00 元	

医学投稿　xastyx@163.com ‖ 029-87279745　029-87285296
☆如有印装错误，请寄回本公司更换☆

凡例 NOTES

　　一、丛书分为《中国少数民族中药图鉴·苗族药卷》《中国少数民族中药图鉴·蒙古族药卷》《中国少数民族中药图鉴·维吾尔族药卷》《中国少数民族中药图鉴·藏族药卷》《中国少数民族中药图鉴·彝族药卷》《中国少数民族中药图鉴·傣族药卷》共六册。

　　二、为更好地普及和传播少数民族常用中草药知识，让更多的读者认识和了解少数民族的中医药文化，丛书以《中华人民共和国药典》（2020 年版一部）及《中药学》（第 9 版）为指导，共收录药物品种 1500 余种（为更好地传播，所收品种以各民族的常用中草药为主），每册均按药物拼音顺序排列。

　　三、为便于读者快速识别各民族中草药，每种药物均配有 8 ～ 10 幅高清彩色照片，包含药物生境图、入药部位、局部识别特征放大图、药材图和饮片图。对于多来源的药物品种，原则上只为第一来源的品种配图。

　　四、对于一些保护性的动物或植物种类的用药，本丛书参照相关资料将其纳入，仅作为传播少数民族习用中药知识的参考资料，读者在实际使用中应遵守国家相关法律法规。

　　五、正文部分收录的内容有民族药名、别名、来源、识别特征、生境分布、采收加工、药材鉴别、性味归经、功效主治、药理作用、用法用量、精选验方、使用禁忌。

　　1. 民族药名：为该种药物在该民族的唯一名称。

　　2. 别名：为该种药物在临床用法中的常用名称，一般收录 2 ～ 5 种。

　　3. 来源：即药物基源，详细介绍药物的科、种名、拉丁文及药用部位。

　　4. 识别特征：该种药物的形态识别特征，包含根、茎、叶、花、果的详细识别特征及花、果期。

　　5. 生境分布：该种药物的生长环境和主要分布区域。

　　6. 采收加工：该种药物的最佳采收季节、采收方法、加工技术和注意事项。

　　7. 药材鉴别：该种药物的药材形状、颜色、气味等。

　　8. 性味归经：该种药物的性味和归经。

　　9. 功效主治：该种药物的功效和主治疾病。

　　10. 药理作用：该种药物及其制剂或主要成分与中医临床有关的药用作用和机制，有毒药物介绍及毒性和毒理。

　　11. 用法用量：该种药物的单味药煎剂的成人一日干品内服量，外用无具体用量者均表示适量取服。

　　12. 精选验方：收录以该种药物为主，对功效主治有印证作用或对配伍应用有实际作用的古今效验方。

　　13. 使用禁忌：该种药物的配伍宜忌，某些症状的使用注意事项和毒副作用。

《中华人民共和国宪法》规定："国家发展医疗卫生事业，发展现代医药和我国传统医药。"这里的传统医药，按我的理解，应该包括中医药、民族医药和民间医药三个组成部分。

民族医药是中国少数民族的传统医药。民族药发源于少数民族地区，具有鲜明的地域性和民族传统特点。据初步统计，全国55个少数民族，近80%的民族有自己的药物，其中有独立民族医药体系的约占1/3。中华人民共和国成立以来，在党和政府的关怀、重视下，民族药的发掘、整理、研究工作取得了显著的成果，出版了一批全国和地区性民族药专著。据有关资料统计，目前我国民族药已达3700多种。

《中国民族药志》是在全面调查、整理我国少数民族所用药物的基础上选编而成的民族药的荟萃，已出版的第1卷收载了39个民族的135种药物，基原种511个；第2卷收载35个民族的120种药物，基原种425个。

我国民族传统医药，是中华民族的共同财富。各民族医药在独立发展、保持本民族特色的基础上，彼此相互借鉴，有着许多共同点，民族药之间联系最广泛的是在药物的使用方面。据统计，目前藏汉共用的药物有300多种；蒙汉共用的有400多种；维汉共用的有155种；佤汉共用的有80种。民族间通用同一种药物的情况非常普遍。

为更好地传承、发展中医药这一中华民族的瑰宝，进一步挖掘、整理和保护这世代相传的民族文化和智慧，经过专家团队多年努力共同编写了《中国少数民族中药图鉴》丛书第一辑，包括《苗族药卷》《蒙古族药卷》《维吾尔族药卷》《藏族药卷》《彝族药卷》《傣族药卷》共6卷本。

民族医药的概念分广义和狭义两种。本套丛书以中国少数民族传统习用中药的传承和发展为宗旨。坚持"民族医药"的概念，突出个性。为更好地普及和传播少数民族常用中草药知识，让更多的读者认识和了解少数民族的中医药文化，这套丛书以《中华人民共和国药典》（2020年版一部）及《中药学》（第9版）为指导，共收录药物品种1500余种（为更好地传播，所收品种以各民族的常用中草药为主），每册均按药物拼音顺序排列。为便于读者快速识别各民族中草药，每种药物均配有高清彩色照片，包含药物生境图、入药部位、局部识别特征放大图、药材图和饮片图。对于多来源的药物品种，原则上只为第一来源的品种配图。正文部分收录的内容有民族药名、别名、来源、识别特征、生境分布、采收加工、药材鉴别、性味归经、功效主治、药理作用、用法用量、精选验方、使用禁忌。

《中医药法》是包括我国各民族医药的统称，它反映了中华民族对生命、健康和疾病的认识，是具有悠久历史和独特理论及技术方法的医药学体系。我国民族传统医药，是中华民族的共同财富。一直以来，各民族医药在独立发展、保持本民族特色的基础上，彼此也相互借鉴。

民族用药的交叉问题比较复杂，有的是药名相同，基原各异；有的则是基原相同，药用部位或功效却不同。各民族医药并存发展、相得益彰，充分显示了民族间团结和睦、共同繁荣的大家庭关系。

民族医药是各族人民长期与疾病作斗争的经验总结，也是民族智慧的结晶。民族医药为各族人民的身体健康和繁衍昌盛做出了重要贡献，是各民族人民利用自有的地域环境保障身体健康的有效手段。

继承和发展民族医药，既是我国医学科学繁荣兴旺的体现，也是我国医药卫生领域发展创新的源泉之一。通过探讨、开发和利用民族中药在治疗现代疑难病上的优势，实现弘扬和发展民族医药的现实意义。

中国工程院院士

天津药物研究院研究员

刘昌孝

2022年1月31日于天津

中国是一个历史悠久、幅员辽阔、人口众多的多民族国家。民族医药主要是指中国少数民族的传统医药。少数民族传统医药是我国少数民族同胞在漫长的历史长河中创造和沿用的民族医药的统称，它们在长期的生产生活实践活动中，为保护少数民族同胞的生命健康发挥了积极作用，民族中药是少数民族医药的重要组成部分，是我国中医文化的灿烂瑰宝。民族医学和中医学有着相似的哲学思维、医疗特点、用药经验和历史命运，都属于中国的传统医药。民族医药是祖国医药学宝库的重要组成部分，发展民族医药事业，不但是各族人民健康的需要，而且对增进民族团结，促进民族地区经济、文化事业的发展，建设具有中国特色的社会主义医疗卫生事业有着十分重要的意义。近年来，国家及相关部门对民族药的关注和研究力度持续加大，越来越多的仁人志士加入到民族药的调查和研究之中，民族医药的发展越来越受重视，这为民族药的传承和振兴奠定了坚实的基础。

为了更好地普及和应用民族药，继承和发掘中国医药文化遗产，使民族药在防治疾病中更好地为人类健康服务，本着安全、有效、经济、实用的原则，也为了更好地发挥民族药物的实用价值并提升其影响力，刘昌孝院士带领团队经过数十年的野外考察实践和整理工作，历时数年完成了《中国少数民族中药图鉴》丛书。丛书收录了苗族、维吾尔族、藏族、蒙古族、傣族、彝族常用的药物1500余种，配以大量高清彩色照片，并详细介绍了每种药物的民族药名、别名、来源、识别特征、生境分布、采收加工、药材鉴别、性味归经、功效主治、药理作用、用法用量、精选验方、使用禁忌等，内容全面系统、数据翔实可靠、图文资料珍贵、兼容并蓄、原创性强，具有较高的权威性和实用性。

丛书是对民族药物真实形态的一种全面呈现，它把这些散落于各地的药物以图文混排的形式集中起来；把这些种类繁多的植物或者动物、矿物以直观描写的方式呈现出来。从根茎叶脉到性味归经，从功能主治到用量用法，内容清晰完整，体例统一和谐，加以栩栩如生的大量高清彩色图片（所配图片包括动植物生境图、动植物局部特征放大图、动植物入药的部位图、药材饮片图、动物矿物图，多来源的品种原则上只介绍第一来源的识别特征并配图，特殊情况均在正文图片下加以文字说明），本丛书摒弃晦涩难懂的理论堆砌，突出普及性和实用性，增强识别和鉴别能力。

本丛书的立意十分明确，就是让读者认识这些形态各异的民族药物的特征，了解它们的功能作用，在现代生活气息中去呼吸自然药物的清香。立足实用是编写意图的集中体现，据图识别是此书立意的最好概括。以图片形式突出药物的原始形态，是自然而然的最好注解，图文并茂是真正意义上的实用图鉴。

让民族医药文化成为越来越受广大人民接受与喜爱的传统文化形式，并为大家的健康保驾护航，是此书之所愿，也是作者长期致力于民族医药文化传承和传播的原动力。但仅仅如此，并不是编写本书的初心。因为民族医药还需赢得世界的喝彩，并不断赢得世界级的荣誉，这才是作者不断努力的根本所在。萃取博大精深的民族医药文化的一部分，结合简单实用与真实清晰的彩色照片，本书将注定成为飘扬在民族医药文化中的又一面旗帜。

全书文字通俗易懂，易于理解；图片清晰，易于识别；并收有使用禁忌板块，以提醒广大读者注意各种药物的使用事项。集识药、用药于一体，适合广大民族医药专业学生、医院、研究机构、药企、药农、药材销售从业人员、中医药爱好者及医务工作者收藏和阅读。对从事药物研究、保护、管理的科研人员、中药企业、中药院校师生及中医药爱好者都具有极高的参考价值和指导意义！

本丛书的出版，充分展现了我国科学技术和民族医药发展的成果，必将对提升我国医药产业和产品的整体水平，促进我国民族医药卫生事业高质量发展发挥重要的作用。衷心希望本丛书在普及民族药科学知识、提高医疗保健、保障人民健康、保护和开发民族药资源方面起到积极作用。同时，也希望在开发利用民族药时，注意生态平衡，保护野生资源及物种。对那些疗效佳、用量大的野生药物，应逐步引种栽培，建立种植生产基地、资源保护区，有计划轮采，使我国有限的民族药资源能永远延续下去，更好地为人类健康造福。本丛书的出版不仅可以填补这一领域的学术空白，还可为我国民族药物资源的进一步保护和发展夯实基础，为广大民族医疗、教学和科研工作者提供重要参考和借鉴，因而有着重要的学术价值、文化价值和出版价值。

特别说明：为方便广大读者阅读的需要，我们在编辑本系列图书时专门以药物品种首字拼音顺序为序进行编排，故在书后不再设置拼音索引等内容。由于编者水平有限，书中的错漏之处，还望广大读者批评指正。

丛书编委会

2022 年 3 月

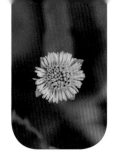

目录
CONTENTS

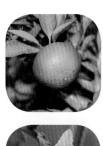

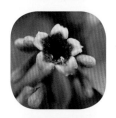

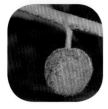

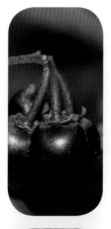

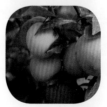

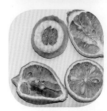

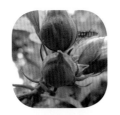
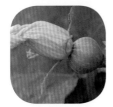
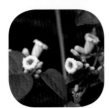
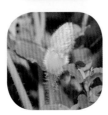

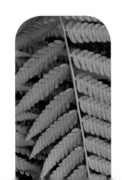

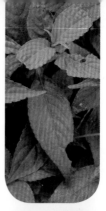

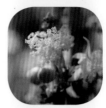

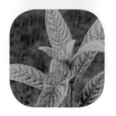

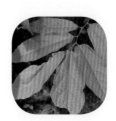

中国少数民族中药图鉴·维吾尔族药卷

中国少数民族中药图鉴·蒙古族药卷

中国少数民族中药图鉴·彝族药卷

中国少数民族中药图鉴·藏族药卷

中国少数民族中药图鉴·苗族药卷

中国少数民族中药图鉴 傣族药卷

阿魏

AWEI

傣 药 名 | 分英、臭石粉。

别　　名 | 臭阿魏、五彩魏。

来　　源 | 为伞形科植物新疆阿魏 *Ferula sinkiangensis* K. M. Shen 或阜康阿魏 *Ferula fukanensis* K. M. Shen 的树脂。

识别特征 | 多年生草本，初生时只有根生叶，至第5年始抽花茎；花茎粗壮，高达2 m，具纵纹。叶近于肉质，早落，近基部叶为3～4回羽状复叶，长达50 cm，叶柄基部略膨大；最终裂片长方披针形或椭圆披针形，灰绿色，下面常有毛。花单性或两性，复伞形花序，中央花序有伞梗20～30枝，每枝又有小伞梗多枝；两性花与单性花各成单独花序或两性花序中央着生1个雌花序，两性花黄色。双悬果背扁，卵形、长卵形或近方形，背面有毛，棕色。花期4～5月，果期5～6月。

生境分布 | 生长于多沙地带。分布于我国新疆维吾尔自治区。

采收加工 | 春末夏初盛花期至初果期，分次由茎上部往下斜割，收集渗出的乳状树脂，阴干。

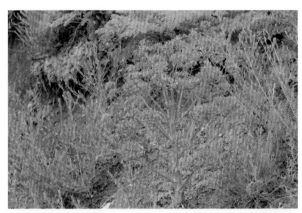

新疆阿魏

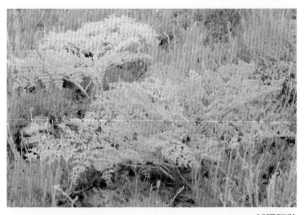

新疆阿魏

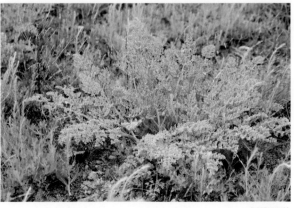

新疆阿魏

药材鉴别 | 本品呈不规则的块状和脂膏状。颜色深浅不一，表面蜡黄色或棕黄色。块状者体轻、质地似蜡，断面稍有孔隙；新鲜切面颜色较浅，放置后色渐深。脂膏状者黏稠，灰白色。具强烈而持久的蒜样特异臭气，味辛辣，嚼之有灼烧感。

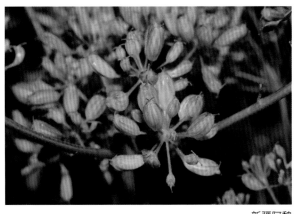
新疆阿魏

性味归经 | 苦、辛，温。归脾、胃、肝经。

功效主治 | 消积开胃，祛痰除湿，杀虫。本品味苦、辛，性温，辛能行滞，苦能燥湿，温可散寒。归脾、胃经，能行脾、胃之食物积滞，温胃散寒，健脾开胃，温寒燥湿以祛痰湿之邪。

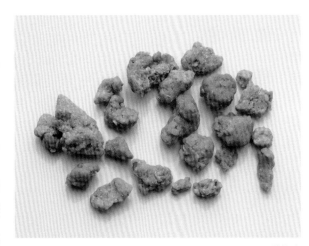
阿魏饮片

药理作用 | 阿魏煎剂在体外对人型结核杆菌有抑制作用。国外用其胶质作抗惊厥用或治疗某些精神病，也可用作驱虫剂。其挥发油自肺排出，故支气管炎、百日咳或哮喘患者可用作刺激性祛痰剂。

用法用量 | 内服：9～15 g，入丸、散。外用：适量。

精选验方 |

1. 疟疾 阿魏、干姜各 3 g，细辛 2.5 g，肉桂 1.5 g，白芥子 6 g。共为细末，将药粉分别放在两张风湿类膏药上，再用斑蝥 2 只，去头足及壳，压碎，每张膏药放 1 只，病发前 6 h 贴神阙、命门两穴，24 h 后取下。

2. 血管瘤 阿魏、柴胡、甘草各 15 g，当归尾、赤芍各 6 g，桔梗 3 g。水煎服，每日 1 剂，须连续服 15～30 剂。

3. 肠炎腹痛泄泻或消化不良、便溏 取阿魏一粒如黄豆大。切碎，置脐上，以腹脐膏 1 张贴之。

4. 预防麻疹 阿魏 0.2～0.4 g。置于如铜币大的小膏药中心，中心对准易感儿的脐眼。紧密贴上，注意保护，勿脱落。

使用禁忌 | 脾胃虚弱者及孕妇忌服。

阿魏

003

艾蒿

AIHAO

傣 药 名 | 芽敏。

别　　名 | 艾较、艾叶。

来　　源 | 为菊科植物艾 *Artemisia argyi* Levl. et Vant. 的根和叶。

识别特征 | 多年生草本，高 50 ~ 120 cm，密被茸毛。茎直立，中部以上分枝。叶互生，下部叶花期枯萎，中部叶卵状椭圆形，长 6 ~ 9 cm，宽 4 ~ 8 cm，羽状深裂或浅裂，侧裂片约 2 对，常楔形，中裂片又常 3 裂，裂片边缘有齿，表面被蛛丝状毛和白色密或疏的腺点，背面密被白色或灰色茸毛，上部叶渐小，3 裂或不裂，无柄。头状花序多数，排成复总状花序；总苞卵形，总苞片 4 ~ 5 层，边缘膜质，背面被绵毛；花序全为管状花，外层雌性，内层两性，花冠带红色。瘦果长约 1 mm。花、果期 7 ~ 10 月。

生境分布 | 生长于路边、草地。我国大部分地区均有分布及栽培。

采收加工 | 多用鲜品，随用随采。

药材鉴别 | 叶多皱缩，破碎，有短柄。完整叶片展平后呈卵状椭圆形，羽状深裂，裂片椭圆状披针形，边缘有不规则的粗锯齿，上表面灰绿色或深黄色，有稀疏的柔毛及腺点，下表面密生灰白色绒毛。质柔软。气清香，味苦。

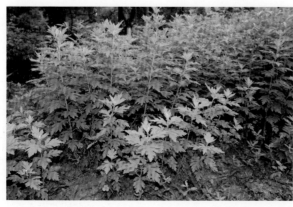

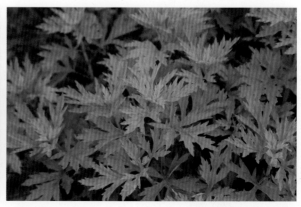

艾　　　　　　　　　　　　　　　　　　　　艾

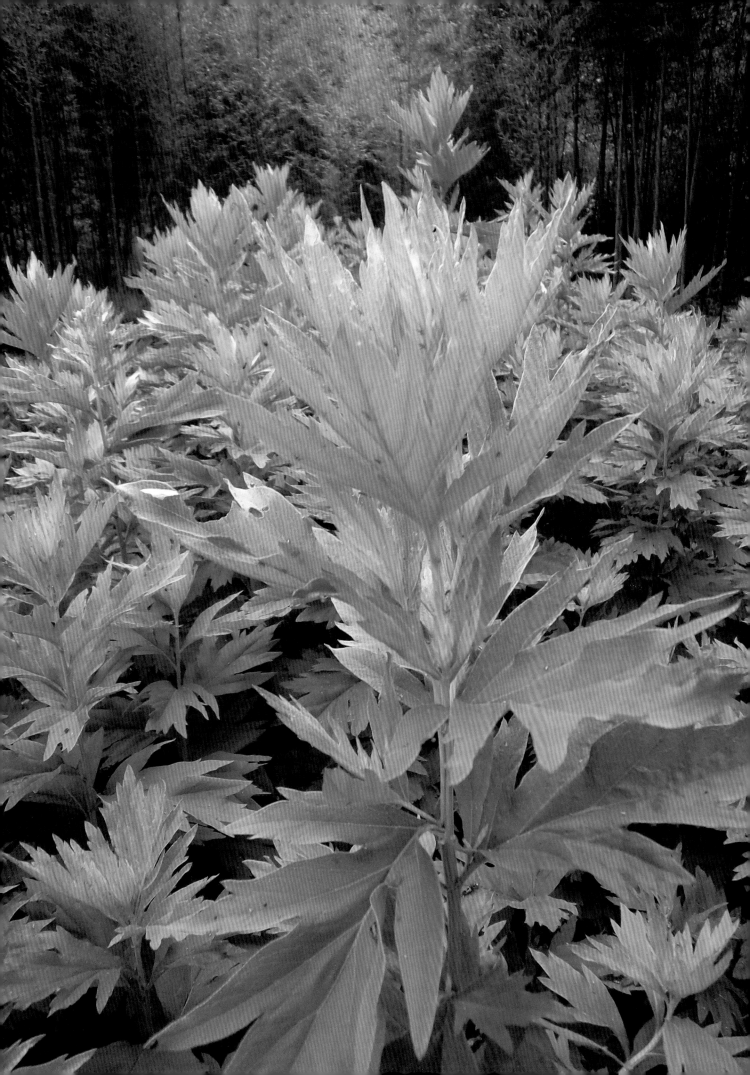

化学成分 | 艾叶含挥发油 0.45% ~ 1.00%，主要有 2- 甲基丁醇（2-methylbutanol）、α- 蒎烯（α-pinene）、α- 松油烯（α-terpinene）、4- 松油烯醇（terpinen-4-ol）、γ- 松油烯（γ-terpinene）、蒿属醇（artemisia alcohol）、丁香烯（caryophyuene）、葛缕酮（carvone）、辣薄荷酮（piperitone）、羽毛柏烯（widdrene）等几十个成分。还含槲皮素（quercetin）、柚皮素（naringenin）等黄酮类；柳杉二醇（cryptomeridiol）、魁蒿内醋（yomogin）等桉叶烷类，黏霉烯酮（glutinone）、羊齿烯酮（fernenone）、24- 亚甲基环木凤梨烷酮（24-methylene cycloartanone）等三萜类。又含 β- 谷甾醇（β-sitosterol）、豆甾醇（stigmasterol）、棕榈酸乙酯（ethyl palmitate）、油酸乙酯（ethyl oleate）、亚油酸乙酯（ethyl linoleate）等。

药理作用 |

1. 平喘作用 艾叶油喷雾吸入、灌胃或肌注对豚鼠吸入乙酰胆碱和组胺引起的喘息性抽搐有明显平喘作用。从艾叶中提得的 4- 松油烯醇、α- 松油醇等均有不同程度平喘作用。

2. 镇咳、祛痰作用 艾叶油灌胃，对丙烯醛或枸橼酸引发的豚鼠咳嗽有明显镇咳作用；4- 松油烯醇灌胃，亦有明显镇咳作用。艾叶油灌胃对小鼠（酚红法）有明显祛痰作用；4- 松油烯醇灌胃或丁香烯腹腔注射亦有祛痰作用。

3. 抗过敏作用 艾叶油灌胃，对豚鼠用卵蛋白引起的过敏性休克有保护作用，潜伏期显著延长，死亡率明显降低；艾叶油在体外可抑制豚鼠肺组织释放组胺，但抑制变态反应的慢反应物质（SRS-A）释放的作用更强。

4. 对凝血和血小板的影响 艾叶煎剂能使兔血浆高岭土部分凝血活酶时间（KPTT）、凝血酶原时间（PT）及凝血酶时间（TT）明显延长或不凝。艾叶煎剂有促进纤维蛋白溶解作用，表明其具有纤溶和使纤维蛋白原消耗的作用。艾叶浸剂对活化部分凝血活酶时间、PT 均有凝固抑制作用，但能剂量依赖性抑制纤维蛋白溶酶，表示其有抗纤溶作用。高浓度时能明显抑制 ADP、胶原和肾上腺素所致的血小板聚集，从艾叶提取的 β- 谷甾醇对血小板聚集有极显著的抑制作用。

5. 对心脏的作用 艾叶油对离体蟾蜍心脏和兔心的收缩力有抑制作用，对心率影响

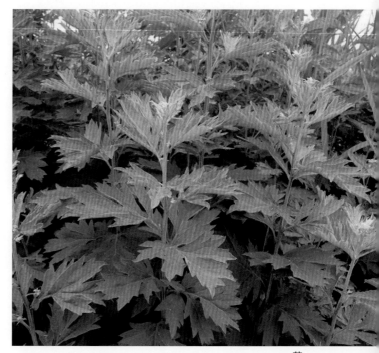

艾

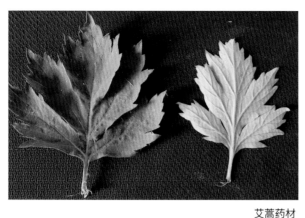

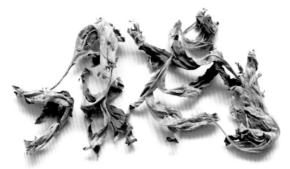

艾蒿药材　　　　　　　　　　　　　　　　　　　　　　艾蒿饮片

不大，但可引起房室传导阻滞，浓度加大可引起心脏停搏。

6. 利胆作用　艾叶油混悬液十二指肠注射给药可使正常大鼠和小鼠胆汁流量增加。对四氯化碳中毒大鼠，艾叶油的利胆作用减弱，维持时间缩短。

7. 镇静作用　艾叶油腹腔注射可使家兔活动减少；小鼠灌胃能明显延长戊巴比妥钠睡眠时间，但对戊四氮、士的宁所致惊厥无保护作用。

8. 抗病原微生物作用　体外实脸证明，艾叶水浸剂和煎剂对多种致病性细菌和真菌仅有轻度抑制作用。艾烟对细菌和真菌则有明显抑制作用，某些病毒（腺病毒、疱疹病毒、流感病毒等）也可被抑制。

9. 对子宫的作用　艾叶煎剂对兔离体子宫有兴奋作用。

10. 毒性　小鼠半数致死量（LD50）：艾叶煎剂腹腔注射为 23 g/kg；艾叶油灌胃为 2.47 ml/kg 和 1.82 g/kg，腹腔注射为 1.12 ml/kg，4- 松油烯醇灌胃为 1.237 g/kg；丁香烯口服为 3.355 g/kg。家兔腹腔注射艾叶油 2 ml/kg，10 min 后，由镇静转为翻正反射消失，呼吸减慢，但角膜反射始终存在，体温、瞳孔大小均无明显影响，最后呼吸抑制致死。

性味归经｜味微苦，气微香，性热。归水、土塔。

功效主治｜通气止痛，止血。主治脘腹胀痛，腹泻，嗳气，恶心呕吐，痛经，产后体弱多病。

用法用量｜内服：根 15 ～ 25 g，煎汤；叶 10 ～ 20 g，研粉。外用：鲜叶适量，捣烂敷。

精选验方｜

1. 脘腹胀痛，腹泻，嗳气，恶心呕吐　艾蒿叶、石菖蒲、紫色姜、草豆蔻、山乌龟、云南五味子藤各 10 g，姜黄 20 g，胡椒 2 g，野艾叶 5 g，阿魏、芳樟各 0.5 g。干品，研粉，混匀，温开水送服 1 ～ 2 g，每日 3 次。

2. 痛经　艾蒿叶 100 g，紫色姜 10 g。鲜品，捣烂，加酒炒热，包敷腹部。

艾纳香

AINAXIANG

傣 药 名 娜聋。

别　　名 大风艾、冰片。

来　　源 为菊科植物艾纳香 *Blumea balsamifera*（L.）DC. 的地上部分。

识别特征 多年生草本或半灌木状，高 1 ～ 3 m，全体密被黄色茸毛或绢毛，揉碎时有冰片香气。叶互生，叶片椭圆形或矩圆状披针形，长 10 ～ 17 cm，宽 1.2 ～ 2.5cm，先端短尖或锐，基部渐狭，边缘有细锯齿，上面被柔毛，下面被淡褐色或黄白色密绢状绵毛；叶柄具 2 ～ 3 对狭翅状裂片。头状花序顶生，伞房状。总苞片数轮，外轮较内轮短。管状花黄色，异形，两性花花冠檐部 5 齿裂，聚药雄蕊 5，雌蕊 1，子房下位，柱头 2 裂，线状。瘦果矩圆形，具棱，冠毛淡白色。花期 3 ～ 5 月，果期 9 ～ 10 月。

生境分布 生长于海拔 600 ～ 1000 m 的林下、林缘、河谷地、草地或灌木丛中。主产于贵州南部地区；分布于华南及福建、台湾、广西、云南等省区。

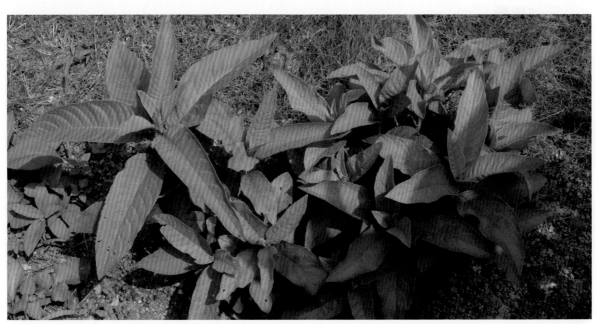

艾纳香

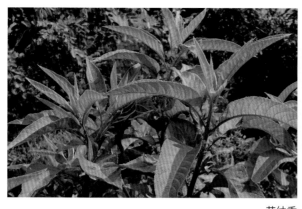

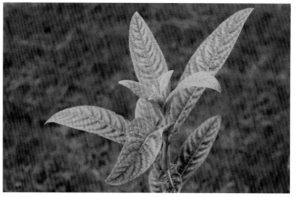

艾纳香　　　　　　　　　　　　　　　　　　　　　艾纳香

采收加工｜夏、秋二季采收，鲜用或阴干。

药材鉴别｜茎呈圆柱形，大小不等。表面灰褐色或棕褐色，有纵条棱，节间明显，分枝，密生黄褐色柔毛。质稍硬，断面木质部松软，黄白色，中央有白色的髓，干燥的叶略皱缩或破碎，完整的叶片椭圆形或卵圆状披针形，长 20～25 cm，宽 8～10 cm，边缘具细锯齿，上表面灰绿色或黄绿色，略粗糙，被短毛，下表面密被白色长柔毛，叶脉带黄色，下表面突出较明显；叶柄短，呈半圆形，两侧有 2～4 对狭线形的小裂片，密被短毛。叶质脆，易碎。气清凉，香，味辛。

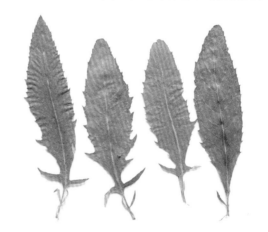

艾纳香饮片

性味归经｜味辣，性热。归冷经。

功效主治｜祛风除湿，温中止泻，活血解毒。主治风寒感冒，头风痛，风湿痹痛，寒湿泻痢，跌仆伤痛。

用法用量｜内服：煎汤，10～15 g，鲜品加倍；根，15～30 g。外用：适量，煎水洗；或捣烂外敷；或浸酒。

精选验方｜

1.口舌生疮　冰片、僵蚕、黄柏各适量。共炒，研粉，涂患处。

2.咽喉肿痛　冰片 3 g，八爪金龙 30 g。研粉每次 1 g 含服。

3.目赤肿痛　冰片 1 g，野菊花 10 g，千里光 20 g。水煎后两味药，加入冰片，洗眼睛。

4.流行性腮腺炎　冰片 1.5 g，红饭豆 30 粒。酒精浸泡一夜，捣烂敷患处，每日换 1 次。

5.刀伤出血　冰片 3 g，见血飞 6 g。研末混合，外敷伤口。

6.牙痛　冰片少许，苦金盆 0.3 g。共研末，棉球蘸起塞痛处。

7.口腔炎　冰片 1.5 g，蛇蜕 3 g，紫苏 6 g。炕干研末，搽口腔，每日 1 次。

8.痛经　艾纳香根 9～12 g，益母草 15 g。水煎服。

9.头风痛　艾纳香鲜叶 30 g，鸡蛋 2 个。加酒、盐同煎。

巴豆
BADOU

傣 药 名 ｜ 麻项。

别　　名 ｜ 巴豆霜、焦巴豆。

来　　源 ｜ 为大戟科常绿乔木植物巴豆 *Croton tiglium* L. 的干燥成熟果实。

识别特征 ｜ 常绿小乔木。叶互生，卵形至矩圆状卵形，顶端渐尖，两面被稀疏的星状毛，近叶柄处有 2 腺体。花小，成顶生的总状花序，雄花生上，雌花在下；蒴果类圆形，3 室，每室内含 1 粒种子。果实呈卵圆形或类圆形，长 1.5 ～ 2 cm，直径 1.4 ～ 1.9 cm，表面黄白色，有 6 条凹陷的纵棱线。去掉果壳有 3 室，每室有 1 枚种子。花期 3 ～ 5 月，果期 6 ～ 7 月。

生境分布 ｜ 多为栽培植物；野生于山谷、溪边、旷野，有时也见于密林中。分布于四川、广西、云南、贵州等地。

采收加工 ｜ 秋季果实成熟时采收，堆置 2 ～ 3 日，摊开，干燥。

药材鉴别 ｜ 本品呈椭圆形，略扁。表面棕色或灰棕色，有隆起的种脊。外种皮薄而脆，内种皮呈白色薄膜，种仁黄白色，富油质。味辛辣。

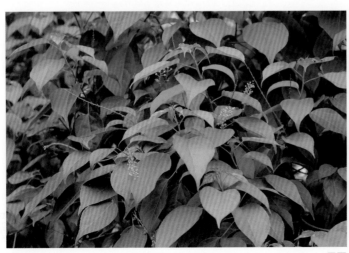
巴豆

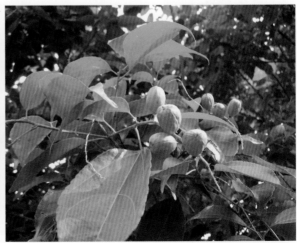
巴豆

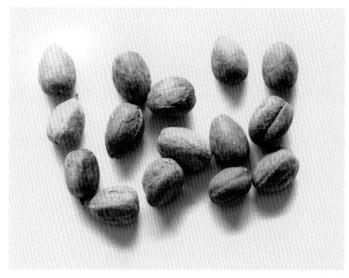

巴豆药材

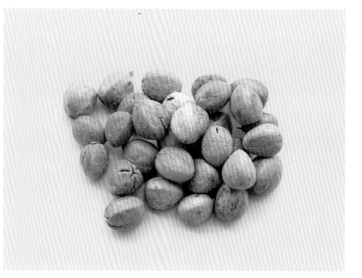

巴豆饮片

性味归经 | 辛，热；有大毒。归胃、大肠经。

功效主治 | 下冷积，逐水退肿，祛痰利咽，蚀疮祛腐。本品大辛大热，有大毒。归胃经与大肠经，可荡涤胃肠寒滞食积和腹水，是重要的温通峻下、逐水消胀药。外用可蚀疮祛腐。

药理作用 | 有抗肿瘤及促肿瘤发生作用，并具有镇痛、抗病原微生物、增加胆汁和胰液分泌的作用，能使大鼠皮肤局部释放组胺并且能引起肾上腺皮质激素分泌增加。

用法用量 | 0.1～0.3 g，入丸、散服。大多制成巴豆霜用。外用：适量。

精选验方 |

1. 泻痢　巴豆仁（炒焦研泥）6 g，蜂蜡等量。共同熔化约制 80 丸，每丸重 0.15 g（内含巴豆 0.075 g），成人每次 4 丸，每日 3 次，空腹服用；儿童 8～15 岁每服 2 丸，5～7 岁每服 1 丸，1～4 岁每服半丸，6 个月以上每服 1/3 丸，6 个月以下每服 1/4 丸，未满 1 个月忌服。

2. 急性梗阻性化脓性胆管炎　巴豆仁切成米粒的 1/3～1/2 大小，不去油，备用，每次用温开水送服 150～200 mg，可在 12 h 内给药 3～4 次，次日酌情用 1～2 次。

3. 胆绞痛　巴豆仁适量。切碎置胶囊内，每次服 100 mg，小儿酌减，每 3～4 h 用药 1 次，至畅泻为度，每 24 h 不超过 400 mg。以服巴豆通下后，胆绞痛减轻为有效。

4. 骨髓炎骨结核多发性脓肿　巴豆仁（纱布包好）60 g，猪蹄 1 对。置大瓦钵内，加水 3000 ml，炖至猪蹄熟烂，去巴豆仁和骨，不加盐，每日分 2 次空腹服。如未愈，每隔 1 周可再服 1 剂，可连服 10～20 剂。

使用禁忌 | 孕妇及体弱者忌用。畏牵牛子。

巴豆

白花丹

BAIHUADAN

傣 药 名 | 比比蒿。

别　　名 | 柄碧拍。

来　　源 | 为白花丹科植物白花丹 *Plumbago zeylanica* L. 的根及叶。

识别特征 | 常绿亚灌木，高 2～3 m。茎多分枝，有细棱，节上带红色，光滑无毛。叶互生，叶柄基部扩大而抱茎；叶片纸质，卵形至卵状椭圆形，长 4～10 cm，宽 1.5～5 cm，先端短尖或渐尖，基部渐窄，全缘或微波状，无毛。穗状花序顶生，长 5～25 cm；花萼管状，长约 1 cm，具 5 棱，密被长腺毛，有黏性；花冠高脚碟状，白色或白而略带蓝色，花冠管纤弱，裂片 5，广展；雄蕊 5，与花冠分离。蒴果膜质，盖裂。花期 9～10 月。

生境分布 | 生长于海拔 100～1600 m 的村边、路边旷地、沟边。分布于台湾、福建、广东、海南、广西、四川、贵州、云南等地。

采收加工 | 全年可采根，洗净，切断，晒干备用；叶多用鲜品。

化学成分 | 根含白花丹素（plumbagin）及其衍生物，以及茅膏醌（droserone）、毛鱼藤酮（elliptinone）、白花丹酮（zeylanone）、马替柿醌（maritinone）、白花丹醌（plumbazeylanone）。

地上部分含羽扇豆醇（lupeol）、α-香树脂醇和 β-香树脂醇（amyrin）、蒲公英甾醇（taraxasterol）等。全草含 β-谷甾醇（β-sitosterol）、香草酸（vanillic acid）、白花丹酸（plumbagic acid）。

药理作用 |

1. 抗生育作用 白花丹素对离体子宫具有小量兴奋、中量先兴奋后麻痹、大量麻痹的作用；妊娠期子宫特别敏感，对妊娠大鼠腹腔注射适当剂量白花丹素可致胚胎死亡及继发性卵巢功能紊乱。白花丹素及其乙醇提取物对有正常卵巢周期和生育力的年轻大鼠有抗生育作用。白花丹根粉可改变大鼠子宫液高分子量和低分子量的蛋白质数量，表明白花丹有雌激素样作用。根粉

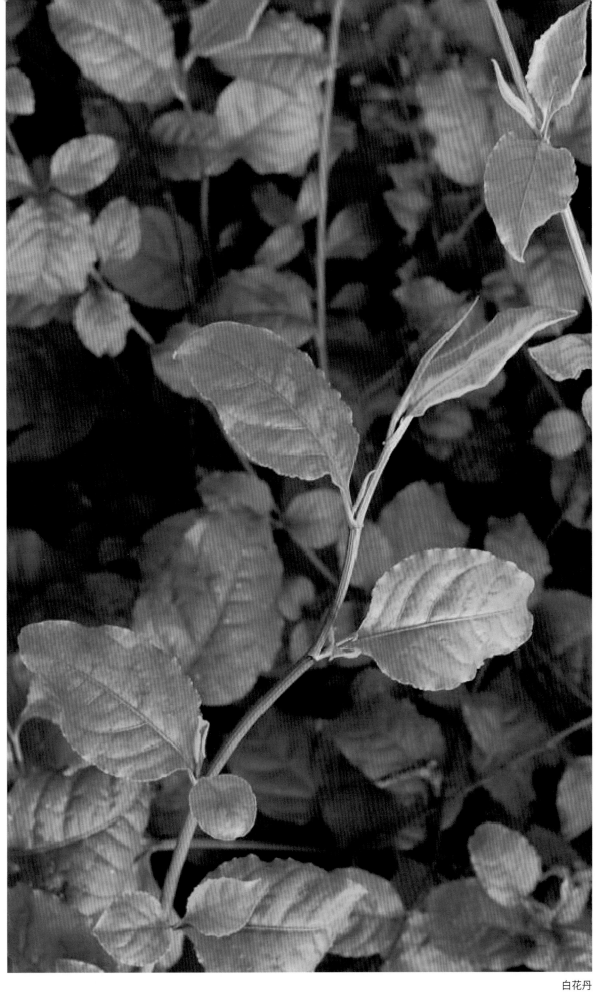

白花丹

014

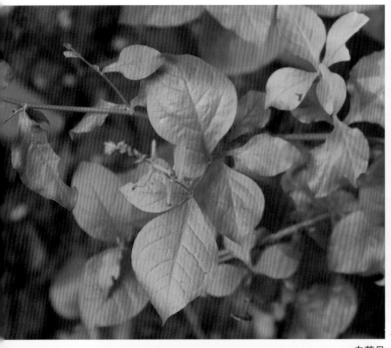
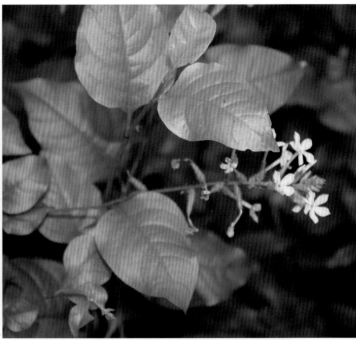

白花丹

白花丹

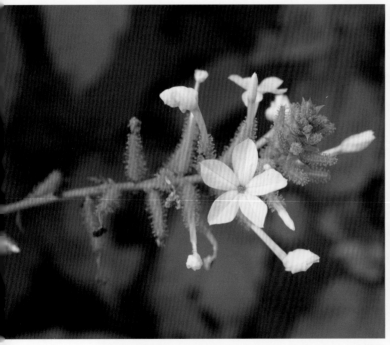
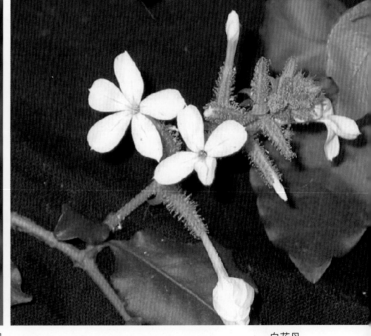

白花丹

白花丹

使流产大鼠子宫内缺乏一定分子量的蛋白质。小鼠抗早孕 ED50 为（83.3±14）mg/kg。茎的乙醇提取液对兔、猫、大鼠的离体子宫有兴奋作用；麻醉兔静注对在体子宫亦有兴奋作用，可明显加大收缩幅度，剂量过大则引起子宫痉挛。

2. 抗微生物作用　100% 茎、叶、花的水浸剂或乙醇提取液对溶血性链球菌有较强的抑制作用，对金黄色葡萄球菌、伤寒杆菌、福氏痢疾杆菌也有一定的抑制作用；对一些致病真菌亦有抑制作用。白花丹素对多种细菌和真菌均有抑制作用。

3. 对心血管的作用 白花丹素对家兔的呼吸、血压有轻度抑制。降压是由末梢血管扩张及直接抑制心脏所致。对离体蛙心有直接麻痹作用。白花丹素口服，12 ～ 24 h 后其凝血酶原时间明显延长。其抗凝血活性可能因其结构同维生素 K 相似而产生抗维生素 K 作用所致。

4. 其他作用 白花丹素小量对蛙、小鼠、兔的中枢神经系统有兴奋作用，大量则由兴奋转入麻痹。白花丹素给大鼠口服和瘤内注射，对甲基胆蒽所致肿瘤生长有抑制作用；对 P388 淋巴细胞白血病有效。

5. 毒性 白花丹素给小鼠灌胃的 LD50 为 164 mg/kg，大鼠为 65 mg/kg，小鼠每日 1 次给药 20 ～ 40 mg/kg，连续 14 d，处死动物，肾组织未见明显病变，肝内汇管区周围有小灶性坏死，炎细胞浸润。30 mg/kg 以上剂量，对豚鼠有明显毒性反应及消化道的强烈刺激作用。

性味归经 味辣、微甜，性热。小毒。归风、火塔。

功效主治 除风，活血止痛，补火强身，接骨续筋消肿。主治风寒湿痹证，肢体关节酸痛，屈伸不利，中风偏瘫，半身不遂，肢体麻木疼痛，跌打损伤，骨折，产后诸疾，头痛头昏，肢体痉挛剧痛，腰膝冷痛，周身乏力，性欲冷淡，阳痿，遗精，早泄，水肿，月经失调，痛经，闭经，胸痹。

用法用量 内服：煎汤，3 ～ 6 g；泡酒服，5 ～ 10 g。外用：根茎叶 10 ～ 30 g，捣敷。

精选验方

1. 风寒湿痹证肢体关节酸痛、屈伸不利 白花丹根或全株、红花各 5 g，钩藤 15 g，鱼子兰根、苏木各 10 g。煎汤内服。

2. 中风偏瘫，半身不遂，肢体麻木疼痛 白花丹根、蔓荆叶、黑心树叶、薇籽、除风草各适量。切碎，加酒或水炒热，平布于垫有塑料膜的床上，上盖纱布。嘱患者睡于药垫床上，20 ～ 30 min。

3. 跌打损伤，骨折 白花丹、车前草、鱼子兰、苏木叶、除风草、毛叶三条筋各适量。舂细，炒热外包。

4. 产后诸疾 白花丹、红花各 5 g，苏木、红花根、姜黄各 15 g，益母草 30 g。煎汤或泡酒内服。

5. 头痛头昏 白花丹、钩藤、云南五味子各适量。水煎服。

6. 肢体痉挛剧痛 白花丹、石菖蒲各 5 g，云南五味子 30 g，旱莲草、酢酱草各 15 g。水煎服。

7. 腰膝冷痛，周身乏力，性欲冷淡，阳痿，遗精，早泄 白花丹 5 g，射干、干姜各 10 g，锅铲叶 30 g，含羞云实 15 g。泡酒内服或煎服。

8. 水肿 白花丹 5 g，曼陀罗根 10 g，杏姜、鱼腥草、西瓜藤各 15 g。水煎服。

白花曼陀罗

BAIHUAMANTUOLUO

傣 药 名 | 嘎渣唧。

别　　名 | 风茄儿、山茄子、大颠茄。

来　　源 | 为茄科植物白曼陀罗 *Datura melel* L. 的花、果实、根和叶。

识别特征 | 一年生草本，全株近于无毛。茎直立，圆柱形，高 30 ～ 100 cm，基部木质化，上部呈叉状分枝。叶互生，上部的叶近于对生；叶柄长 2 ～ 6 cm，表面被疏短毛；叶片卵形、长卵形或心形，长 8 ～ 14 cm，宽 6 ～ 9 cm，先端渐尖或锐尖，基部不对称，全缘或具三角状短齿，两面无毛；叶脉背面隆起。花单生长于叶腋或上部分枝间；花梗短，直立或斜伸，

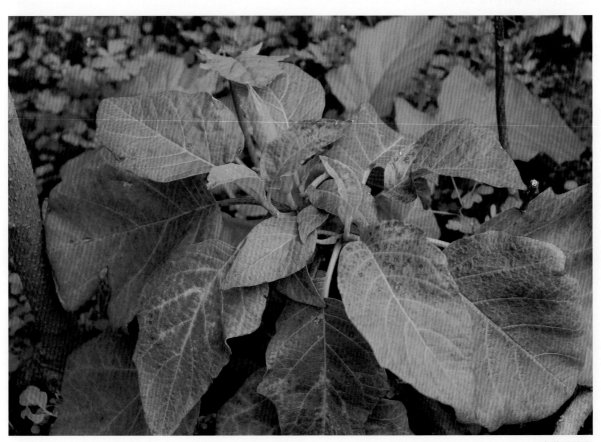

白花曼陀罗

被白色短柔毛；萼筒状，长 4 ~ 6 cm，淡黄绿色，先端 5 裂，裂片三角形，先端尖，花后萼管自近基部处周裂而脱落，遗留的萼管基部宿存，果实增大呈盘状，边缘不反折；花冠漏斗状，长 12 ~ 16 cm，白色，具 5 棱，裂片 5，三角状，先端长尖；雄蕊 5，不伸出花冠管外，花药线形，扁平，基部着生；雌蕊 1，子房球形，疏生细短刺，花柱丝状，柱头盾形。蒴果扁圆球形，表面有疏短刺，成熟后由绿变为淡褐色。种子多数，略呈三角状。花期 3 ~ 11 月，果期 4 ~ 12 月。

生境分布 | 生长于山坡、草地和房前屋后。江苏、浙江、福建、广东、广西和云南等地有栽培。

采收加工 | 6 ~ 11 月开花期间，采初开放的花晒干，阴干或烘干备用。鲜果、根、叶随用随采。

药材鉴别 | 花萼已除去，花冠及附着的雄蕊皱缩成卷条状，长 9 ~ 16 cm，黄棕色。展平后，花冠上部呈喇叭状，先端 5 浅裂，裂片先端短尖，短尖下有 3 条明显的纵脉纹，裂片间微凹陷；雄蕊 5，花丝下部紧贴花冠筒，花药扁平，长 1 ~ 1.5 cm。质脆易碎，气微臭，味辛、苦。

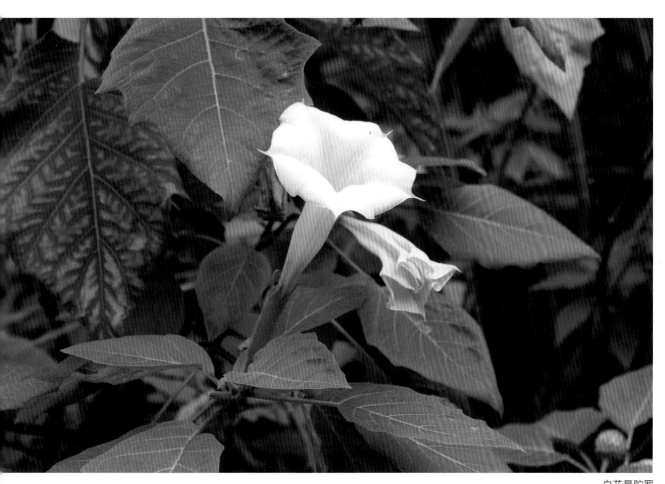

白花曼陀罗

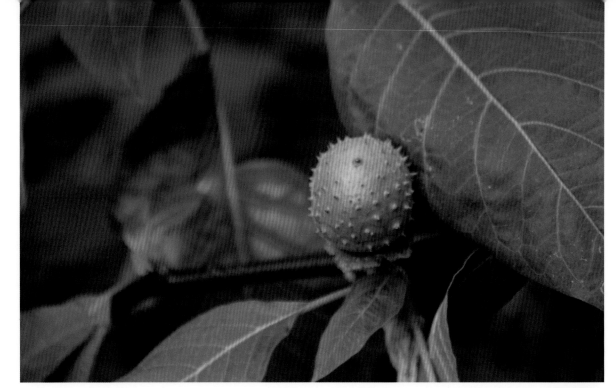

白花曼陀罗

化学成分 | 白曼陀罗花含天仙子碱（hyoscine）即东莨菪碱（scopolamine）0.11% ～ 0.15%，天仙子胺（hyoscyamine）即莨菪碱 0.01% ～ 0.37%，阿托品（atropine）等生物碱。

种子含莨菪碱、东莨菪碱、油酸（oleic acid）、亚油酸（linoleic acid）、α－谷甾醇（α-sitosterol）、钝叶甾醇（obtusifoliol）、去甲羊毛甾醇（norlanosterol）、环胺烯醇（cycloeucalenol）、4－甲基－7－胆甾烯醇（lophenol）等。

药理作用 |

1. 对中枢神经系统的作用　曼陀罗花所含主要成分东莨菪碱和阿托品均有双相性的中枢作用，但在抑制和兴奋的程度上则有所不同。东莨菪碱的中枢抑制作用比阿托品强，而兴奋作用则阿托品比东莨菪碱强。东莨菪碱与氯丙嗪等合用，可产生全身麻醉，而阿托品则不能。毒扁豆碱对其所产生的抑制有良好的催醒作用，说明其中枢抑制作用原理与中枢性递质有关，可能主要是阻滞大脑皮层和脑干网质 M 胆碱受体，也可能与其对抗去甲肾上腺素作用或与 5－羟色胺有关。东莨菪碱有一定的镇静作用，与杜冷丁合用有协同作用，再加用氯丙嗪后镇痛作用更佳。

2. 对呼吸系统的作用　东莨菪碱能兴奋呼吸中枢，使呼吸加快，并能对抗冬眠药的呼吸抑制作用；还具有抑制呼吸道腺体分泌，松弛支气管平滑肌的作用，能加强正常动物和模型动物的排痰功能，并且改善纤毛运动，而有利于痰排除。

3. 对心血管系统的作用　东莨菪碱能解除迷走神经对心脏的抑制，使交感神经作用占优势，故心率加快。实验表明，东莨菪碱和阿托品合用有抗心肌梗死作用。大剂量东莨菪碱能拮抗去甲肾上腺素收缩血管作用，阿托品的血管解痉作用比东莨菪碱强，且阿托品有阻断 α 受体的作用。

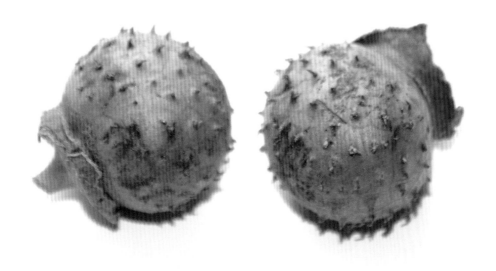

4. 其他作用　东莨菪碱在中麻时，可使患者周围血管扩张，体表温度升高，而体温下降；阿托品能够散瞳和调节麻痹，抑制多种腺体分泌，对胃肠道平滑肌有松弛作用，使膀胱逼尿肌松弛，尿道括约肌收缩，引起尿潴留。此外，东莨菪碱麻醉使失血性休克兔的肾小球及肾小管周围的毛细血管扩张，近曲小管上皮的光镜结构与超微结构均接近正常形态。

5. 毒性　曼陀罗花注射液小鼠静注的 LD50 为 8.2 mg/kg。其总碱犬静注的 MLD 为 75 ~ 80 mg/kg，2.5 mg/kg 给犬静注 1 次，3d 后处死，其 13 种主要脏器未见明显形态差异。总碱还能使小鼠骨髓多染红细胞微核率显著增加，表明总碱能诱发染色体严重损伤。

性味归经｜味苦，性微热。剧毒。归风塔。

功效主治｜清火解毒，消肿止痛，杀虫止痒。主治癣，皮肤瘙痒，斑疹，疥癣，湿疹，疔疮痈疖脓肿，风寒湿痹证，肢体关节酸痛，屈伸不利。

用法用量｜外用：适量，煎水洗或捣烂敷。

精选验方｜

1. 癣　白花曼陀罗果实 1 个，芝麻油少许。加入果内，再加入少量信石，取果汁搽患处。

2. 皮肤瘙痒，斑疹，疥癣，湿疹　白花曼陀罗全草、小叶黄皮、艾纳香各适量。煎水，外洗。

3. 疔疮痈疖脓肿　白花曼陀罗叶 3 片，大蒜 3 瓣。捣烂，包敷患处。

4. 风寒湿痹证，肢体关节酸痛，屈伸不利　白花曼陀罗全草、鸭嘴花、接骨草、车前草、文殊兰鲜品各适量。捣烂，加猪油、淘米水，炒热，包敷患处。

使用禁忌｜有剧毒，不作内服。

白花蛇舌草
BAIHUASHESHECAO

傣 药 名 芽零哦。

别　　名 令灵俄。

来　　源 为茜草科植物白花蛇舌草 *Hedyotis diffusa* Willd. [Old-enlandia diffusa (Willd.) Roxb.] 的带根全草。

识别特征 一年生草本，高 15 ~ 50 cm。茎纤弱，略带方形或圆柱形，秃净无毛。叶对生，具短柄或无柄；叶片线形至线状披针形，长 1 ~ 3.5 cm，宽 1 ~ 3 mm，革质；托叶膜质，基部合生成鞘状，长 1 ~ 2 mm，顶端有细齿。花单生或 2 朵生长于叶腋，无柄或近于无柄；花萼筒状，4 裂，裂片边缘具短刺毛；花冠漏斗形，长约 3 mm，纯白色，先端 4 深裂，秃净；雄蕊 4；子房 2 室，柱头 2 浅裂呈半球状。蒴果，扁球形，直径 2 ~ 3 mm，室背开裂，花萼宿存。种子棕黄色，极细小。花期 7 ~ 9 月，果期 8 ~ 10 月。

生境分布 生长于山坡、路边、溪畔草丛中。分布云南、广东、广西、福建、浙江、江苏、安徽等地。

采收加工 夏、秋季采收，晒干或鲜用。

药材鉴别 全体扭缠成团状，灰绿色至灰棕色。主根细长，粗约 2 mm，须根纤细，淡灰棕色。茎细，卷曲，质脆，易折断，中心髓部白色。叶多皱缩，破碎，易脱落；托叶长 1 ~ 2 mm。花、果单生或对生长于叶腋，花常具短而略粗的花梗。蒴果扁球形，直径 2 ~ 2.5 mm，室背开裂，宿萼顶端 4 裂，边缘具短刺毛。气微，味淡。

化学成分 全草含车叶草苷（asperuloside）、车叶草苷酸（asperulosidic acid）、去乙酰基车叶草苷酸（deacetylasperulosidic acid）、都桷子苷酸（geniposidic acid）、鸡屎藤次苷（scandoside）、鸡屎藤次苷甲酯（scandoside methyl ester）、6-O- 对 - 羟基桂皮酰鸡屎藤次苷甲酯（6-O-ρ-hydroxycinnamoyl scandoside methyl-ester）、6-O- 对 - 甲氧基桂皮酰鸡屎藤次苷甲酯（6-O-ρ-methoxy-cinnamoyl scandoside methyl ester）、6-O- 阿魏酰鸡屎

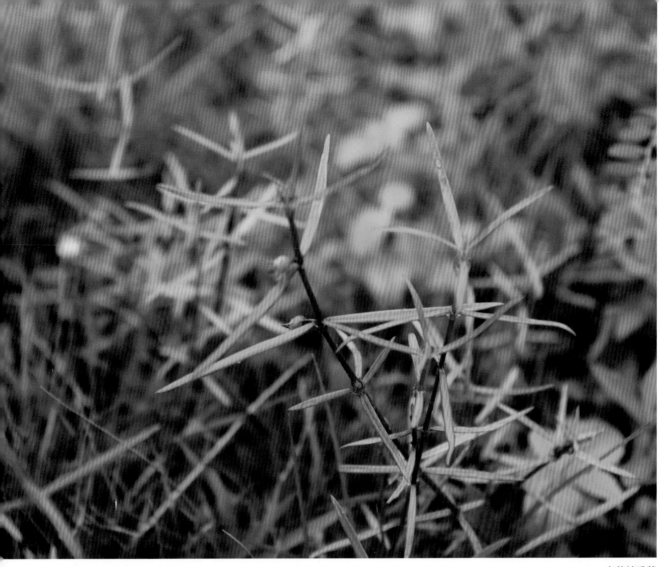

白花蛇舌草

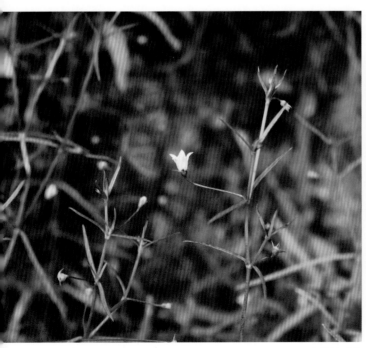

白花蛇舌草

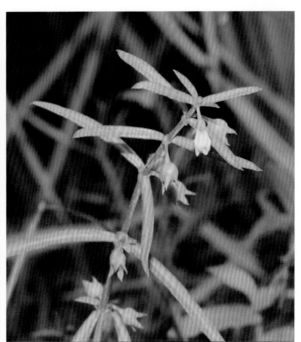

白花蛇舌草

藤次苷甲酯（6-O-feruloyl scandoside methyl ester）、2-甲基-3-羟基蒽醌（2-methyl-3-hydroxyanthraquinone）、2-甲基-3-甲氧基蒽醌（2-methyl-3-methoxyanthraquinone）、2-甲基-3-羟基-4-甲氧基蒽醌（2-methyl-3-hydroxy-4-methoxyanthraquinone）等，以及熊果酸（ursolic acid）、β-谷甾醇（β-sitosterol）、三十一烷（hentriacontane）、豆甾醇（stigmasterol）、齐墩果酸（oleanolic acid）、β-谷甾醇-β-D-葡萄糖苷（β-sitosterol-β-D-glucoside）、对-香豆酸（ρ-coumaric acid）等。

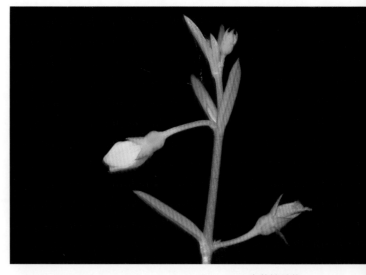

白花蛇舌草

药理作用 |

1. 对免疫功能的影响　小鼠灌服本品粗提取物水溶液，能增强腹腔液中白细胞吞噬能力。在兔白细胞吞噬能力试验中，灌服水煎剂组较对照组提高 3 倍以上。体外试验中，亦能增强人血液中白细胞吞噬功能。小鼠灌服本品煎剂，能显著减少初次免疫小鼠脾细胞中免疫性花结的增生数。小鼠腹腔注射本品水提取物，共 7 d，可明显增强刀豆球蛋白 A（Con. A）和细菌脂多糖（LPS）对脾细胞增殖反应。对 BALB/c 小鼠腹腔注射本品每日 100 mg/kg，连续 7 d，可增强脾抗体分泌细胞（PFC）数目；同时增强小鼠迟发型超敏反应及细胞毒性 T 淋巴细胞（CTL）的杀伤功能。小鼠腹腔注射本品制剂，能明显降低胸腺重量。煎剂对正常豚鼠补体水平无明显影响，但腹腔注射对经中华眼镜蛇毒因子处理后的豚鼠低补体状态有一定促进恢复作用。

2. 抗菌作用　本品体外抗菌作用不显著，只对金黄色葡萄球菌和痢疾杆菌有微弱作用。高浓度水煎剂可抑制铜绿假单胞菌、伤寒杆菌及变形杆菌的生长，对其他多种常见致病菌作用弱。本品对兔实验性阑尾炎有较好的疗效。

3. 抗肿瘤作用　本品粗制剂体外试验仅在高浓度下对艾氏腹水癌、吉氏肉瘤及多种白血病癌细胞有抑制作用。但多种肿瘤的体内试验，均无明显疗效。考虑体外试验时本品仅在高浓度下有阳性反应，故认为是非特异性的。

4. 其他作用　雄性小鼠口服本品 3 周后，间隔不同时间取睾丸活检，其精原细胞发展到初级精母细胞而停止发育，以致曲精细管成为空腔。本品煎剂对离体兔肠大剂量呈显著的抑制作用，并可对抗乙酰胆碱或肾上腺素引起的肠兴奋或抑制。

5. 毒性　木品浸膏给小鼠腹腔注射的 LD50 为 104（88 ～ 123）g（生药）/kg。

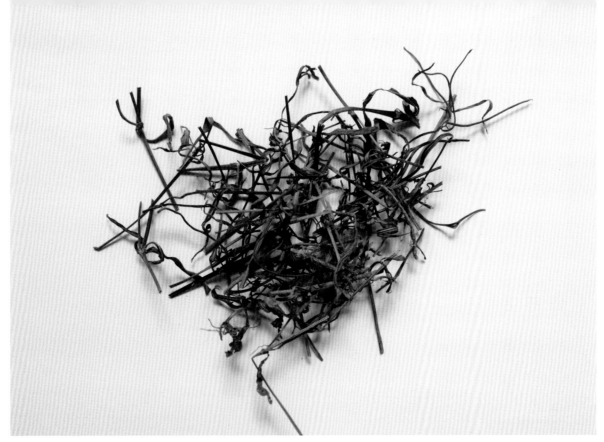

白花蛇舌草

性味归经 | 味甘、淡,性凉。归水、土塔。

功效主治 | 清火解毒,消肿止痛,利胆退黄,涩肠止泻。主治咳嗽咽痛,口舌生疮,黄疸,小便热涩疼痛,疔疮痈疖脓肿,跌打损伤,蛇咬伤,乳房胀痛,腹部包块。

用法用量 | 内服:煎汤,25 ~ 50 g。外用:适量,鲜品捣烂敷。

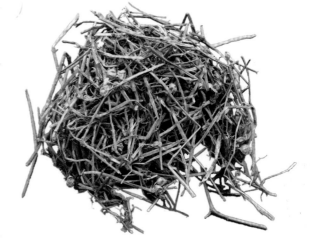

白花蛇舌草药材

精选验方 |

1. 咳嗽咽痛,口舌生疮 白花蛇舌草 25 g,肉豆蔻、丁香、木香、杜仲、山芝麻、肉桂、余甘子、生藤、三条筋、茴香子、胡椒、荜茇各 10 g。混合研粉,每次温开水送服 5 g。

2. 黄疸,小便热涩疼痛 白花蛇舌草、马鞭草、白龙须各 30 g。水煎服。

3. 疔疮痈疖脓肿,跌打损伤,蛇咬伤 鲜白花蛇舌草适量。捣烂外敷。

4. 乳房胀痛,腹部包块 白花蛇舌草、美登木各 30 g,重楼、甘草各 10 g,海藻 20 g。水煎服。

白檀

BAITAN

傣 药 名 | 埋糯木。

别　　名 | 碎籽树。

来　　源 | 为山矾科植物白檀 *Symplocos paniculata* (Thunb.) Miq. 的花、茎叶和根。

识别特征 | 落叶灌木或小乔木，嫩枝、叶片、叶柄和花序均被白色柔毛。叶椭圆形或倒卵形，长 3 ~ 11 cm，宽 2 ~ 4 cm，先端急尖或渐尖，基部楔形，边缘有内曲细尖锯齿，中脉在上表面凹下。圆锥花序生长于新枝顶端，长 4 ~ 8 cm，花梗长；花萼长约 2 mm，裂片有睫毛；花冠白色，芳香，长 4 ~ 5 mm，5 深裂；雄蕊约 30 枚，长短不一，花丝基部合生成 5 体雄蕊；子房顶端圆锥状，无毛，2 室。核果蓝黑色，卵形，稍偏斜，长 5 ~ 8 mm。花期 5 月，果熟期 7 月。

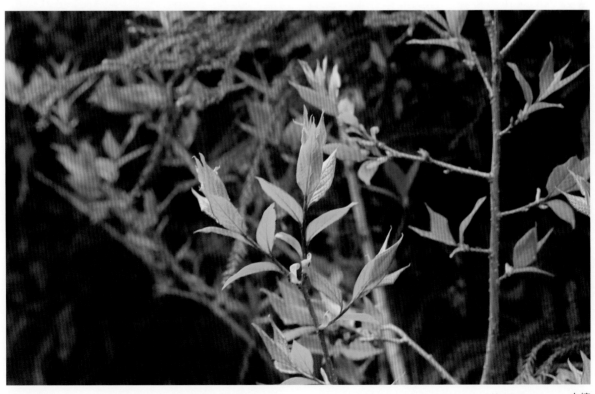

白檀

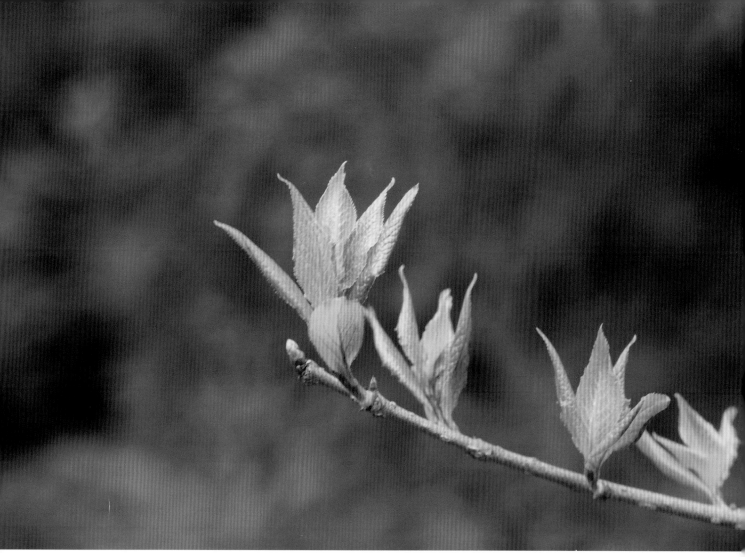

白檀

生境分布 | 生长于海拔 1600 ～ 3000 m 的次生阔叶林、灌木丛中。分布于我国华北、东北及长江以南各地。

采收加工 | 5 月间采花，晒干备用；茎叶随时可采收；秋、冬二季挖根，洗净晒干或鲜用。

性味归经 | 味微苦，花气清香，性平。归水、土塔。

功效主治 | 补土健胃，消食通气，凉血止血。主治恶心呕吐，脘腹胀痛，产后乳汁不下，体弱多病，不思饮食，水火烫伤，外伤出血。

用法用量 | 内服：煎汤，花 5 ～ 15 g；根、茎 10 ～ 20 g。外用：鲜叶适量，捣烂敷。

精选验方 |

1. 恶心呕吐 白檀花 10 g。煎汤内服。

2. 脘腹胀痛，呕吐 白檀根 30 g。煎汤内服。

3. 产后乳汁不下，体弱多病，不思饮食 白檀根 30 g。水煎服。

4. 水火烫伤，外伤出血 鲜白檀叶品适量。捣烂，外敷患处。

白檀

荜茇

BIBO

傣 药 名 | 里逼。

别 名 | 补牙。

来 源 | 为胡椒科植物荜茇 *Piper Longum* L. 的未成熟果穗。

识别特征 | 多年生草质藤本。根茎直立，多分枝。茎下部匍匐，枝横卧，质柔软，有棱角和槽，幼时密被短柔毛。单叶互生，下部的叶片卵状心形，具较长的柄，上部的叶片窄，矩圆状心形，柄较短，密被柔毛，顶叶无柄，基部抱茎，先端渐尖，全缘，上面近光滑，下面脉上被短柔毛，掌状叶脉，通常 5 ~ 7 条。花小，穗状花序腋生，花单性异株，无花被；雄穗总花梗长 2 ~ 3.5 cm，被短柔毛，穗长约 5.5 cm，直径约 3 mm，苞片 1，近圆形，雄蕊 2 枚，花丝粗而短；雌穗总花梗长约 1.5 cm，密被柔毛，穗长约 1.5 cm，花梗短，苞片圆形。子房倒卵形，无花柱，柱头 3。浆果卵形，先端尖，部分陷入花序轴与之结合。花期春季，果期 7 ~ 10 月。

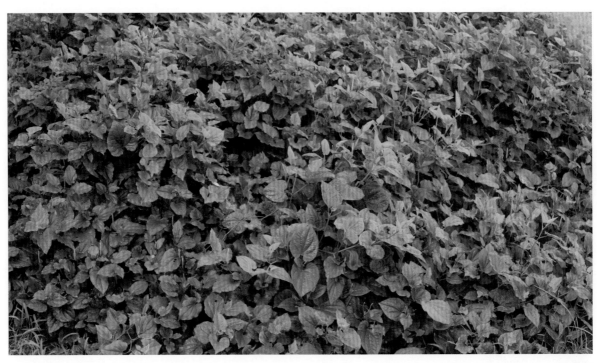

荜茇

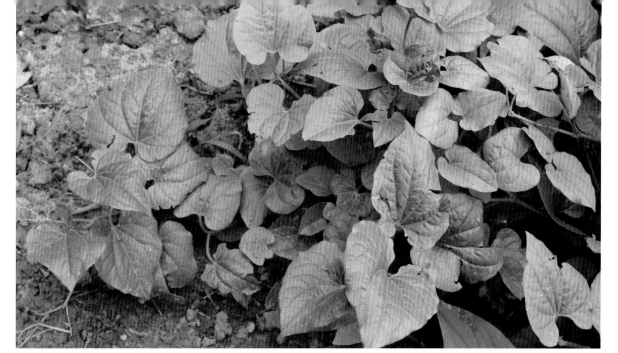

荜茇

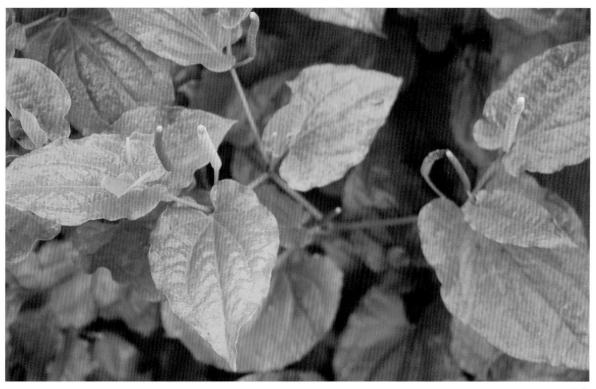

荜茇

生境分布 | 生长于海拔1400～1800 m的竹林、灌丛阴湿处。分布于云南南部地区,福建、广东、广西有栽培。

采收加工 | 秋季采收,晒干备用。

药材鉴别 | 果穗圆柱形,稍弯曲,由多数小浆果集合而成,长1.5～3.5 cm,直径0.3～0.5 cm。表面黑褐色或棕色,有斜向排列整齐的小突起,基部有果穗梗残余或脱落痕;质硬而脆,易折断,断面不整齐,颗粒状。小浆果球形,直径约1 mm。有特异香气,味辛辣。

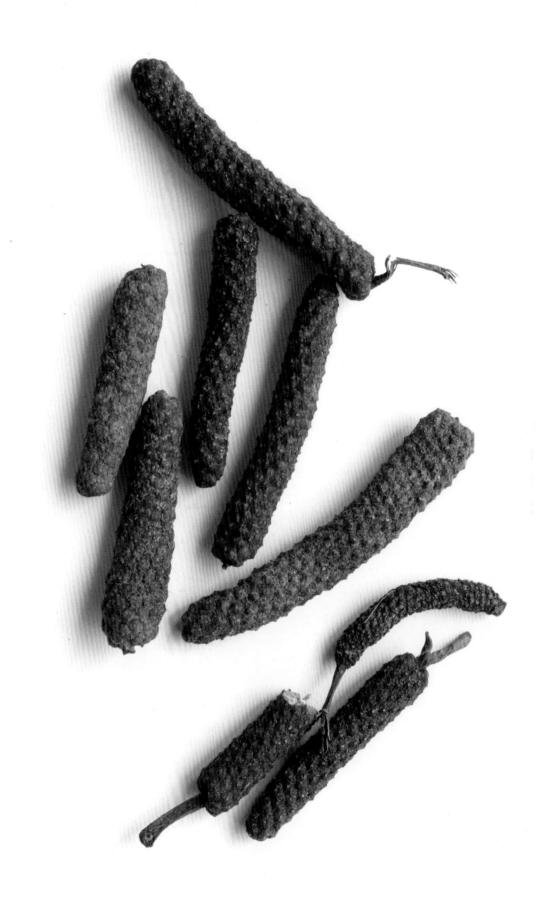

荜茇

化学成分 ┃ 果实含胡椒碱（piperine）、N-异丁基癸二烯-反2-反4-酰胺（N-isobutyldeca-trans-2-trans-4-dienamide）、四氢胡椒酸（tetrahydropiperic acid）、1-十一碳烯基-3，4-亚甲二氧基苯（1-undecylenyl-3，4-methylenedioxybenzene）、棕榈酸（palmitic acid）、哌啶（piperidine）、荜茇明宁碱（piperlonguminine）、芝麻素（sesamine）。还含荜茇壬二烯哌啶（pipernonaline）、荜茇十一碳三烯哌啶（piperundecalidine）、胡椒酰胺（pipercide）、几内亚胡椒酰胺（guineensine）、N-异丁基十八碳-2（E）、4（E）-二烯酰胺[N-isobutyloctadeca-2（E），4（E）-dienamide]、荜茇壬三烯哌啶（dehydropipernonaline）等。种子含长柄胡椒碱（sylvatine）、双异桉脂素（diaeudesmin）。

药理作用 ┃

1. 降血脂作用 灌服荜茇油非皂化物（OPUM）20 d，可显著降低喂饲含5%猪油饲料诱发的高胆固醇血症小鼠血清总胆固醇（TC）及肝脏胆固醇含量，可显著抑制triton（加速胆固醇合成）诱发的小鼠TC的升高，也能显著降低喂饲含2%胆固醇饲料诱发的高胆固醇血症小鼠TC、低密度脂蛋白和极低密度脂蛋白及肝脏胆固醇，并明显增加胆汁胆固醇，显著提高腹腔注射蛋黄乳液的小鼠血清卵磷脂胆固醇酰基转移酶（LCAT）活性。LCAT在胆固醇转运中有重要作用，有利于胆固醇从血管壁消除。

2. 抗心肌缺血及抗心律失常作用 荜茇挥发油能对抗多种条件所致的缺氧及心肌缺血。静注荜茇挥发油能预防氯仿-肾上腺素所致兔室性心律失常，拮抗氯化钡所致大鼠心律失常，防治乌头碱所致大鼠室性早搏、室性心动过速、室性纤颤和心脏停搏。

3. 毒性 小鼠灌服OPUM的LD50为491.73 mg/kg。

性味归经 ┃ 味麻、辣，气香，性热。归风、火塔。

功效主治 ┃ 祛风除湿，活血止痛，通利水血。主治心慌心悸，风寒湿痹证，肢体关节酸痛，屈伸不利，肢体麻木，月经失调，痛经，经闭。

用法用量 ┃ 内服：煎汤，3～5 g；研粉，0.5～1 g。

精选验方 ┃

1. 心慌心悸，风寒湿痹证，肢体关节酸痛，屈伸不利，肢体麻木 荜茇粉1 g，丁香粉0.5 g。开水送服。

2. 月经失调，痛经，经闭 荜茇5 g，臭麻木10 g。水煎服。

使用禁忌 ┃ 本品不宜过量。

蓖麻子

BIMAZI

傣 药 名 | 麻烘娘。

别　　名 | 杜麻、草麻、红蓖麻、蓖麻仁、牛蓖子草。

来　　源 | 为大戟科植物蓖麻 *Ricinus communis* L. 的种子。

识别特征 | 一年生高大草本植物，在热带或南方地区常成多年生灌木或小乔木。幼嫩部分被白粉，绿色或稍呈紫色，无毛。单叶互生，具长柄；叶片盾状圆形，直径 15 ～ 60 cm，有时大至 90 cm，掌状分裂至叶片的一半以下，裂片 5 ～ 11，卵状披针形至矩圆形，先端渐尖，边缘有锯齿，主脉掌状。圆锥花序与叶对生及顶生，长 10 ～ 30 cm 或更长，下部生雄花，上

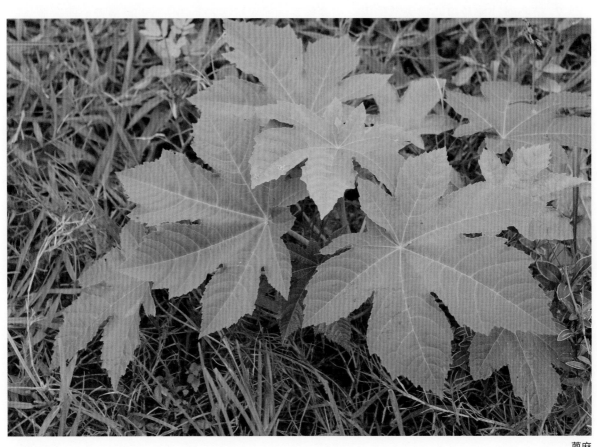

蓖麻

部生雌花；花单性同株，无花瓣；雄花萼 3 ~ 5 裂；雄蕊多数，花丝多分支；雌花萼 3 ~ 5 裂；子房 3 室，每室二胚珠；花柱 3，深红色，2 裂。蒴果球形，长 1 ~ 2 cm，有软刺，成熟时开裂，种子矩圆形，光滑有斑纹。花期 5 ~ 8 月，果期 7 ~ 10 月。

生境分布 | 全国各地均有栽培。

采收加工 | 当年 8 ~ 11 月蒴果呈棕色、未开裂时，选晴天，分批剪下果序，摊晒，脱粒，扬净。

药材鉴别 | 种子椭圆形或广卵形，稍扁，长 0.8 ~ 1.8 cm，宽 0.5 ~ 1.1 cm。表面光滑，有灰白色与黑褐色或黄棕色与红棕色相间的斑纹。表面平滑而有光泽，一面较平，一面较隆起。较平的一面有 1 条隆起的种脊；一端有灰白色或浅棕色突起的种阜。种皮薄而脆。种仁白色，外胚乳膜质，内胚乳较厚，富油性。子叶 2，菲薄，叶脉明显。无臭，味微苦、辛。以个大，饱满者为佳。

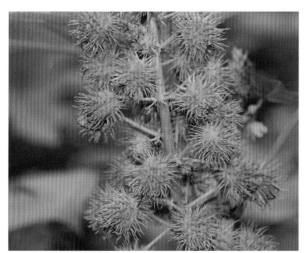
蓖麻

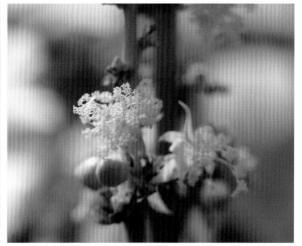
蓖麻

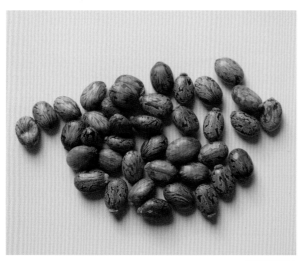
蓖麻子药材

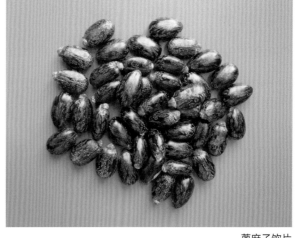
蓖麻子饮片

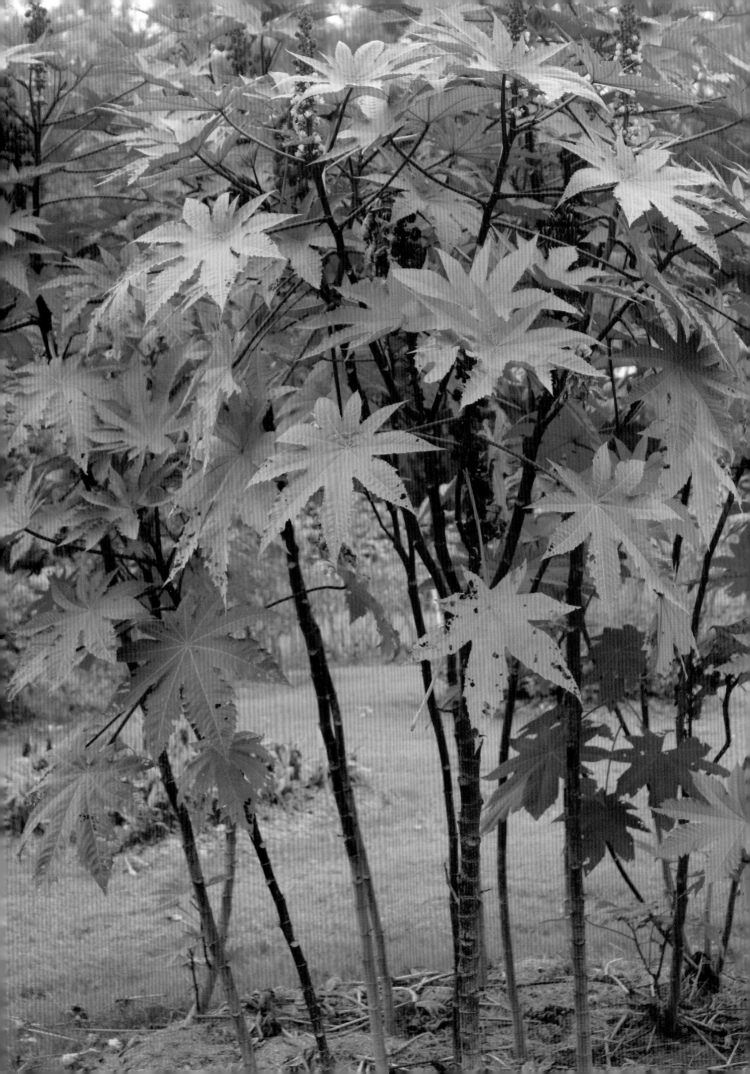

性味归经 | 味辣，性冷；有毒。归热经。

功效主治 | 消肿拔毒，泻下导滞，通络利窍。主治痈疽肿毒，瘫痪，乳痈，喉痹，疥癫癣疮，烫伤，水肿胀满，大便燥结，口眼㖞斜，跌仆损伤。

用法用量 | 内服：入丸剂，1 ~ 5 g；生研或炒食。外用：适量，捣烂外敷或调敷。

精选验方

1. 疮疡肿毒 蓖麻子适量。去壳，捣烂，加蜂蜜敷患处。

2. 头痛 蓖麻子、乳香各等量。捣烂，贴左右太阳穴。

3. 小儿脱肛，子宫脱垂 蓖麻仁、枯矾各等份。为末，放纸上托入，仍以蓖麻仁 14 枚，研膏涂百会穴治子宫脱垂。蓖麻子 30 g，捣烂为膏，捻着饼子，两指宽大，贴囟门上治小儿暴患脱肛。若遇小儿阴证脱肛，加生附子，为末，并葱蒜同研为膏，依前法贴之。

4. 胃下垂 蓖麻子 98%，五倍子 2%。二药按上述比例混匀，打成烂糊，制成直径约 1.5 cm，厚 1 cm 的"蓖倍青"药饼备用。用法：点准百会穴，剃去药饼大一块头发，把药饼紧贴百会穴上，用纱布绷带扎住，不使移动。贴后每日早、中、晚 3 次以搪瓷杯盛半杯开水，将杯底置于药饼上进行热熨，每次 10 min 左右，以温热而不烫痛皮肤为度。贴药饼 1 次，连续 5 昼夜内不需更换。

5. 关节炎 蓖麻子（去皮）1 份，新鲜小蓟 2 份。捣成末，均匀敷于关节上，厚度约五分硬币厚，外用塑料薄膜包扎，上盖毛巾，4 h 后关节处发热，可见米粒及豆粒大小红色斑疹，微痒。敷药时间一般夏季每日 4 ~ 6 h，春秋季节每日 6 ~ 8 h，注意不可敷药时间过长，以免起水疱。

6. 高血压 蓖麻子 50 g，吴茱萸、附子各 20 g，冰片 10 g，生姜 150 g。前四药各研细末。生姜捣烂如泥，加入药末调和成膏状，每晚贴两脚心（涌泉穴），7 日为 1 个疗程，连用 3 ~ 4 个疗程。贴药期间停用一切降压药。

7. 鸡眼 用铁丝将蓖麻子 3 ~ 5 粒串起置火上烧，待烧去外壳出油时，即趁热按在鸡眼上。用药前需用热水浸泡鸡眼周围的角质层使之软化，用小刀刮去。此法治疗鸡眼，一般 2 ~ 3 次即愈。也可取蓖麻子 1 枚，去外壳，灰火内埋烧，以爆胀为度。患处以热水外洗，刮去老皮，蓖麻子用手捏软，随即趁热敷于患处，外以胶布固定，3 ~ 5 日换药 1 次。

8. 肿瘤 治疗宫颈癌用 3% ~ 5% 蓖麻毒蛋白的冷霜或软膏加 3% 二甲基亚砜，以增强渗透作用，将软膏装入胶囊，推入宫内，每日 1 次，每周 5 ~ 6 次，月经期停药。用药 1 ~ 2 个月。治疗皮肤癌：按肿瘤面积用 3% ~ 5% 蓖麻毒蛋白软膏或冷霜外敷，每日换药 1 次。

使用禁忌 | 孕妇及便滑者禁服。本品内服、外用均可能引起中毒，重者可危及生命。

蓖麻子

布渣叶
BUZHAYE

傣 药 名 | 锅麻管。

别　　名 | 蓑衣子

来　　源 | 为椴树科植物破布叶 *Microcos paniculata* L. 的根、叶。

识别特征 | 灌木或小乔木，高 3 ～ 12 m。树皮灰黑色。单叶互生，叶柄粗壮，长约 1.5 cm；托叶线状披针形，长为叶柄之半；叶片卵状长圆形或卵形，纸质或薄革质，长 8 ～ 20 cm，宽 4 ～ 10 cm，先端短渐尖，常破裂，基部渐窄，末端钝圆，边缘有不明显的小锯齿，幼

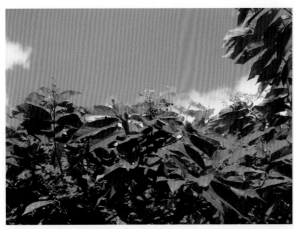
布渣叶

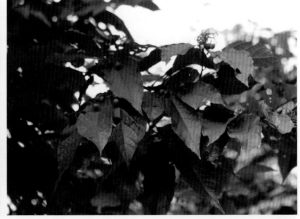
布渣叶

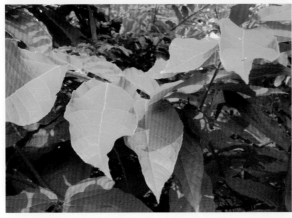
布渣叶

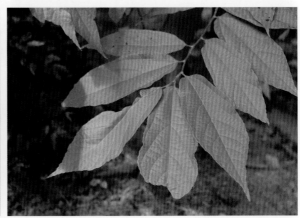
布渣叶

叶下面被星状柔毛，基出脉3条。枝顶及上端叶腋抽出圆锥花序，由多个具3花的小聚伞花序所组成，被灰黄色短毛及星状柔毛；苞片披针形；花柄短小；萼片长圆形，长约5 mm；花瓣5，较萼片短，长圆形，淡黄色。核果近球形，长约1 cm，无毛。花期夏秋季。

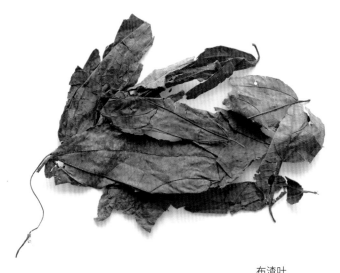

布渣叶

生境分布 | 生长于海拔300～1000 m的路边灌木丛中。分布于广东、广西和云南等地。

采收加工 | 夏、秋二季采叶，晒干备用；根随用随采。

药材鉴别 | 叶多皱缩、破碎。完整者展平后呈卵状长圆形或卵形，长8～18 cm，宽4～8 cm，黄绿色或黄棕色，先端渐尖，基部钝圆，边缘具细齿。基出脉3条，叶柄长7～12 mm，叶脉及叶柄有毛茸。气微，味淡、微涩。

化学成分 | 叶含异鼠李素 (isorhamnetin)、山柰酚 (kaempferol)、槲皮素 (quercetin)、5,6,4'-三羟基-3'-甲氧基黄酮-7-O-鼠李糖基葡萄糖苷 (5,6,4'-trihydroxy-3'-methoxyflavone-7-O-rhamnosyl-glucoside) 及 5，6，8，4'-四羟基黄酮-7-O-鼠李糖苷（5，6，8，4'-tetrahydroxyflavone-7-O-rhamnoside）等黄酮类化合物。

性味归经 | 味淡酸，性平。归水、土塔。

功效主治 | 清火，凉血止血，降逆止呕，涩肠止泻。主治尿血，便血，痔疮肿痛出血，腹痛，上吐下泻，中暑。

用法用量 | 内服：煎汤，根15～30 g；叶10～15 g。

精选验方 |

1. 尿血，便血，痔疮肿痛出血 布渣叶根20 g，毛瓣无患子根15 g，白茅根30 g。水煎服。

2. 腹痛，上吐下泻 布渣叶、臭茉莉根各15 g。水煎服。

3. 中暑 布渣叶10 g。水煎服。

苍耳子
CANGERZI

傣 药 名 牙西温。

别　　名 苍耳、牛虱子。

来　　源 为菊科植物苍耳 *Xanthium sibiricum* Patrin. ex Widder 带总苞的果实。

识别特征 一年生草本植物，高达 90 cm。叶三角状卵形，长 4 ~ 10 cm，宽 3 ~ 10 cm，基出三脉，两面被贴生的糙状毛。头状花序，单性同株，雄头状花序球形，总苞 1；花托圆柱形；小花管状；雄蕊 5；雌头状花序椭圆形，2 ~ 3 裂，内层总苞片结成囊状，小花 2 朵，无花冠，子房在总苞内，花柱突出总苞外。成熟瘦果的总苞变坚硬，外面疏生具钩的总苞刺，瘦果 2，倒卵形。

生境分布 生长于山地、草坡及路旁。全国各地均有分布。

采收加工 9 ~ 10 月果实成熟，由青转黄，叶已大部分枯萎脱落时，选晴天，割下全株，脱粒，扬净，晒干。

药材鉴别 果实包在总苞内，呈纺锤形或卵圆形，长 1 ~ 1.5 cm，直径 0.4 ~ 0.7 cm。表面黄棕色或黄绿色，全体有钩刺，先端有较粗的刺 2 枚，分离或连生，基部有梗痕。质硬而

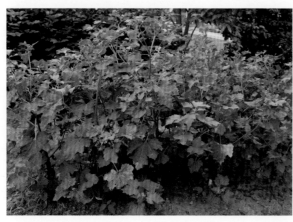

苍耳

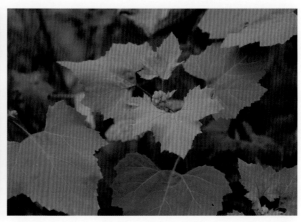

苍耳

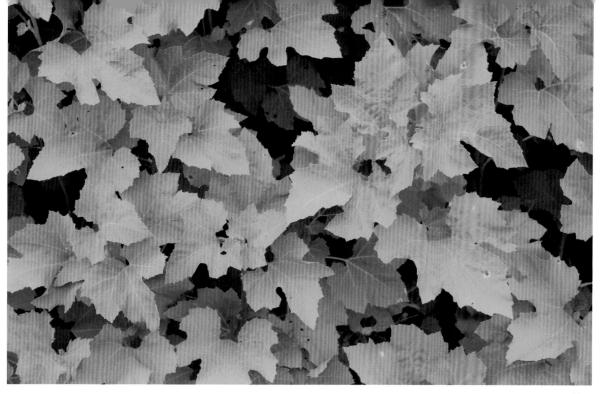

苍耳

韧，横切面中间有一隔膜，2 室，各有 1 枚瘦果。瘦果略呈纺锤形，一面较平坦，先端具一突起的花柱基，果皮薄，灰黑色，具纵纹。种皮膜质，浅灰色，有纵纹；子叶 2，有油性。气微，味微苦。以粒大、饱满、色黄棕者为佳。

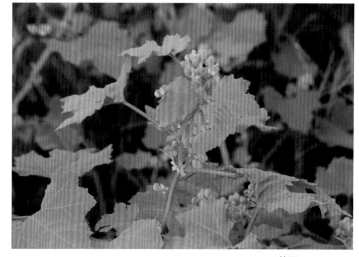

苍耳

性味归经 | 味辛、苦，性冷。归热经。

功效主治 | 祛风散热，除湿解毒，消食止痛。主治鼻渊，风寒头痛，风湿痹痛，风疹，湿疹，疥癣，皮肤痒痒。

用法用量 | 内服：煎汤，3 ~ 10 g；或入丸、散。外用：适量，捣烂外敷；或煎水洗。

精选验方 |

1. 风疹及一身瘙痒 苍耳子、夏枯草、野菊花、黄芪各 15 g，防风 9 g。煨水服。

2. 麻风 ①苍耳适量。熬浸膏，每日 3 次，每次 30 g。②苍耳、红浮萍各等量。煨水洗全身。

3. 慢性鼻炎 苍耳子（打碎）160 g，辛夷 16 g。加入温热的麻油 1000 ml 中，浸泡 24 h，文火煮沸至 800 ml 左右，冷却后过滤，瓶装，每日滴 3 ~ 4 次。

4. 顽固性牙痛 苍耳子 6 g。焙黄去壳，研细末，与鸡蛋 1 个调匀，不放油、盐，炒熟食之，每日 1 次，连服 3 剂。

草豆蔻
CAODOUKOU

傣 药 名 | 贺嘎。

别　　名 | 草蔻、草蔻仁。

来　　源 | 为姜科多年生草本植物草豆蔻 *Alpinia katsumadai* Hayata 的干燥近成熟种子。

识别特征 | 多年生草本；高 1 ～ 2 m。叶 2 列；叶舌卵形，革质，长 3 ～ 8 cm，密被粗柔毛；叶柄长不超过 2 cm；叶片狭椭圆形至披针形，长 30 ～ 55 cm，宽 6 ～ 9 cm，先端渐尖；基部楔形，全缘，下面被绒毛。总状花序顶生，总花梗密被黄白色长硬毛；花疏生，花梗长约 3 mm，被柔毛；小苞片阔而大，紧包着花芽，外被粗毛，花后苞片脱落；花萼筒状，白色，长 1.5 ～ 2 cm，先端有不等 3 钝齿，外被疏长柔毛，宿存；花冠白色，先端 3 裂，裂片为长圆形或长椭圆形，上方裂片较大，长约 3.5 cm，宽约 1.5 cm；唇瓣阔卵形，先端 3 个浅圆裂片，白色，前部具红色或红黑色条纹，后部具淡紫色、红色斑点；雄蕊 1，花丝扁平，长约 1.2 cm；子房下位，密被淡黄色绢状毛，上有二棒状附属体，花柱细长，柱头锥状。蒴果圆球形，不开裂，直径约 3.5 cm，外被粗毛，花萼宿存，熟时黄色。种子团呈类圆球形或长圆形，略呈钝三棱状，长 1.5 ～ 2.5 cm，直径 1.5 ～ 2 mm。花期 4 ～ 6 月，果期 6 ～ 8 月。

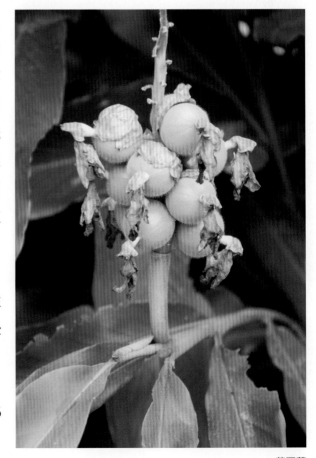

草豆蔻

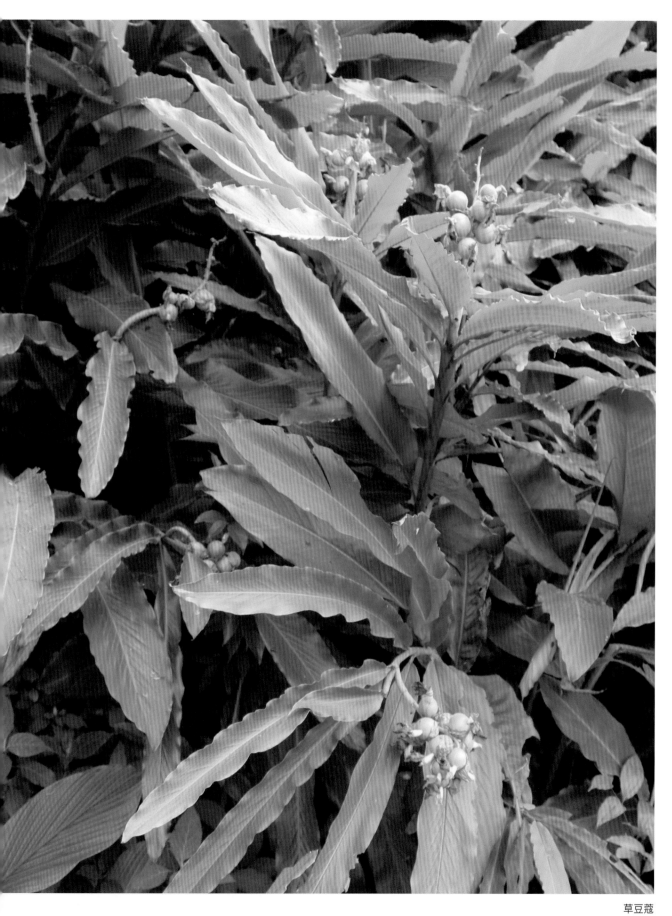

草豆蔻

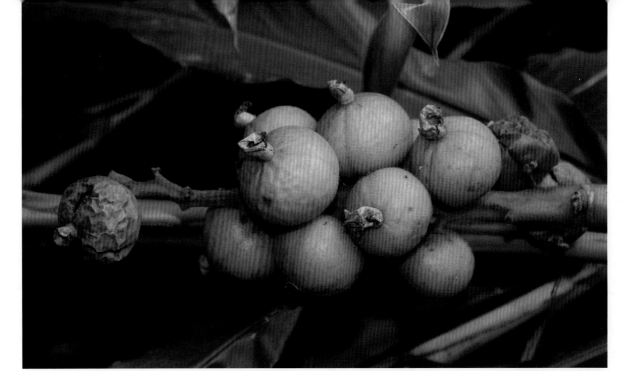

草豆蔻

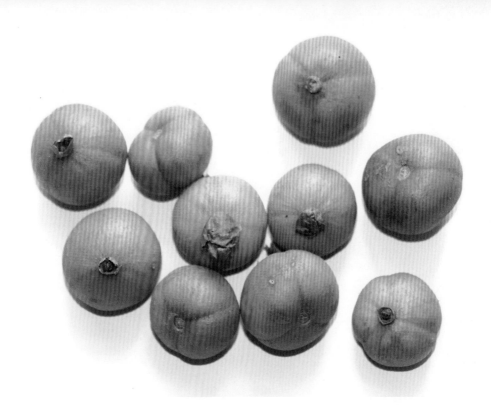

草豆蔻药材

生境分布｜生长于林缘、灌木丛或山坡草丛中。分布于广东、广西等地。

采收加工｜夏、秋二季采收。晒干，或用沸水略烫，晒至半干，除去果皮，取其种子团晒干，捣碎生用。

药材鉴别｜本品为圆球形的种子团。表面灰褐色，中有黄白色隔膜，种子为卵圆形面体。质硬，破开后可见灰白色种仁。气香，味辛、微苦。

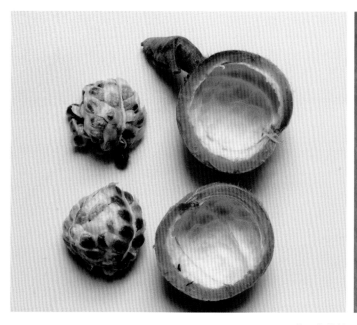
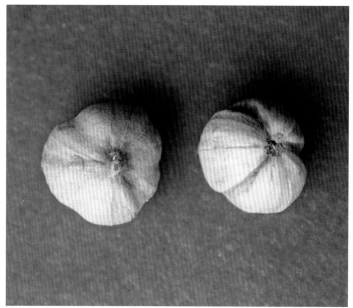

草豆蔻药材　　　　　　　　　　　　　　　　　　　草豆蔻饮片

性味归经 ┃ 辛，温。归脾、胃经。

功效主治 ┃ 燥湿行气，温中止呕。本品辛散温燥以燥湿行气，归脾胃温中焦而行胃气，胃气行则呕吐止，故又有温中止呕之效。

药理作用 ┃ 本品煎剂在试管内对金黄色葡萄球菌、痢疾杆菌及大肠杆菌有抑制作用，对豚鼠离体肠管低浓度兴奋、高浓度则为抑制作用。挥发油对离体肠管呈抑制作用。

用法用量 ┃ 5～10 g，煎服。宜后下。

精选验方 ┃

1. 心腹胀满 草豆蔻 50 g。去皮为末，每次 2 g，以木瓜生姜汤调服。

2. 慢性胃炎 草豆蔻适量。炒黄研末，每次 3 g，每日 3 次。

3. 中暑受热，恶心呕吐，腹痛泄泻，胸中满闷，晕车晕船，水土不服 草豆蔻、砂仁、青果、肉桂、槟榔、橘皮、茯苓、小茴香各 30 g；甘草 250 g，木香 45 g，红花、丁香各 15 g，薄荷冰 27 g，冰片 9 g，麝香 0.3 g。糊丸，每次 10 粒，温开水送服；平时每次 2～3 粒，含化。

4. 胸腹胀闷，食欲不振 草豆蔻、陈皮、香附各 10 g，石菖蒲 15 g。水煎服。

5. 小儿泄泻不止 草豆蔻 1 枚。剥开皮，入乳香 1 块在内，复用白面裹，慢火烧令熟，去面及豆蔻皮不用。同研为细末，以粟米饮和丸如麻子大，每服 5～7 丸，米汤饮下，不拘时服。

使用禁忌 ┃ 阴虚血少者禁服。

草豆蔻

除风草
CHUFENGCAO

傣 药 名 芽沙板。

别　　名 蒴藋、接骨草、血满草、息风草。

来　　源 为忍冬科植物陆英 *Sambucus chinensis* Lindl. 的根和叶。

识别特征 灌木状草木，高 1 ~ 3 m。根茎横走，圆柱形，多弯曲，黄白色，节膨大，上生须根。茎直立，多分枝，褐绿色，具纵棱 7 ~ 8 条，有白色发达的髓部，幼枝被柔毛，老枝无毛，节部淡红色。叶大对生，奇数羽状复叶，小叶 5 ~ 9 片，小叶片长椭圆状披针形，长 8 ~ 18 cm，先端渐尖，基部偏斜阔楔形，边缘有细锯齿，下面灰绿色，叶揉之有臭味。复伞形花序顶生，大而疏散，直径约 30 cm，总花梗基部托以叶状总苞片；杯形不育性花不脱落，

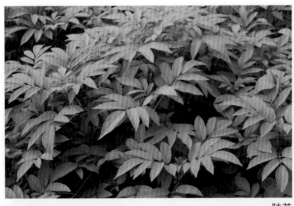

陆英

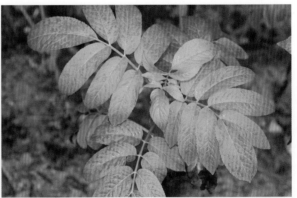

陆英

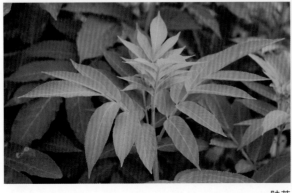

陆英

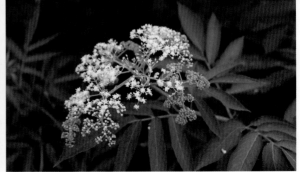

陆英

能育性花小，白色；花萼5裂，裂片细小，三角形，下部愈合成钟状；花冠5裂，裂片椭圆形；雄蕊5，着生长于花冠喉部，花丝短；雌蕊1，花柱短，柱头头状，或为3浅裂。浆果卵形，熟时红色或橙黄色。花期6~8月，果期8~10月。

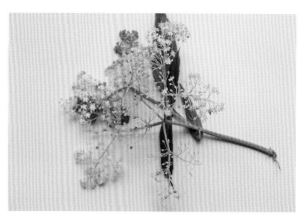

除风草药材

生境分布｜ 生长于海拔500~2700 m的林缘、林中空地。分布于我国中南、华东、西南及陕西、甘肃、西藏等地。

采收加工｜ 用鲜品，随用随采。

化学成分｜ 含抗肝炎的有效成分熊果酸（ursolic acid）及微量齐墩果酸（oleanolic acid），还含α-香树脂醇和β-香树脂醇（amyrin）、β-谷甾醇（β-sitonsterol）。

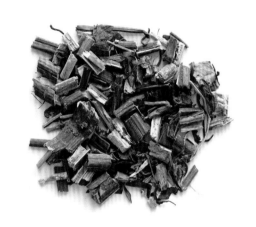

除风草饮片

药理作用｜

1. 镇痛作用 除风草煎剂具有明显的镇痛作用，无耐受及成瘾等缺点。

2. 毒性 除风草水煎浓缩液，小鼠灌胃的最大耐受量500 g/kg，安全系数为成人临床用量的100倍。小鼠灌胃给药的LD50为820 g/kg，腹腔注射LD50为119 g/kg，动物死亡前普遍都有烦躁不安，甚至抽搐、肌肉震颤等症状。

性味归经｜ 味甘淡，气臭，性平。归水、风塔。

功效主治｜ 祛风除湿，活血散瘀，消肿止痛，清热利尿。主治风寒湿痹证，肢体关节酸痛，屈伸不利，跌打损伤，骨折，腰膝酸痛，小便热涩疼痛。

用法用量｜ 内服：煎汤，根20~40 g。外用：叶鲜品适量，捣烂敷。

精选验方｜

1. 风寒湿痹证，肢体关节酸痛，屈伸不利，跌打损伤，骨折 除风草、车前草、平卧土三七、鸭嘴花、黑皮跌打、苏木叶鲜品各适量。捣烂，加酒炒热，包敷患部。或除风草、姜黄、莪术、生姜鲜品各适量。捣烂，加酒炒热，包敷患部。

2. 骨折 除风草鲜品与紫米各适量，共捣细包敷患处部。

3. 腰膝酸痛，小便热涩疼痛 除风草根30 g，苏木15 g。水煎服。

椿树
CHUNSHU

傣 药 名 ｜ 埋勇。

来　　源 ｜ 为楝科植物香椿 *Toona sinensis*（A.Juss.）Roem. 的树皮、心材或根皮。

识别特征 ｜ 乔木，高达 16 m。树皮赭褐色，成片状剥落；小枝幼时具柔毛。双数羽状复叶互生，长 25 ~ 50 cm，有特殊气味；具小叶 10 ~ 22，对生或近对生，具短柄；长圆形至披针状长圆形，长 8 ~ 15 cm，基部偏斜，圆或阔楔形，先端尖，全缘或有稀疏锯齿，上面深绿色，无毛，下面色淡，叶脉或脉间有长束毛；叶柄红色，基部肥大。圆锥花序顶生；花萼短小，5 裂；花瓣 5，白色，卵状椭圆形；退化雄蕊 5，与 5 枚发育雄蕊互生；子房上位，5 室，花盘远较子房为短。蒴果椭圆形或卵圆形，长 2.5 cm，顶端开裂为 5 瓣。种子椭圆形有翅。花期 5 ~ 6 月，果期 9 月。

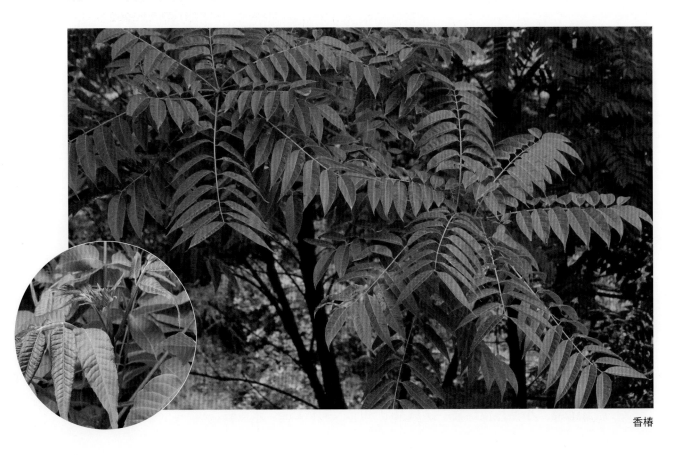

香椿

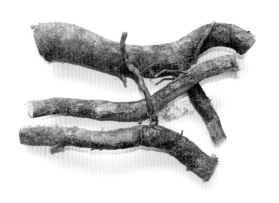

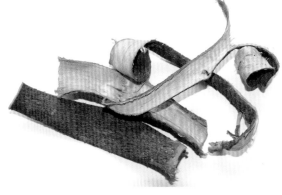

香椿根皮药材　　　　　　　　　　　　　　　香椿根皮药材

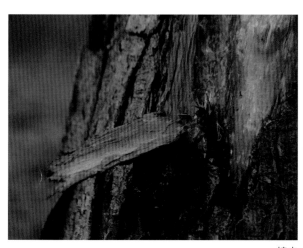

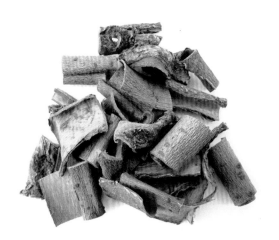

椿皮　　　　　　　　　　　　　　　　　香椿树皮饮片

生境分布 | 全国各地均有栽植。

采收加工 | 全年均可采收，刮去外层粗皮，切片，晒干备用。

化学成分 | 树皮含甾醇、鞣质。

性味归经 | 味苦、微涩，气清香，性凉。归土、水塔。

功效主治 | 补土健胃消食，除风止痛，调补水血。主治产后体弱多病，高血压病。

用法用量 | 内服：煎汤，10～20 g。

精选验方 |

1.产后体弱多病　椿树树皮、云南五味子藤、皮子果树果实各20 g，胡椒、荜茇、干姜各5 g。研粉，每次5 g，温开水送服。

2.高血压病　椿树心材、玉米轴各20 g。水煎服。

椿
树

葱白
CONGBAI

傣 药 名 帕波。

别　　名 大葱。

来　　源 本品为百合科植物葱 *Allium fistulosum* L. 近根部的鳞茎。

识别特征 多年生草本，高可达 50 cm，通常簇生。须根丛生，白色，鳞茎圆柱形，先端稍肥大，鳞叶成层，白色，上具白色纵纹。叶基生，圆柱形，中空，长约 45 cm，径 1.5 ～ 2 cm，先端尖，绿色，具纵纹；叶鞘浅绿色。花茎自叶丛抽出，通常单一，中央部膨大，中空，绿色，也有纵纹；伞形花序圆球状；总苞膜质，卵形或卵状披针形；花披针形，白色，外轮 3 枚较短小，内轮 3 枚较长大，花被片中央有一条纵脉。蒴果三棱形，种子黑色，三角状半圆形。花期 7 ～ 9 月，果期 8 ～ 10 月。

生境分布 生长于肥沃的砂质壤土。全国各地均有出产。

采收加工 采挖后除去须根和叶，剥去外膜。鲜用。

药材鉴别 本品以鳞茎粗大而长、气味辛烈者为佳。

性味归经 辛，温。归肺、胃经。

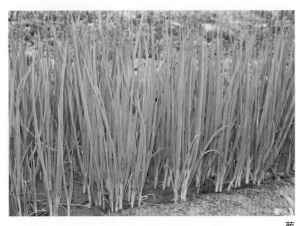

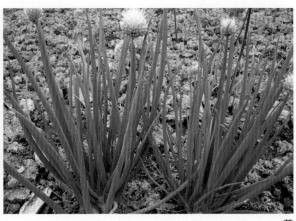

葱　　　　　　　　　　　　　　　　　　葱

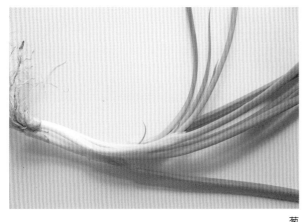

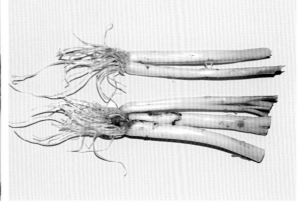

葱

葱白药材

功效主治 | 发散风寒，发汗解表，通阳。本品辛温通散，能宣通上下，通达表里，外可散风寒发汗以解表，内能散寒凝通阳气以止痛。

用法用量 | 内服：3 ~ 10 g，水煎服。外用：适量。

精选验方 |

1. 小儿消化不良 取生葱 1 根，生姜 25 g。同捣碎，加入茴香粉 15 g，混匀后炒热（以皮肤能忍受为度），用纱布包好敷于脐部，每日 1 ~ 2 次，直到治愈为止。

2. 蛔虫性急腹痛 鲜葱白 50 g，麻油 50 ml。葱白捣烂取汁，用麻油调和，空腹 1 次服下（小儿酌减），每日 2 次。

3. 感冒 葱白、生姜各 25 g，盐 5 g。捣成糊状，用纱布包裹，涂擦五心（前胸、后背、脚心、手心、肘窝）一遍后安卧，次日可完全恢复。

4. 胃痛，胃酸过多，消化不良 葱白 4 茎，红糖 200 g。将葱白捣烂，混入红糖，放在盘里用锅蒸熟，每次 15 g，每日 3 次。

5. 霍乱烦躁，卧不安稳 葱白 20 茎，大枣 20 枚，水 3000 ml。煮取 2000 ml 顿服。

6. 上呼吸道感染之风热证 鲜葱白 5 根，淡豆豉 9 g，桔梗、焦栀子、薄荷、生甘草、连翘各 6 g，鲜淡竹叶 4 g。水煎取药汁。每日 1 剂，分 2 次服用。

7. 风寒感冒引起的发热、咳嗽失音、头痛、鼻塞诸症 葱白 2 根，豆豉 10 g，调料适量。先将豆豉倒入锅中，加清水 500 ml 烧开，沸煮 2 ~ 3 min，加入葱白，以调料调味，即成，每日 1 剂，趁热服用，服后盖被取汗。

8. 外感风寒 葱白（带须）30 ~ 50 g，生姜 3 片。共煮汁，去渣，加红糖适量，温服，每日 1 剂，服汤后盖被发汗。

使用禁忌 | 本品辛温，易耗伤气阴，故鼻病见有气虚或阴虚火旺者慎用。

酢浆草
CUJIANGCAO

傣 药 名 | 宋香嘎。

别　　名 | 向搅校、酸饺草。

来　　源 | 为酢浆草科植物酢浆草 *Oxalis corniculata* L. 的全草。

识别特征 | 多年生小草本，高 15 ~ 22 cm，全草味酸。茎细而柔软，下部斜卧地面而呈匍匐状，分枝多，成丛状，上部稍直立，绿色，微带紫色，在节处生不定根，全体被毛。掌状复叶互生，总叶柄纤细而曲折，被毛；小叶 3 枚，无柄，倒心形，长 0.5 ~ 1.3 cm，宽 0.6 ~ 1.5 cm，先端凹入，基部褙形，全缘，背面沿叶脉及小叶片边缘有短毛，花黄色，伞形花序腋生，具花 2 ~ 6 朵，花序梗纤细，带紫色，有毛；萼片与花瓣均为 5 片；雄蕊 10，花丝下部连合；子房上位，5 室，蒴果近圆柱形，有 5 纵棱，具毛，熟时自行开裂，弹出种子。种子小，扁卵形，褐色。花期 5 ~ 7 月。

生境分布 | 生长于平坝、田边、旷地湿润处及房前屋后草地。广布于全国各地。

采收加工 | 全年可采，洗净晒干，或用鲜品。

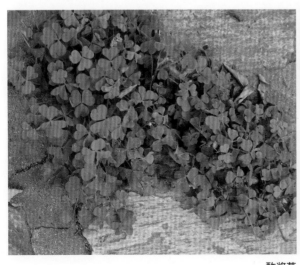
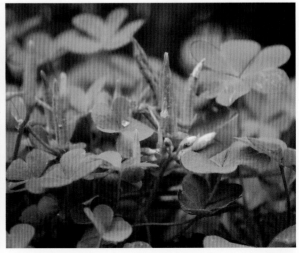

酢浆草　　　　　　　　　　　　　　　　　　　　　　酢浆草

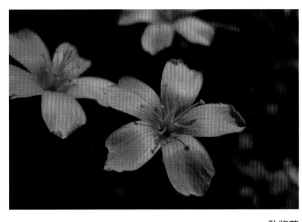
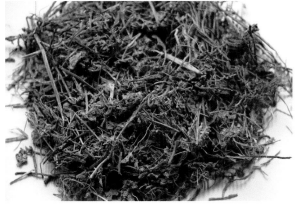

酢浆草   酢浆草

化学成分 | 全草含抗坏血酸（ascorbic acid），去氢抗坏血酸（dehydroascorbic acid），丙酮酸（pyruvic acid），乙醛酸（glyoxalic acid），脱氧核糖核酸（deoxyribonucleic acid），牡荆素（vitexin），异牡荆素（isovitexin），牡荆素-2"-O-β-D-吡喃葡萄糖苷（vitexin-2"-O-β-D-glucopyranoside），2-庚烯醛（2-heptenal），2-戊基呋喃（2-pentylfuran），反式-植醇（trans-phytol），并含糖脂（glycolipide），磷脂（phospholipide），α-生育酚（α-tocopherol），β-生育酚（β-tocopherol）。

药理作用 | 用平板挖沟法测得50%酢浆草煎剂对金黄色葡萄球菌、福氏痢疾杆菌、伤寒杆菌、铜绿假单胞菌、大肠杆菌均有抑制作用。

性味归经 | 味酸，性寒。归水塔。

功效主治 | 清火解毒，凉血消肿，解痉止痛。主治咽喉肿痛，腹痛腹泻，赤白下痢，小便热涩疼痛，跌打损伤，风寒湿痹证，肢体关节酸痛，屈伸不利。

用法用量 | 内服：煎汤 15～30g。外用：适量，捣烂敷。

精选验方 |

1. 咽喉肿痛 酢浆草、绿矾、白矾、青菜汁各适量。混匀榨汁，用药液滴入患处，每日3次，每次适量。

2. 腹痛腹泻，赤白下痢 酢浆草20g，金花果10g，红糖5g。煎汤内服。

3. 小便热涩疼痛 酢浆草20g。开水泡服。

4. 跌打损伤 酢浆草、鱼子兰叶、平卧土三七鲜品各适量。捣烂包敷患处。

5. 风寒湿痹证，肢体关节酸痛，屈伸不利 酢浆草、姜黄鲜品各适量。捣烂包敷患处。

大百部
DABAIBU

傣 药 名 | 芽南光。

别　　名 | 帕安来。

来　　源 | 为百部科植物对叶百部 *Stemona tuberosa* Lour. 的块根和茎。

识别特征 | 多年生缠绕草本，长达 5 m，块根肉质，黄白色或淡棕色，纺锤形或圆柱形，数至数十个簇生，长 15 ～ 30 cm。叶常对生，卵形，长 8 ～ 30 cm，宽 2.5 ～ 10 cm，先端渐尖，基部浅心形，全缘或微波状；叶脉 7 ～ 11 条。总花梗腋生，与叶柄分离或偶尔贴生长于叶柄基部，长 4 ～ 6 cm，顶端有花 1 ～ 3 朵，以 2 朵为多；花被片成 2 轮，披针形，黄绿色带紫色条纹；雄蕊 4，附属体呈钻状，蒴果倒卵形而扁，种子椭圆形，暗紫褐色。花期 5 ～ 6 月。

生境分布 | 生长于海拔 400 ～ 2200 m 的林缘灌丛中。分布于福建、台湾、江西、湖北、湖南、广东、广西、四川、贵州和云南等地。

采收加工 | 全年可采挖，洗净切片，晒干备用，或用鲜品。

药材鉴别 | 块根呈长纺锤形或长条形，长 8 ～ 26 cm，直径 0.8 ～ 2 cm。表面浅黄棕色至灰棕色，具浅纵皱纹或不规则纵槽。质坚实，断面黄白色至暗棕色，中柱较大，髓部类白色，味苦。

药理作用 |

1. 抗菌作用　100% 煎液对霍乱弧菌、痢疾杆菌、副伤寒杆菌、伤寒杆菌、大肠杆菌、变形杆菌、铜绿假单胞菌、白喉杆菌、葡萄球菌及肺炎链球菌有抑制作用。

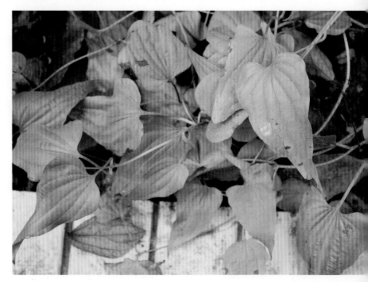

对叶百部

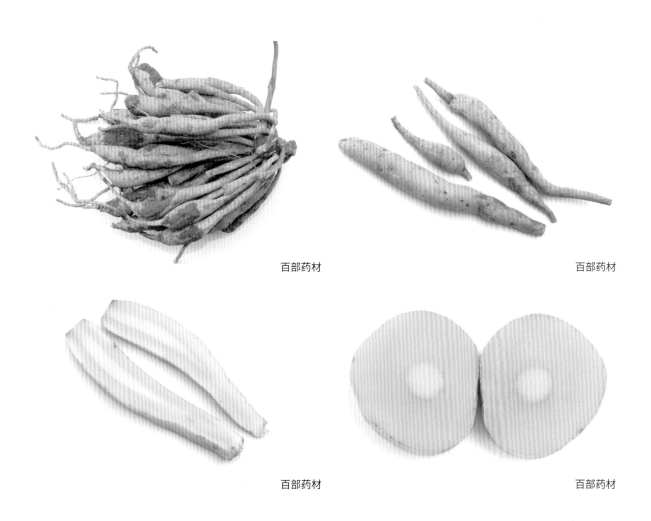

百部药材

百部药材

百部药材

百部药材

2. 杀虫作用 50%百部药液在体外可杀死鼠蛲虫及体虱、阴虱。

3. 对支气管平滑肌的作用 100%百部生物碱提取液0.2 ml，对组胺所致的离体豚鼠支气管平滑肌痉挛有松弛作用。

性味归经 | 味苦，性凉。归水、风塔。

功效主治 | 补水润肺，化痰止咳。主治咳喘，肺结核，头癣，疔疮痈疖脓肿，皮肤红疹瘙痒，足癣。

用法用量 | 内服：煎汤，10 ～ 15 g。外用：适量，煎汤洗。

精选验方 |

1. 咳喘，肺结核 大百部根、茎各10 g。煎汤，加适量红糖内服。

2. 头癣 大百部根、茎各100 g。煎水外洗。

3. 疔疮痈疖脓肿，皮肤红疹瘙痒，足癣 大百部100 g，山乌龟50 g。煎水外洗。

大车前

DACHEQIAN

傣 药 名 | 芽英热。

别　 名 | 车前草。

来　 源 | 为车前科植物大车前 *Plantago majar* L. 的全草和种子。

识别特征 | 多年生草本，连花茎高 50 ~ 100 cm。根状茎短粗，有须根。基生叶直立，密生，纸质，卵形或宽卵形，长 5 ~ 10 cm，宽 2.5 ~ 6 cm，先瑞圆钝，边绿波状或有不整齐锯肉，两面有短或长柔毛；叶柄长 3 ~ 9 cm，基部常扩大成鞘状，花葶数条，近直立，长 8 ~ 20 cm；穗状花序长 4 ~ 9 cm，花密生；苞片卵形，较萼裂片短，两者均有绿色龙骨状突起；花萼无柄，裂片椭圆形，长 2.1 mm；花冠裂片椭圆形或卵形，长约 1 mm。蒴果圆锥状，长 3 ~ 4 mm，成熟时周裂。种子 8 ~ 16 颗，长圆形，长约 1.5 mm，黑棕色。花期夏、秋两季。

生境分布 | 生长于村前屋后、田野、路旁。全国大部分地区有分布，亦有栽培。

采收加工 | 秋季果实成熟时剪取果穗，晒干后打下种子，去净杂质备用。夏季开花前采集全草，晒干备用，或随用随采。

药材鉴别 | 本品具短而肥的根状茎，并有须根，叶片卵形或宽卵形，长 6 ~ 10 cm，宽 3 ~ 6 cm，先端圆钝，基部圆或宽楔形，基出脉 5 ~ 7 条，穗状花序排列紧密，蒴果椭圆形，周裂，萼宿存，气微香，味微苦。

药理作用 | 大车前全草含桃叶珊瑚苷，对小鼠有泻下作用，服药 6 h 后开始腹泻，其半数有效量（ED50）为 0.39 g/kg，还能促进尿酸排泄。大车前煎剂给麻醉猫 1 g/kg，可促进呼吸道黏液分泌而有祛痰作用。

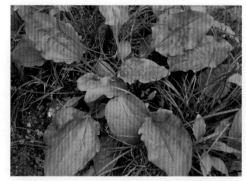

大车前

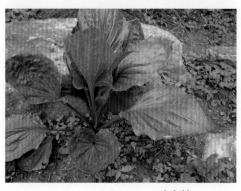

大车前

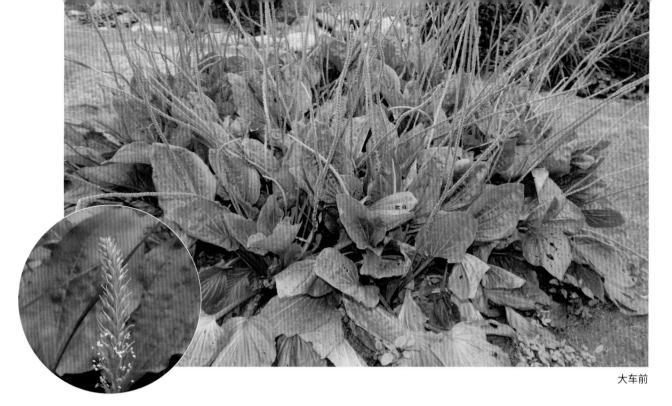

大车前

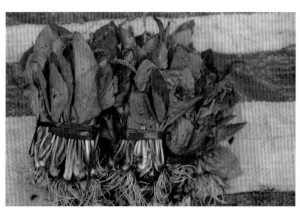

大车前药材

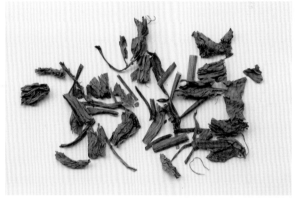

大车前饮片

性味归经 | 味淡、微甘，性微凉。归土、水塔。

功效主治 | 利水退黄，解毒消肿。主治水肿，黄疸，小便热涩疼痛，咽喉肿痛，跌打损伤，骨折。

用法用量 | 内服：煎汤，鲜品 30 ～ 100 g；种子 10 ～ 20 g。外用：鲜品适量，捣烂敷。

精选验方 |

1. 水肿 大车前鲜品 50 ～ 100 g。煎汤内服。

2. 黄疸 大车前 30 g，十大功劳、小黄散、黄竹、大黄藤各 20 g。煎汤内服。

3. 小便热涩疼痛 大车前、臭茉莉根、马鞭草、十大功劳各 15 g，小黄散 10 g。煎汤内服。

4. 咽喉肿痛 鲜大车前 50 g。煎汤内服。

5. 跌打损伤，骨折 大车前、文殊兰、除风草、鲜扇叶铁线蕨各适量。捣烂，炒热，包敷患部。

大蓟

DAJI

傣 药 名| 芽先多。

别　　名| 刺蓟、山牛蒡、野红花、刷把头、鸟不扑。

来　　源| 为菊科植物大蓟 *Cirsium japonicum* Fisch. ex DC. 的地上部分或根。

识别特征| 多年生草本植物，块根纺锤状。茎直立，高 30 ～ 80 cm，茎枝有条棱，被长毛。基生叶有柄，叶片倒披针形或倒卵状椭圆形，长 8 ～ 20 cm，宽 2.5 ～ 8 cm，羽状深裂，边缘齿状，齿端具刺；自基部向上的叶渐小；叶面绿色，两面沿脉有疏毛。头状花序，单生；总苞钟状，直径 3 cm；总苞片约 6 层，覆瓦状排列，外层较短，向内渐长，条状披针形，先端渐尖刺且短；全部为管状花，两性花冠紫色或紫红色，长 15 ～ 2 cm，5 裂，裂片较下面膨大部分短；雄蕊 5，花药先端有附片，基部有尾。瘦果长椭圆形，稍扁，长约 4 mm；冠毛羽状，暗灰色，稍短于花冠。花期 5 ～ 6 月，果期 6 ～ 8 月。

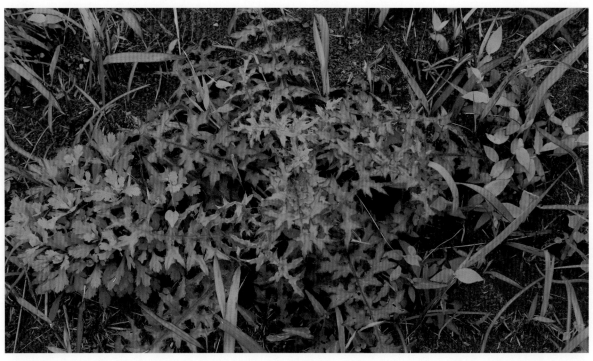

大蓟

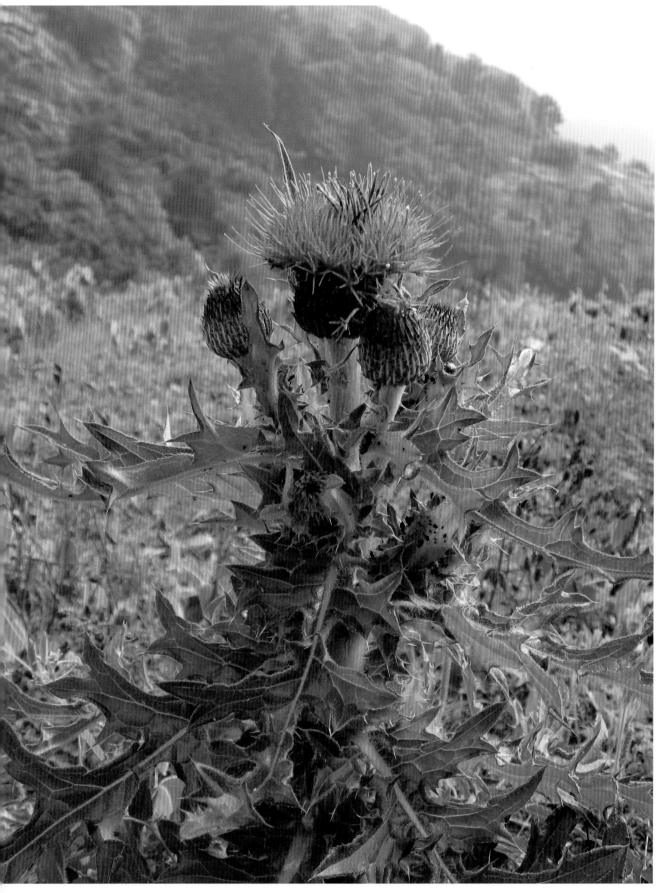

大薊

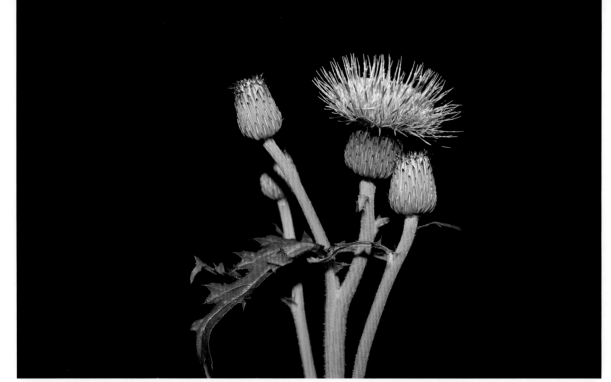

大蓟

生境分布 | 生长于山坡、草地、路旁。分布于河北、陕西、山东、江苏、浙江、江西、福建、台湾、湖北、湖南、广东、广西、四川、云南、贵州等省区。

采收加工 | 根：秋季采挖，除去泥土、残茎，洗净，晒干。夏、秋二季开花时割取地上部分，鲜用或晒干。

药材鉴别 | 大蓟草：茎圆柱形，直径 0.5 ～ 1.5 cm，表面绿褐色或棕褐色，有纵棱，被灰白色毛；质松脆，断面黄白色，髓部白色，常中空。叶皱缩，多破碎，完整叶片展平后呈倒披针形或倒卵状椭圆形，羽状深裂，边缘具不等长的针刺，上表面灰绿色或黄棕色，下表面色较浅，两面有白色毛。头状花序顶生，圆球形或椭圆形，总苞枯黄色，苞片披针形，4 ～ 6 层，冠毛羽状，黄白色。气微，味淡。以色绿、叶多者为佳。

大蓟根：根长纺锤形，常簇生而扭曲，长 5 ～ 15 cm，直径约 1 cm，表面暗褐色，有纵皱纹。质硬而脆，易折断，断面较粗糙，皮部薄，棕褐色，有细小裂隙，木部类白色。气特异，味微苦涩。以条粗、芦头短者为佳。

性味归经 | 味苦，性冷。归热经。

功效主治 | 凉血止血，行瘀消肿。主治吐血，咯血，衄血，便血，尿血，妇女崩漏，外伤出血，疮疡肿痛，瘰疬，湿疹，肝炎，肾炎。

用法用量 | 内服：煎汤，5 ～ 10 g；鲜品可用 30 ～ 60 g。外用：适量，捣烂外敷。用于止血宜炒炭用。

 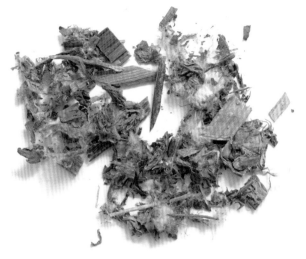

大蓟药材 大蓟饮片

精选验方 |

1. 病后体弱 大蓟 25 g，天门冬 30 g。炖猪脚或炖鸡吃。

2. 无名肿毒 大蓟根、牛蒡子各 20 g。捣烂炒热敷患处。

3. 妇人崩漏下血，白带不止 大蓟 15 g，土艾叶、白鸡冠花各 9 g，木耳 6 g，炒黄柏 15 g（如白带止，不用黄柏）。引水酒煨服。

4. 妇女干血痨或肝痨，恶寒发热，头疼，形体消瘦，精神短少 新鲜大蓟 60 g，黄牛肉 120 g。共入锅内煮烂，天明吃毕后，复熟睡。忌盐。

5. 牙痛，口腔糜烂 大蓟根 30 g。频频含漱。

6. 慢性肾炎 大蓟根 30 g，中华石荠苧 12 g，积雪草、兖州卷柏、车前草各 15 g，加猪瘦肉适量。水炖，早、晚分服。

7. 乳腺炎 鲜大蓟根块适量。去泥洗净，阴干，捣烂取其汁液，加入 20% 凡士林搅拌，待 30 min 后即自然成膏。乳房发炎期用上药膏涂在消毒纱布上贴于患部，4 ~ 6 h 换药 1 次；乳房化脓期先行局部切口引流，再敷药膏，4 h 换药 2 次，3 日后改 6 h 换 1 次。

8. 肺结核 干大蓟根 100 g。水煎，每日 1 剂，分 2 次口服（如每剂加瘦肉 30 ~ 60 g 或猪肺 30 g 同煎更好），连服 3 个月为 1 个疗程。

9. 高血压 新鲜大蓟干根适量。加水浸泡约 30 min，煎煮 3 次，每次煮沸 30 min，滤液合并浓缩至每 100 ml 相当于生药 15 g 的煎剂，早、晚各服 1 次，每次 10 ml；亦可用新鲜干根或叶制成浸青片。根制片每日 3 次，每次 4 片，每片量相当于干根 30 g；叶制片每日 3 次，每次 3 片，每日量相当于干叶 15 g 左右。

大蓟

大叶木鳖子
DAYEMUBIEZI

傣 药 名 麻西嘎。

别　　名 木鳖。

来　　源 为葫芦科植物木鳖子 *Momordica cochinchinensis*（Lour.）Spreng. 的藤茎、根、种子和果实。

识别特征 攀缘大藤本，具块状根。茎圆柱形，有纵棱条。叶互生，叶柄在基部或中部有 2 ～ 4 个腺体；叶片卵状心形，长、宽均为 10 ～ 20 cm，3 ～ 5 中裂或不分裂，先端渐尖，基部心形，边缘波状，柄长 4 ～ 5 cm，卷须腋生，不分枝，螺旋扭曲，花腋生，雌雄异株；雄花单生长于叶腋或有时 3 ～ 4 朵着生在极短的总状花序梗轴上，若单生时花梗达 12 cm，顶端生一大苞片，兜状，花萼筒漏斗状，花冠黄色，基部有齿状黄色腺体，雄蕊 3，2 枚 2 室，1 枚 1 室，药室 1 回折曲；雌花单生长于叶腋，苞片兜状，子房密生刺状毛。果卵圆形，表面有肉刺。种子扁圆形，棕黑色，有花纹，具棱角。花期 4 ～ 5 月，果期 7 ～ 8 月。

生境分布 多生长于海拔 100 ～ 2000 m 的土层深厚处，庭院也有栽培。分布于华东、华南、丙南及台湾、湖南和西藏。

采收加工 用鲜品，秋季果熟时采摘，剖开取种子，除鲜用外可晒干备用。藤茎及根全年可采。

药材鉴别 种子呈扁平圆板状或略呈三角状，两侧不对称，中间稍隆起或微凹下，长

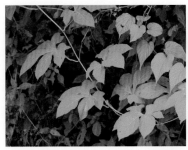
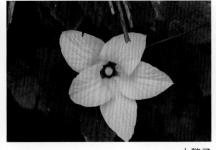
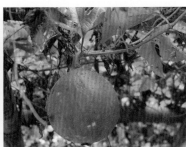

木鳖子　　　　　　　　木鳖子　　　　　　　　木鳖子

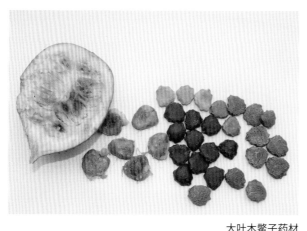
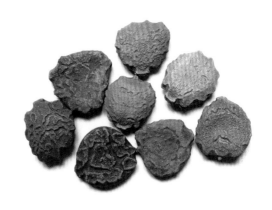

大叶木鳖子药材　　　　　　　　　　　　　　　大叶木鳖子药材

2 ～ 4 cm，宽 1.5 ～ 3.5 cm，厚约 5 mm。表面灰棕色至棕黑色，粗糙，有凹陷的网状花纹或仅有细皱纹。网边有十数个排列不规则的粗齿，有时波状，种脐端稍窄缩，端处近长方形。外壳质硬而脆，内种皮甚薄，其内为 2 片肥大子叶，黄白色，富油质，有特殊的油腻气，味苦。

化学成分 ┃ 种子含木鳖子皂苷（momordica saponin）Ⅰ和Ⅱ，α-菠菜甾醇（α-spinasterol）、木鳖子酸（momordic acid）、a-桐酸（a-eleostearic acid）、齐墩果酸（oleanolic acid）、甾醇（sterol）、海藻糖（mycose）和脂肪油等，还含木鳖糖蛋白（momorcochin）S 和木鳖子素（cochinchinin）等。

药理作用 ┃ 细胞毒作用：木鳖糖蛋白 S 与人浆细胞的单克隆抗体连接形成的免疫毒素对靶细胞有选择性细胞毒作用。

性味归经 ┃ 味苦，性凉。种子有小毒。归风、水塔。

功效主治 ┃ 利水消肿，杀虫止痒，镇惊安神。主治水肿，癣，高热惊厥，皮肤红疹痛痒。

用法用量 ┃ 内服：煎汤，藤茎、根 15 ～ 30 g；果实、根磨于水中，1 ～ 2 g。外用：根、藤茎适量，煎汤洗；果实去籽，火烘后搽患处。

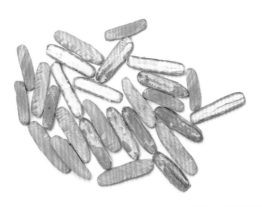

大叶木鳖子仁饮片

精选验方 ┃

1. 水肿　大叶木鳖子 200 g。煎水外洗。

2. 癣　大叶木鳖子果 1 枚。切为两半，去籽，将芒硝 5 g 置于果内，用火烘热，搽患处。

3. 高热惊厥　大叶木鳖子根适量。用水磨汁内服。

4. 皮肤红疹痛痒　大叶木鳖子藤适量。煎水外洗。

大叶千斤拔
DAYEQIANJINBA

傣 药 名 | 嘎沙比龙。

别　　名 | 千金红。

来　　源 | 为豆科植物大叶千斤拔 *Flemingia macrophylla* （Wall.） Merr. 的根。

识别特征 | 直立半灌木，高 1 ~ 3 m。嫩枝密生黄色短柔毛。三出复叶，顶生小叶宽披针形，长 6 ~ 20 cm，宽 2.5 ~ 9 cm，先端渐尖，具短尖，基部圆楔形，上面几无毛，下面沿叶脉有黄色柔毛，基出脉 3 条，侧生小叶较小，偏斜，基出脉 2 条；叶柄有狭翅，有短柔毛。总状花序腋生，花多而密，序轴及花梗均密生淡黄色短柔毛；萼钟状，萼齿 5，披针形，最下面一齿较长，外面有毛；花冠紫红色，长约 1 cm。子房有丝毛。荚果椭圆形，长约 1.5 cm，褐色，有短柔毛。种子 1 ~ 2 粒，球形，黑色。花期 7 ~ 9 月，边开花，边结果。

生境分布 | 生长于海拔 900 ~ 1700 m 的平坝、路旁、灌丛中。分布于福建、台湾、海南、广东、广西、贵州和云南等地。

采收加工 | 夏、秋二季采挖，洗净切段，晒干。或随用随采。

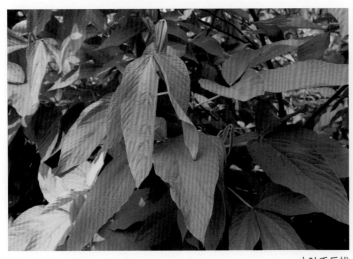 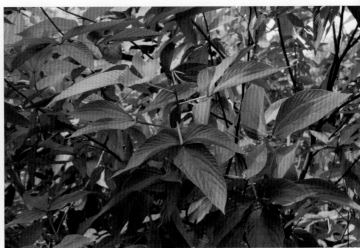

大叶千斤拔　　　　　　　　　　　　　　　　大叶千斤拔

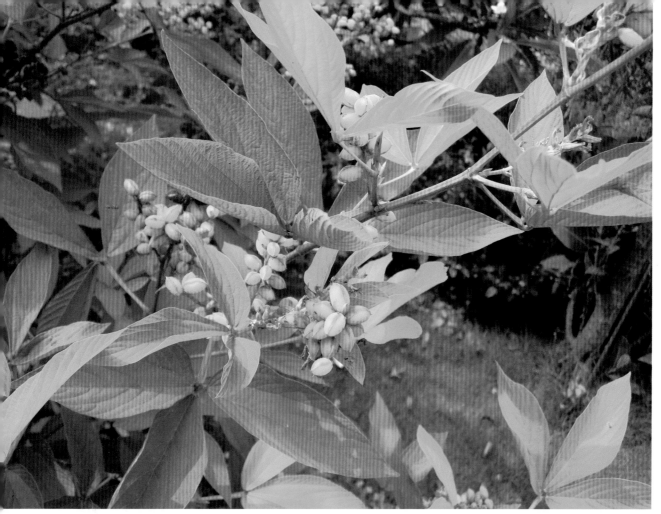

大叶千斤拔

药材鉴别 根较粗壮，多有分枝，表面深红棕色，有稍突起的横长皮孔及细皱纹，质坚韧，不易折断，横切面皮部棕红色，木部宽广，淡黄白色，有细微的放射状纹理。气香，味微甘、涩。

性味归经 味微苦，气香，性平。归土、水塔。

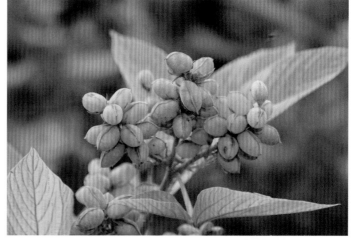

大叶千斤拔

功效主治 补土健胃，消食化积，收敛止泻。主治腹痛，腹泻，不思饮食，消化不良，产后体弱多病，月经不调。

用法用量 内服：煎汤，15～25g。

精选验方

1.**腹痛，腹泻，不思饮食，消化不良** 大叶千斤拔根、止泻木根各20g。水煎服。

2.**产后体弱多病，月经不调** 大叶千斤拔根25g。水煎服。

大叶千斤拔

地胆头

DIDANTOU

傣 药 名 | 芽桑西双哈。

别　　名 | 牙刁玉。

来　　源 | 为菊科植物地胆草 *Elephantopus scaber* L. 的全草。

识别特征 | 多年生直立草本，高 20 ～ 60 cm。有时全株被白色紧贴的粗毛。茎二歧分枝，枝少而硬，粗糙。单叶大部基生，匙形或长圆状倒披针形，长 3 ～ 18 cm，宽 1 ～ 4 cm，基部渐狭，先端钝或短尖，边缘略具钝锯齿；茎生叶少数而小，叶柄长 5 ～ 15 mm，基部扩大抱茎，或近无柄。头状花序多数，在茎或枝端束生成闭球状的复头状花序，通常有 3 片叶状苞，苞叶卵形或长圆状卵形，长 1 ～ 1.5 cm；总苞长 8 ～ 10 mm；花托无毛；小花 4 朵，全为管状，两性，淡紫色，长 7 ～ 9 mm，先端 4 裂；雄蕊 4 ～ 5，略伸出管外；子房下位，1 室。瘦果有棱，顶端具长硬刺毛 4 ～ 6。花期 7 ～ 8 月，果期 9 ～ 11 月。

生境分布 | 生长于海拔 700 ～ 1400 m 的山坡草地、路边旷地草丛中。分布于浙江、福建、江西、湖南、台湾、广东、广西、贵州和云南等地。

采收加工 | 夏末采收，洗净泥沙，切碎晒干备用。

化学成分 | 全草含表无羁萜醇（epifriedlinol）、羽扇豆醇（lupeol）、羽扇豆

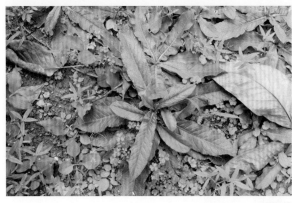

地胆草

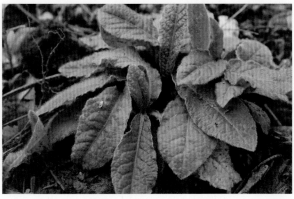

地胆草

醇乙酸酯（lupeol acetate）、去氧地胆草内酯（deoxyelephantopin）、地胆草内酯（elephantopin）、异去氧地胆草内酯（isodeoxyelephantopin）、豆甾醇（stigmasterol）、豆甾醇-3-β-吡喃葡萄糖苷（stigmasteryl-3-β-glucopyranoside）、去酰洋蓟苦素（deacylcynaropicrin）、葡萄糖中美菊素（glucozaluzanin）C、还阳参属苷（crepiside）。还含4，5-二咖啡酰奎宁酸（4，5-dicaffeoyl quinic acid）、3，5-二咖啡酰奎宁酸（3，5-dicaffeoyl quinic acid）、11，13-二氢去氧地胆草内酯（11，13-dihydrodeoxyelephantopin）。

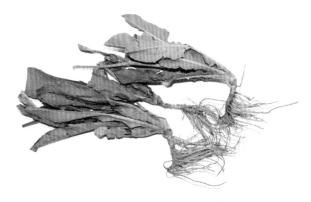

地胆头

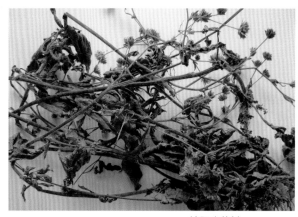

地胆头药材

药理作用 |

1. 抗炎作用　地胆头煎剂 10 g/kg 灌服，对大鼠蛋清性关节炎有抑制作用；乙醇制剂 5 g/kg 灌服，对大鼠甲醛性关节炎也有抑制作用。

2. 抗肿瘤作用　地胆草种内酯及白花地胆草（Elephantopus tomentosus L.）所含地胆草新内酯（地胆草亭，elephantin）100 mg/kg 对大鼠瓦克肉瘤 256（W256）均有抑制作用。地胆草内酯对小鼠白血病 P388 有显著抑制作用。去氧地胆草内酯 2.5 mg/kg 对 W256 腹水型也有明显抑制作用。

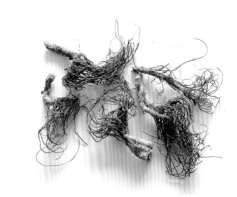

地胆头药材

性味归经 |
味苦，气香，性凉。归水、风塔。

功效主治 |
清火解毒，消肿止痛，止咳化痰。主治风热感冒，头痛，风热感冒，咳嗽，咽喉肿痛，小儿咳嗽。

用法用量 |
内服：煎汤，15～20 g。

精选验方 |

1. 风热感冒，头痛　地胆头根 20 g，煎汤内服。

2. 风热感冒，咳嗽　地胆头 20 g，山鸡椒 15 g。水煎服。

3. 咽喉肿痛　地胆头 20 g，旋花茄根 30 g，小拔毒散根、四棱豆根各 15 g。煎汤内服。

4. 小儿咳嗽　地胆头根 10 g。煎汤，加红糖适量，内服。

地胆头

滇天冬
DIANTIANDONG

傣 药 名 | 几龙累。

别　　名 | 百部、月牙一枝蒿、滇百部、小百部。

来　　源 | 为百合科植物羊齿天门冬 *Asparagus filicinus* Buch.-Ham.ex D. Don 的块根。

识别特征 | 多年生直立草本，高 40 ~ 100 cm。根茎短，丛生多数圆柱形肉质块根，长 4 ~ 8 cm，两端狭，先端成长尾状，具少数须根，外皮淡褐色，干后具皱纹；茎圆柱形，中空，下部分枝多，上部节间较短，具纵棱。叶小，退化成鳞片状，腋内簇生 3 ~ 5 枚绿色叶状枝，形似月牙，故名"月牙一枝蒿"，1 枚较大，长约 6 mm，宽约 1 mm，先端尖而略弯，中脉明显，绿色有光泽。花杂性，单生或成对生长于叶腋；花梗细，长 10 ~ 15 mm，中部有一关节；花小，直径约 2 mm；花被钟状，6 裂，白绿色；雄蕊 6，着生长于裂片的基部；雌蕊 1，子房 3 室。浆果球形，直径 5 ~ 7 mm，成熟时红黑色；果柄细，长约 1.5 cm，中部有关节突出。花期 7 ~ 8 月，果期 9 ~ 11 月。

生境分布 | 生长于海拔 700 ~ 3500 m 的疏林、灌木丛、草坡、荒地。主产于四川、云南，山西西南部、河南、陕西、甘肃南部，湖北、湖南、贵州亦有分布。

采收加工 | 春、秋二季挖取块根，洗净晒干备用。

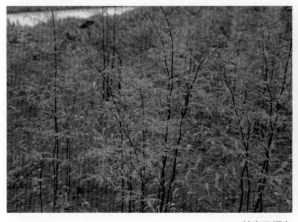

羊齿天门冬

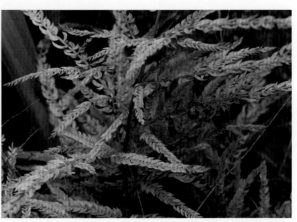

羊齿天门冬

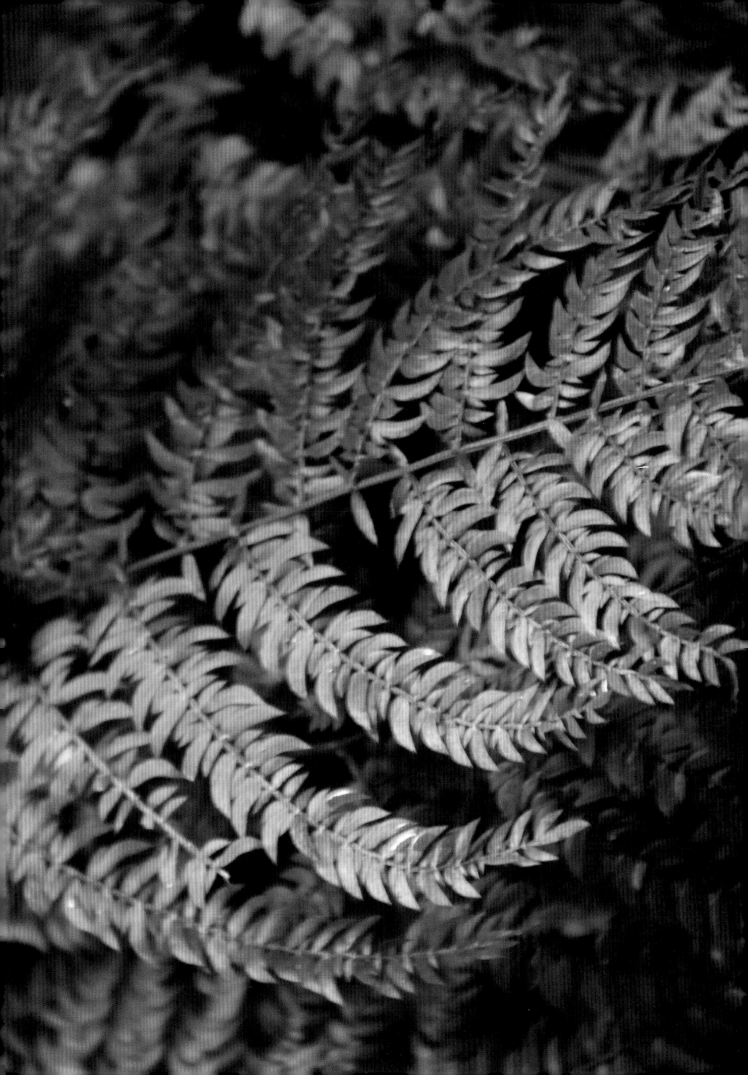

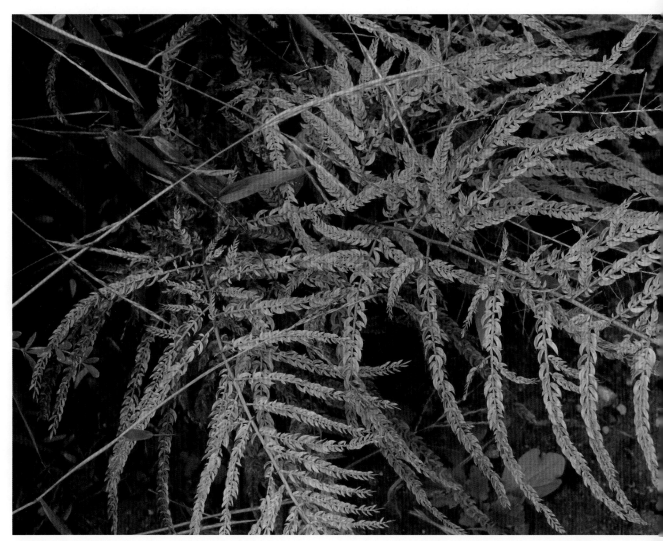

羊齿天门冬

药材鉴别 │ 根茎有芦秆及较短的干枯残茎，块根丛生。每条块根纺锤形，两头尖，长 3 ~ 7 cm，直径 7 ~ 12 mm；表面皱缩，灰棕色或棕褐色，质坚脆，易折断，中空，未充分干燥者内心白色，肉质。气微酸，味带麻。

化学成分 │ 块根含羊齿天冬苷（aspafilioside）A、B、C，22- 甲氧基天门冬皂苷 IV（22-methoxy-Asp IV），β- 蜕皮激素（β-ecdysone）。还含门冬氨酸（aspartic acid）、丝氨酸（serine）、谷氨酸（glutamic acid）等 16 种氨基酸及钙、锰、铁、钴、铜、锌、铅、铬等微量元素。又含大量黏液质，经缓和水解得到黏多糖和多糖两部分。前者由甘露糖（mannose）和葡萄糖醛酸（glucuronic acid）组成，后者由果糖（fructose）、甘露糖和葡萄糖（glucose）按 2 ：9 ：8 的摩尔比组成。

性味归经 │ 味甜、苦，气微腥，性平。归水塔。

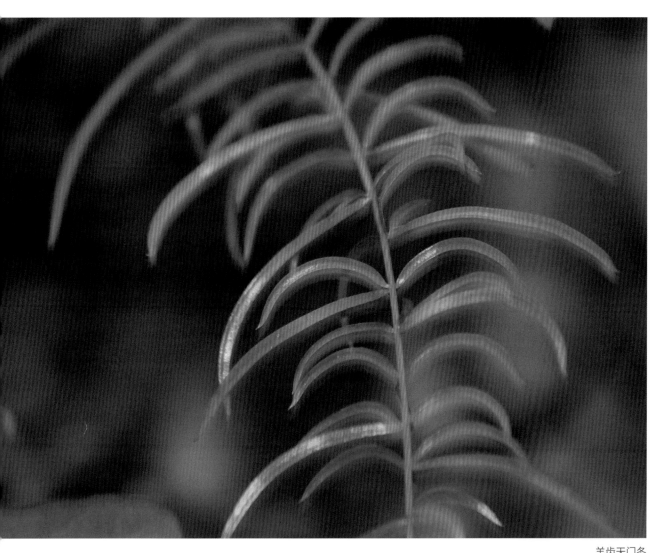

羊齿天门冬

功效主治 清火解毒，补水润肺，止咳化痰。主治咳嗽痰多，咽喉肿痛，小便热涩疼痛，头昏目眩。

用法用量 内服：煎汤，10 ~ 20 g。

精选验方

1. 咳嗽痰多，咽喉肿痛 滇天冬 20 g。煎汤内服。

2. 小便热涩疼痛 滇天冬、倒心盾翅藤各 20 g。煎汤内服。

3. 头晕目眩 滇天冬 20 g，黑种草籽 3 g。煎汤送服。

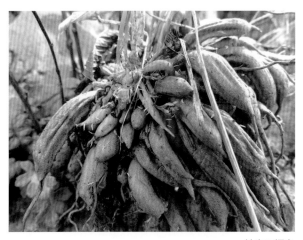

羊齿天门冬

丁香
DINGXIANG

傣 药 名 | 罗尖。

别　　名 | 公丁香、丁子香、母丁香。

来　　源 | 为桃金娘科植物丁香 *Eugenia caryophyllata* Thunb. 的干燥花蕾。

识别特征 | 常绿乔木，高达 12 m。单叶对生，革质，卵状长椭圆形至披针形，长 5 ~ 12 cm，宽 2.5 ~ 5 cm，先端尖，全缘，基部狭窄，侧脉平行状，具多数透明小油点。花顶生，复聚伞花序；萼筒先端 4 裂，齿状，肉质。花瓣紫红色，短管状，具 4 裂片，雄蕊多数，成 4 束与萼片互生，花丝丝状；子房下位，2 室，具多数胚珠，花柱锥状，细长。浆果椭圆形，长 2.5 cm，红棕色。顶端有宿萼。稍似鼓槌状，长 1 ~ 2 cm，上端花蕾近似球形，下端萼部类圆柱形而略扁，向下渐狭。表面呈红棕色或暗棕色，有颗粒状突起，用指甲刻划时有油渗出。萼片 4，三角形，肥厚，外入，花瓣 4，膜质，黄棕色，覆瓦状抱合成球形，花瓣内有多数向内弯曲的雄蕊。质坚而重，入水则萼管垂直下沉。香气浓郁，味辛辣，后有微麻舌感。花期 3 ~ 6 月，果期 6 ~ 9 月。

生境分布 | 生长于路边、草坪或向阳坡地或与其他花木搭配栽植在林缘。主要分布于坦桑尼亚、马来西亚、印度尼西亚，我国海南省也有栽培。

采收加工 | 9 月至次年 3 月，花蕾由绿转红时采收，晒干。

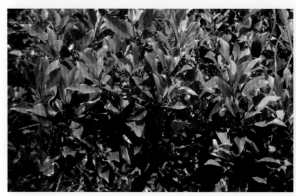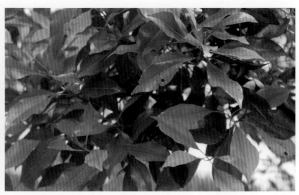

丁香　　　　　　　　　　　　　　　　　　丁香

药材鉴别 本品略呈研棒状。花冠近圆球形，花瓣棕褐色或褐黄色。萼筒类圆柱状而略扁，有的稍弯曲，向下渐狭，微具棱，红棕色或棕褐色，表面有颗粒状突起，用指甲刻划时有油渗出。质坚实，富油性。

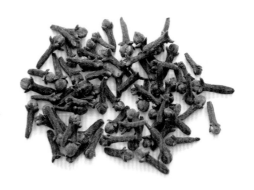

丁香饮片

性味归经 辛，温。归脾、胃、肾经。

功效主治 温中降逆，散寒止痛，温肾助阳。本品辛散温通，入脾胃，温中焦降胃气，寒凝散而疼痛止；入肾经，温下焦而助肾阳，故有此效。

药理作用 本品内服能促进胃液分泌，增强消化力，减轻恶心呕吐，缓解腹部气胀，为芳香健胃剂。丁香油酚有局部麻醉止痛作用。其水煎剂或醇提取液对猪蛔虫有麻醉和杀灭作用。其煎剂对葡萄球菌、链球菌及白喉杆菌、大肠杆菌、痢疾杆菌、伤寒杆菌均有抑制作用。丁香油及丁香油酚对致病性真菌有抑制作用。在体外，丁香对流感病毒PR6株有抑制作用。

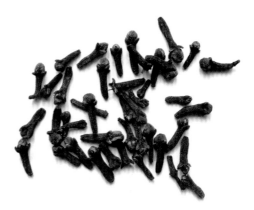

丁香饮片

用法用量 1.5～6 g，煎服，或入丸、散。

精选验方

1. 慢性胃炎呕吐 丁香、柿蒂各3 g，党参12 g，生姜6 g。水煎服。

2. 头痛 公丁香3粒，细辛0.9 g，瓜蒂7个，赤小豆7粒，冰片0.2 g，麝香0.1 g。共为细末，取黄豆大药末放入患侧鼻腔。

3. 牙痛 丁香、厚朴各4 g，薄荷2 g。用开水浸泡15 min，滤去药渣后含漱。

4. 幼儿腹泻 丁香30 g，荜茇10 g，胡椒、肉桂、吴茱萸各5 g，车前子（炒）20 g。诸药共研极细末，用时取药末100～300 mg，置入脐窝内，脐突者以食指轻按使之陷下后再放药，并以胶布固定，1～2日换药1次，患脐炎或皮肤过敏者忌用。

5. 足癣 丁香15 g，苦参、大黄、明矾、地肤子各30 g，黄柏、地榆各20 g。煎水外洗，每日1剂，每剂煎2次，每剂可洗5～6次，每次洗15 min。

6. 口腔溃疡 丁香9～15 g。打碎，放入杯或小瓶中，用冷开水浸过药面，约经4 h后，便成棕色药液，用此药液涂于口腔溃疡表面，每日6～8次。

使用禁忌 畏郁金。

丁香

冬瓜
DONGGUA

傣 药 名 | 麻巴闷烘。

来　　源 | 为葫芦科植物冬瓜 *Benincasa hispida*（Thunb.）Cogn. 的叶、果实、果皮。

识别特征 | 一年生蔓生草本。茎被黄褐色硬毛和长柔毛，有棱沟，卷须 2 ～ 3 歧。叶柄长 5 ～ 20 cm，被毛；叶片肾状圆形，宽 15 ～ 30 cm，5 ～ 7 浅裂至中裂，裂片三角状卵形，边缘有锯齿，基部深心形，两面生有硬毛。花雌雄同株，单生长于叶腋；雄花梗长 5 ～ 15 cm，雌花梗极短，被黄褐色硬毛和长柔毛，花梗基部常有 1 苞片；萼筒宽钟形，密生毛，裂片反折；花冠黄色，辐射状，直径 6 ～ 10 cm，裂片宽倒卵形；雄蕊 3，离生；子房卵形或圆筒形，密生黄褐色硬毛，柱头 3。果实肉质肥厚，长圆柱状或近球形，长 30 ～ 60 cm，径 10 ～ 25 cm。种子卵形，多数，白色或淡黄色，扁而有边缘，长约 1.2 cm。花、果期 5 ～ 10 月。

生境分布 | 全国各地均有栽培。

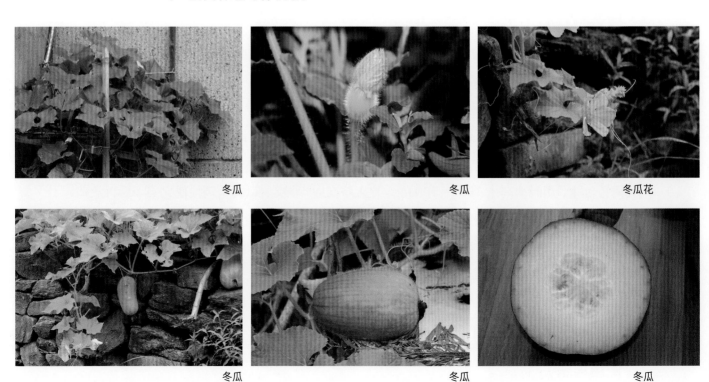

| 冬瓜 | 冬瓜 | 冬瓜花 |
| 冬瓜 | 冬瓜 | 冬瓜 |

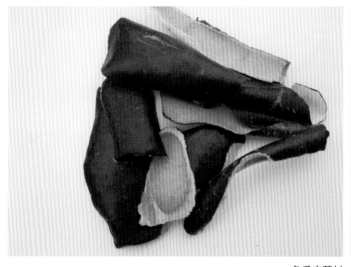

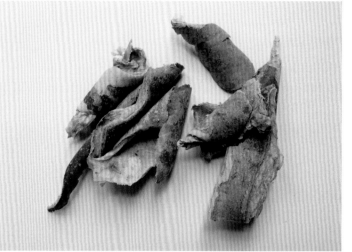

冬瓜皮药材   冬瓜饮片

采收加工 果实成熟时摘取备用。（傣医多用野生品种，果实小，味较苦。）叶多随采随用。

化学成分 冬瓜每 500 g 含蛋白质 1.5 g，糖 8 g，粗纤维 15 g，灰分 1.1 g，钙 72 mg，磷 45 mg，镁 1.1 mg，胡萝卜素 0.04 mg，硫胺素（thiamine）0.04 mg，核黄素（riboflavin）0.08 mg，烟酸（nicotinic acid）1.1 mg，维生素 C（vitamin C）61 mg。冬瓜子含油 14%，其中三酰甘油（triglyceride）72% ~ 96%，主要有脂肪酸和十八碳二烯酸（octadecadienoic acid）、十八碳三烯酸（octadecatrienoic acid）等。又含磷脂酰胆碱（phosphatidyl choline）、磷脂酰乙醇胺（phosphatidyl ethanolamine）、神经鞘磷脂（sphingomyelin）、脑苷脂（cerebroside）等磷酯类化合物；β-谷甾醇（β-sitosterol）、菜油甾醇（campesterol）、豆甾醇（stigmasterol）、24-乙基-7，25-胆甾二烯醇（24-ethylcholesta-7，25-dienol）等胆甾烯醇类化合物。此外，还含黏霉烯醇（glutinol）、西米杜鹃醇（simiarenol）及多种氨基酸。

性味归经 味微甘，气清香，性凉。归风、水塔。

功效主治 清火解毒，利水消肿，化痰止咳。主治水肿，腹痛腹胀，不思饮食，体弱多病。

用法用量 内服：鲜叶压汁服，20 ~ 30 ml；果实 15 ~ 30 g，煎汤；果皮 3 ~ 5 g，研粉。

精选验方

1. 水肿，腹痛腹胀 冬瓜 20 g，黑种草子 10 g。煎汤内服。

2. 不思饮食，体弱多病 冬瓜皮 100 g，铁树 800 g。研粉混匀，用白糖水，送服药粉，每次 5 ~ 10 g。

冬瓜

莪术

EZHU

傣 药 名 | 晚害闹。

别　　名 | 绿姜、望贺龙、山姜黄。

来　　源 | 为姜科植物莪术 *Curcuma aeruginosa* Roxb. 的根茎。

识别特征 | 多年生宿根草本。根茎卵圆形块状，侧面有圆柱状的横走分枝，根系细长，末端膨大成长卵圆形块根。叶片长圆状、椭圆形或狭卵形，长 18 ~ 24 cm，宽 7 ~ 11 cm，叶脉中部具紫色晕；叶柄长约为叶片的 1/3，下延成鞘，叶耳形小，圆柱状穗状花序，长约 14 cm，具总梗，花密；苞片卵圆形，顶端苞片扩展，亮红色，腋内无花；花萼白色，具 3 钝齿；花冠裂片 3，上面 1 片较大，顶端略成兜状，唇瓣圆形，淡黄色，先端 3 浅圆裂，中间裂瓣先端微缺。蒴果卵状三角形，光滑。种子长圆形，具假种皮。花期 4 ~ 6 月。

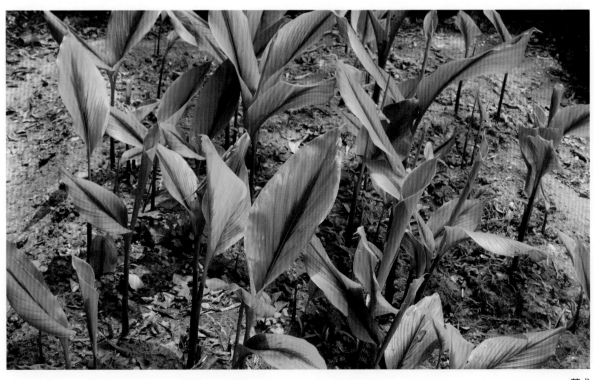

莪术

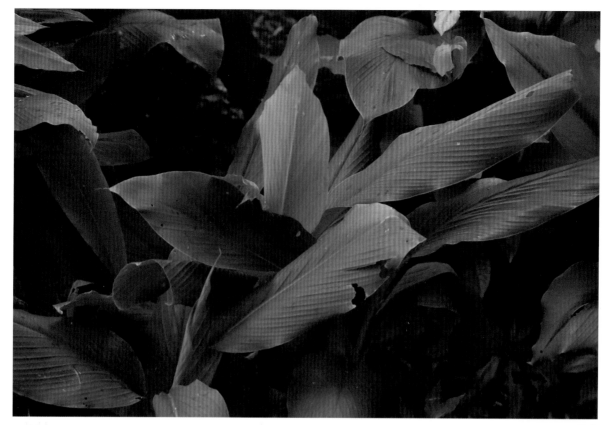

莪术

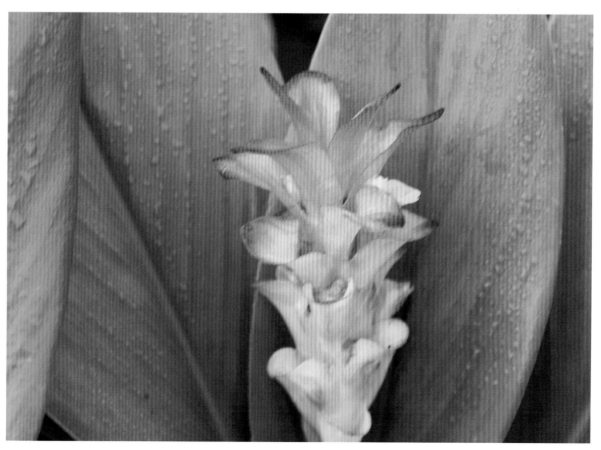

莪
术

莪术

生境分布 │ 野生长于山间、村边林下草地；亦有栽培。分布于福建、浙江、广东、广西、台湾、四川、云南等地。

采收加工 │ 全年可采，挖取根茎洗净，切片，晒干备用。

药材鉴别 │ 根茎类圆形、卵圆形、长圆形，顶端多钝尖，基部钝圆，长 2 ~ 5 cm，直径 1.5 ~ 2.5 cm。表面土黄色至灰黄色，上部环节明显，两侧各有 1 列下陷的芽痕和类圆形的侧生根茎痕；体重，质坚实，断面深绿黄色至棕色，常附有棕黄色粉末。皮层与中柱易分离，气微香，味微苦而辛。

化学成分 │ 根茎含挥发油；并含莪术呋喃烯酮（curzerenone）、龙脑（borneol）、大牻牛儿酮（germacrone）、α－蒎烯和β－蒎烯（pinene）、樟烯（camphene）、柠檬烯（limonene）、1,8-桉叶素（1,8-cineole）、松油烯（terpinene）、异龙脑（isoborneol）、丁香烯（caryophyllene）、姜黄烯（curcumene）、丁香烯环氧化物（caryophyllene epoxide）、姜黄酮（turmerone）、芳姜黄酮（αγ-turmerone）、莪术二酮（curdione）、莪术烯醇（curcurmenol）、异莪术烯醇（isocurcurmenol）、二呋喃莪术烯醇（difurocumenone）、莪术二醇（aerugidiol）。

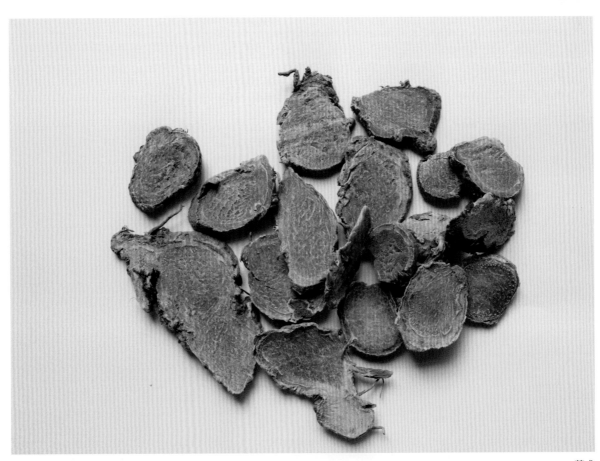

莪术

药理作用 |

1. 抗肿瘤作用 莪术油制剂在体外对小鼠艾氏腹水癌细胞、615 纯系小鼠的 L615 白血病及腹水型肝癌细胞等多种瘤株的生长有明显抑制和破坏作用。体外试验证明莪术二酮对艾氏腹水癌细胞有明显破坏作用，能使其变性坏死。莪术抗癌作用原理是莪术油能直接杀瘤，还能增强瘤细胞免疫原性，从而诱发或促进机体对肿瘤的免疫排斥反应。

2. 抗早孕作用 莪术根茎的醇浸膏及其有效成分（萜类化合物）对犬、大鼠、小鼠有非常显著的抗早孕作用，以莪术油的止孕作用最为显著，一般于受孕 2～5d 给药，即出现胚胎死亡，吸收或阻止胚胞着床。

3. 抗菌作用 莪术挥发油试管内能抑制金黄色葡萄球菌、β-溶血性链球菌、大肠埃希菌、霍乱弧菌等的生长。

4. 升高白细胞的作用 小鼠腹腔注射莪术油、莪术醇，可明显对抗环磷酰胺所引起的白细胞减少，并促进白细胞回升，提示莪术有一定的升高白细胞作用。

5. 保肝作用 莪术醇提取物及挥发油对四氧化碳、硫代乙酰胺引起的小鼠丙氨酸转氨酶升高有明显的降低作用，可使磺溴酞钠潴留量减少，相应肝组织病变减轻。

6. 抑制血小板聚集和抗血栓形成 莪术水提取液给大鼠灌胃，对 ADP 诱导的血小板聚集有显著的抑制作用，并能明显降低血液黏度，缩短红细胞的电泳时间。其水提醇注射液静注对大鼠体内血栓形成也有非常显著的抑制作用。

7. 毒性 莪术醇提取物小鼠口服的 LD50 为（86.8±12）g（生药）/kg。

性味归经 | 味辣，气芳香，性温。归水、风、火塔。

功效主治 | 清火解毒，敛疮生肌，行气活血，镇心安神。主治疔疮痈疖脓肿，毒虫咬伤，风寒湿痹证，肢体关节酸痛，屈伸不利，跌打损伤，月经失调，痛经，闭经，发热，心慌心悸，筋痛。

用法用量 | 内服：研粉，3～10 g；煎汤，10～15 g。外用：鲜品适量，火上烘热包敷。

精选验方 |

1. 疔疮痈疖脓肿，毒虫咬伤 莪术适量。捣细，加猪油拌匀，于火上烘热包敷患处。

2. 风寒湿痹证，肢体关节酸痛，屈伸不利，跌打损伤，疔疮痈疖脓肿 莪术、姜黄、山大黄、灯台树叶鲜品各适量。捣烂包敷患处。

3. 月经失调，痛经，闭经 莪术、姜黄、山大黄、灯台树叶鲜品各适量。加酒炒热包敷腹部。

4. 发热，心慌心悸，筋痛 莪术适量。研粉，开水送服 3～5 g。

儿茶

ERCHA

傣药名｜锅西泻。

别　名｜孩儿茶、乌爹泥。

来　源｜为豆科植物儿茶 *Acacia catechu* （L. f.） Willd. 的去皮枝、干的干燥煎膏。

识别特征｜落叶乔木，皮棕色或灰棕色，常呈条状薄片开裂，不脱落，小枝细，有棘刺。叶为偶数二回羽状复叶，互生。总状花序腋生，花黄色或白色。荚果扁而薄，紫褐色，有光泽，有种子 7 ~ 8 枚。花期 8 ~ 9 月，果熟期 2 ~ 3 月。

生境分布｜生长于向阳坡地。分布于云南西双版纳傣族自治州，广西等地也有栽培。

采收加工｜儿茶膏：一般在 12 月至翌年 3 月，采收儿茶的枝干，剥去外皮，砍成碎片，

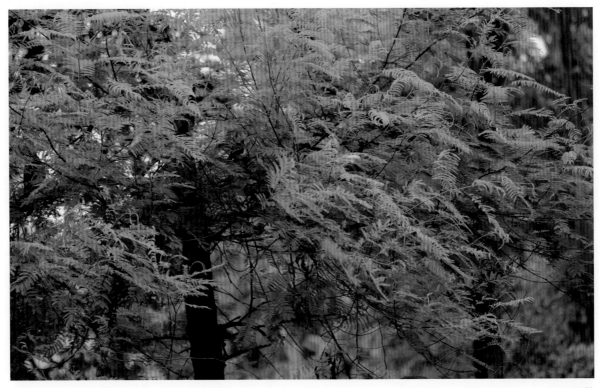

儿茶

加水煎熬后，过滤，浓缩成糖浆状，冷却，倾于特制的模型中，干后即成。

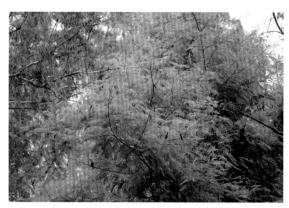

儿茶

药材鉴别 本品为不规则的块状或颗粒状，表面黑褐色，有胶质亮光。有黏性。质地坚或较松。无臭，味苦、涩。

性味归经 苦、涩，微寒。归肺经。

功效主治 收湿敛疮，生肌止血，清热化痰。本品苦涩，能燥湿敛疮而用于湿疮、溃疡等证，又能收敛止血用于各种出血证。本品性寒归肺经，故可清肺化痰，用于肺热咳喘。

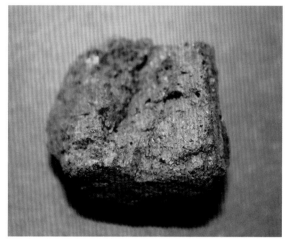

儿茶药材

药理作用 本品有收敛、止血作用。体外实验表明其对多种皮肤真菌及金黄色葡萄球菌、多种杆菌有不同程度的抑制作用，能降低肝脏以外其他脏器组织的毛细血管通透性。

用法用量 1～3 g。内服：多入丸、散，煎汤可适当加量。外用：适量，研末撒或调敷。

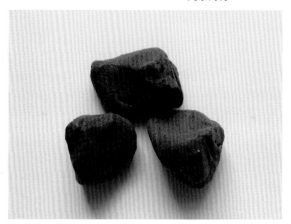

儿茶药材

精选验方

1. 扁桃体炎 儿茶、柿霜各 15 g，冰片 0.6 g，枯矾 10 g。共研细粉，用甘油调成糊状，搽患处。

2. 口疮糜烂 儿茶 5 g，硼砂 2.5 g。共研细粉，敷患处。

3. 疮疡久不收口、湿疹 儿茶、龙骨各 5 g，冰片 0.5 g。共研细粉，敷患处。

4. 肺结核咯血 儿茶 50 g，明矾 40 g。共研细末，水煎服，每次 0.1～0.2 g，每日 3 次。

5. 溃疡性结肠炎 儿茶（另包）、白头翁、黄柏、地榆各 16 g。加水 500 ml，煎取药汁 150 ml。每日 1 剂，药温保持在 35℃，灌肠。病重者早、晚各灌 1 次，病轻者每晚 1 次，15 日为 1 个疗程。

6. 子宫颈癌结节型 儿茶、血竭、铜绿、穿山甲、炉甘石、黄柏各 9 g，蜈蚣、冰片各 3 g，麝香适量。研细末和匀备用，每日 1 剂，分 2 次服用。

使用禁忌 寒湿之证者忌用。

儿茶

番木瓜

FANMUGUA

傣 药 名 | 麻贵沙保。

别　　名 | 麻石菖蒲、马菖坡。

来　　源 | 为番木瓜科植物番木瓜 *Carica papaya* L. 的果实及根、叶。

识别特征 | 软木质小乔木，高达8 m。全株有乳汁，茎不分枝，有螺旋状排列的粗大叶痕。叶大，聚生茎顶，有长叶柄，长度常超过60 cm，中空；叶片近圆形，常7～9深裂，直径对达60 cm，裂片羽状分裂。花乳黄色，单性，雌雄异株；雄花排成长达1 m下垂的圆锥花序，花冠下半部合生成筒状；雌花单生或数朵排成伞房花序，花瓣5，分离，柱头流苏状。浆果大，长圆形，长可达30～40 cm，熟时橙黄色；果肉厚，黄色或黄红色，内壁着生多数黑色种子。花期全年。

生境分布 | 生长于海拔1800 m以下的低热河谷、热坝区。福建、台湾、广东、海南、广西及云南南部均广泛栽培。

采收加工 | 果实全年可采，生食或熟食，或切片晒干；根、叶多鲜用。

药材鉴别 | 果实长椭圆形或弧形，长15～25 cm，直径7～12 cm；表面黄棕色或深黄色，有十条浅纵槽。果皮肉质，有白色浆汁，种子多数，椭圆形，外方包有多浆、淡黄色的假种皮，长6～7 mm，直径4～5 mm，种皮棕黄色，具网状突起。

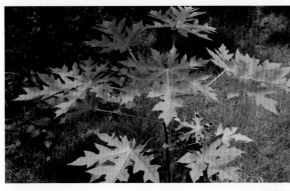
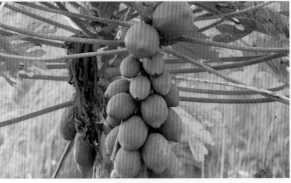

番木瓜　　　　　　　　　　　　　　　　　　　　番木瓜

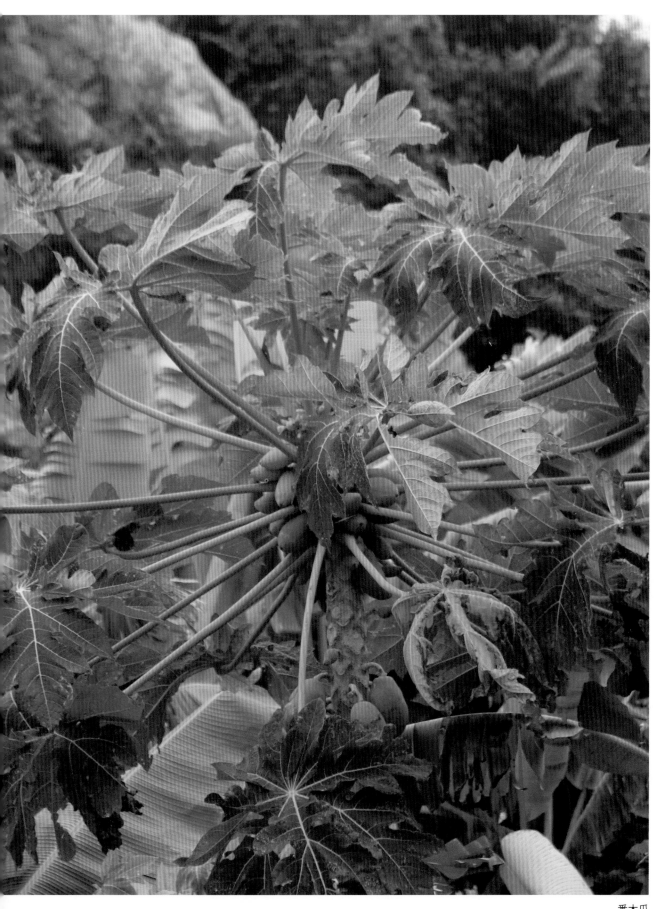

番木瓜

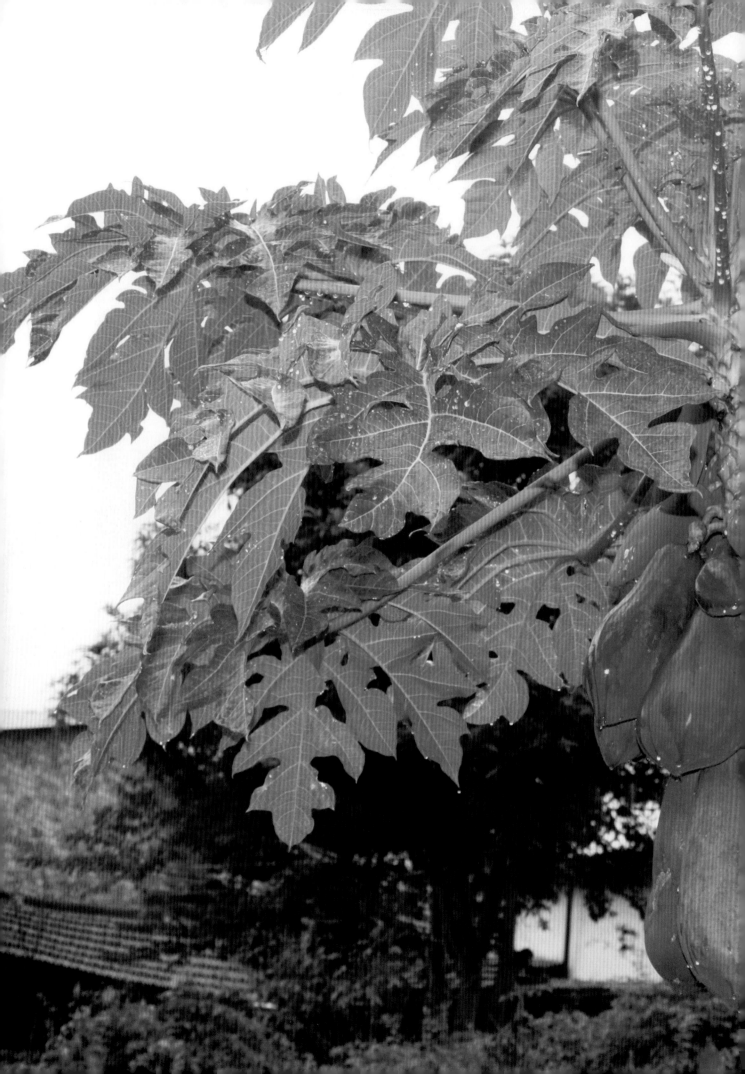

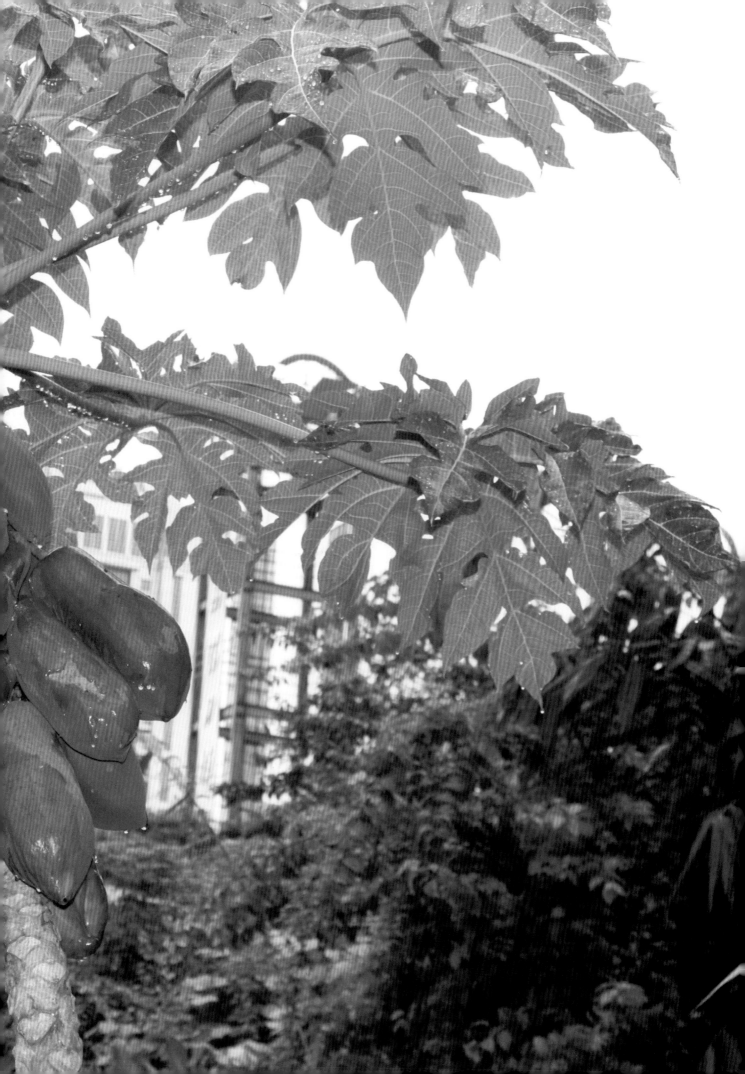

中国少数民族中药图鉴 **傣族药卷**

化学成分 | 青果含多量木瓜蛋白酶（papain）。果实含蔗糖（sucrose），转化糖等糖类，大量果胶，少量包括酒石酸（tartaric acid）、苹果酸（malic acid）在内的有机酸，维生素（vitamin）B_1、B_2、C，多种胡萝卜素（carotenoids）类化合物；果实乳汁及种子含微量番木瓜碱（carpaine）；种子尚含旱金莲苷（glucotropaeolin），叶含番木瓜碱、伪番木瓜碱（pseudocapaine）以及大量胆碱（choline）。另含皂苷、番木瓜苷（carposide）。其他尚含微量生物碱，如烟碱（nicotine）、可铁林（cotinine）、米喔斯明（myosmine）。种子经酶水解产生异硫氰酸苄酯（benzylisothiocyanate）。

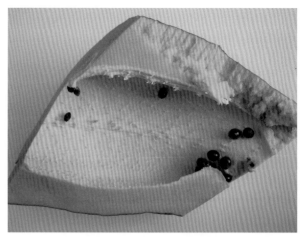

番木瓜果实剖面

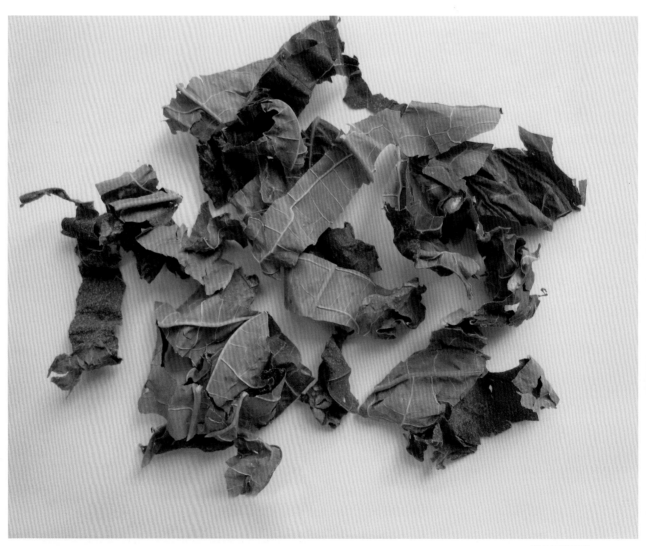

番木瓜叶饮片

药理作用

1. 蛋白酶作用 木瓜蛋白酶能帮助蛋白消化，亦可腹腔注射防治粘连，木瓜蛋白酶水溶液可溶解小血块，也能溶解黏稠的脓液。未成熟果实的浆汁在炭疽病灶中能消化损伤组织，而健康组织不受影响。因此木瓜蛋白酶可用于有坏死组织的创伤及慢性中耳炎，也可用于溶解白喉伪膜以及烧伤时酶性清创。木瓜蛋白酶是有效的抗原，无论吸入、内服、注射及局部应用均可能发生过敏。

2. 抗生育作用 番木瓜种子氯仿提取物给雄性大鼠灌服能明显抑制副睾尾精子活力。雄性大鼠长期给番木瓜种子水提取物，无论灌服或肌注，都能引起大鼠可逆的不育作用，而对性欲及毒理学方面无不良反应。

3. 抗肿瘤作用 番木瓜碱对淋巴细胞白血病 L1210 具有强烈的抗癌活性，对淋巴细胞白血病 P388 和艾氏腹水癌则有适度抗癌活性。

4. 抗菌和抗寄生虫作用 番木瓜的肉、种子、果浆以琼脂平皿法试验，显示可抗多种肠道病原菌。番木瓜乳液可抑制白念珠菌生长。番木瓜碱有杀灭阿米巴原虫的作用，浆汁及木瓜蛋白酶用于驱除绦虫、蛔虫及鞭毛虫。从种子分离出的异硫氰酸苄酯有驱蛔作用。

5. 其他作用 静注木瓜蛋白酶可引起组胺释放，延长凝血时间，发生休克，果浆中获得的蛋白质有显著的抗凝作用。番木瓜碱可引起家兔血压下降，能降低大鼠心脏搏出量和心脏功能，抑制猫、兔及豚鼠肠管平滑肌。果实的浆汁对豚鼠子宫有明显的加强收缩作用。

6. 毒性 番木瓜碱对中枢神经有麻痹作用，对小鼠及兔在中毒末期可引起轻度痉挛，中毒死因主要是呼吸麻痹与心脏功能障碍。

性味归经 味甜、微涩，性凉。归水、风、土塔。

功效主治 健胃，通气血，止疼痛。主治脘腹胀痛，不思饮食，头痛头昏，顽固性头痛，风寒湿痹证，肢体关节酸痛，屈伸不利。

用法用量 内服：煎汤，果实 25～50 g。外用：根、叶适量，捣敷；或取汁搽；或果实一个，剖开敷或烘热敷于患处。

精选验方

1. **脘腹胀痛，不思饮食** 番木瓜 50 g。煎汤，送服黄药散。
2. **头痛头晕** 番木瓜根、叶各适量。加少许松香，捣烂取汁搽头部。
3. **顽固性头痛** 番木瓜 1 个。剖成两半，将黑种草籽适量研粉撒入果肉，外敷头部。
4. **风寒湿痹证，肢体关节酸痛，屈伸不利** 番木瓜适量。置于火上烘热，外敷患处。

番木瓜

番石榴

FANSHILIU

傣 药 名 | 麻贵香拉。

别　　名 | 芝戛，缅桃。

来　　源 | 为桃金娘科植物番石榴 *Psidium guajava* L. 的叶、树皮和果实。

识别特征 | 常绿灌木或小乔木，高可达 10 m。树皮鳞片状脱落；小枝四棱形。单叶对生，叶柄长约 4 mm；叶片长圆状椭圆形或倒卵状椭圆形，革质，厚而粗糙，长 5 ～ 12 cm，宽 2.5 ～ 4 cm，先端短尖或钝，基部宽楔形或钝圆，全缘，羽状脉明显，下面密被白色柔毛。花白色，芳香，单生叶腋或 2 ～ 3 朵生长于同一总梗上，花梗长，与花萼均被毛；花萼较厚；花冠直径约 2.5 cm，花瓣 4 ～ 5，长椭圆形，长 1.2 ～ 1.5 cm，先端短尖；雄蕊多数，数轮排列，分离，着生长于花盘上，浆果球形或梨状卵圆形，顶端冠以宿萼，熟后淡黄色或浅红色，表面光滑，果肉白色或胭脂红色；种子多数。花期 5 ～ 8 月，果期 8 ～ 11 月。

生境分布 | 生长于海拔 1100 ～ 1800 m 的荒野、路边、林缘。分布于福建、台湾、广东、海南、广西、四川和云南等地。

采收加工 | 叶及树皮随用随采；秋季采果，晒干备用。

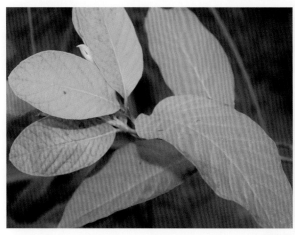 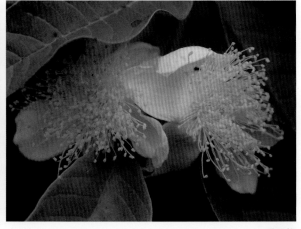

番石榴　　　　　　　　　　　　　　　　　　　　　番石榴

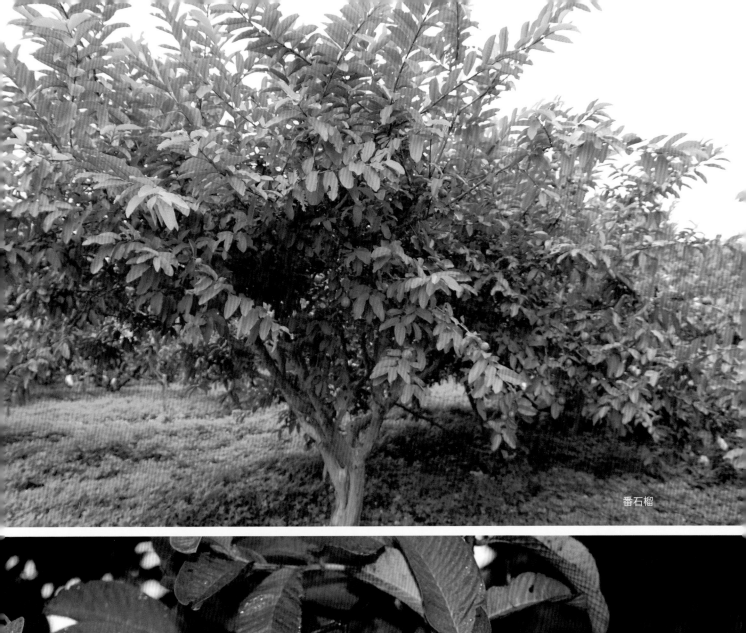

番石榴

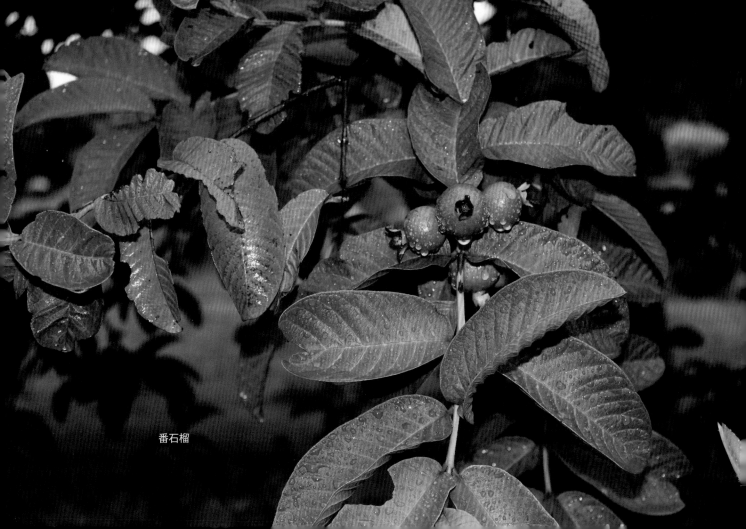

番石榴

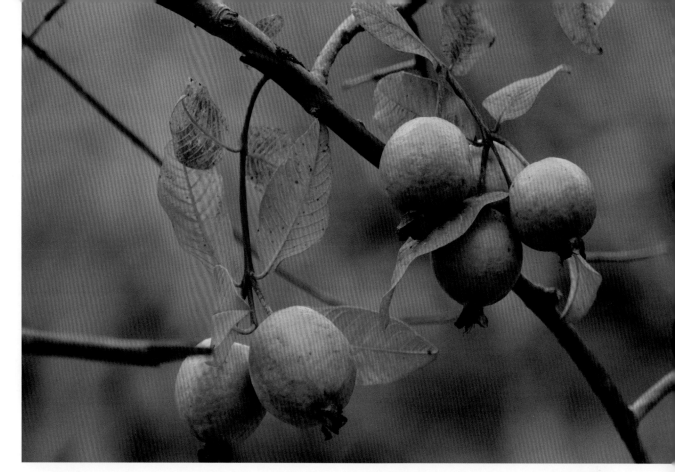

番石榴

化学成分

成熟果实含槲皮素（quercetin）、番石榴苷（guaijavenin）、无色矢车菊素（leucocyanidin）、没食子酸（gallic acid）、并没食子酸（ellagic acid）、萹蓄苷（avicularin）、维生素 C，鼠李糖（rhamnose）、果糖（fructose）、葡萄糖（glucose）、苏氨酸（threonine）、缬氨酸（valine）及胱氨酸（cystine）等。叶含槲皮素、番石榴苷、番石榴鞣花苷（amritoside）、番石榴酸（psidiolic acid）。还含挥发油，油中主含顺-3-

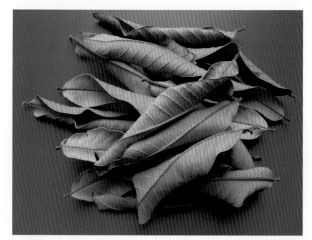

番石榴叶饮片

己烯-1-醇（cis-3-hexen-1-ol），己烯醇（hexenol）及乙醛（hexanal）等。

药　理

1. 降血糖作用　兔灌服番石榴果汁，会使正常家兔和糖尿病家兔的血糖值下降，药效均在服药后 4 h 达最高，24 h 内即恢复原来血糖值。番石榴叶提出的总黄酮苷及纯单黄酮苷口服，对四氧嘧啶性糖尿病大鼠有明显的降糖作用，总黄酮苷对正常大鼠也有降糖作用。纯单黄酮苷有明显促进碘－胰岛素与受体结合的作用，故其原理除提高了周围组织对葡萄糖的利用外，还

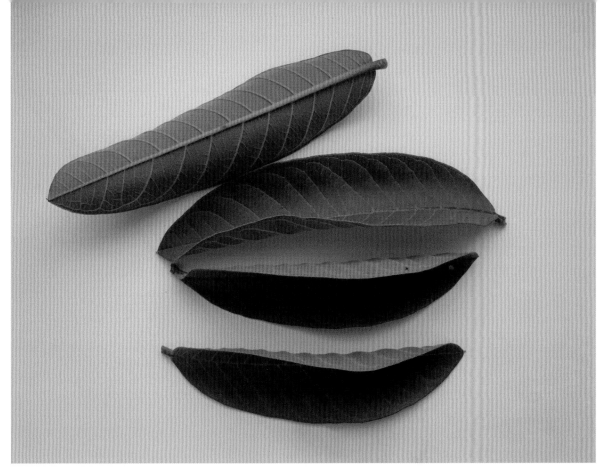

可能直接促进了胰岛素与其专一受体的结合，提高了体内胰岛索的敏感性。

2. 止血作用 从番石榴提取的并没食子酸给家兔静注，可使平均凝血时间缩短 51%。

3. 抗菌作用 番石榴叶的醇浸出物和水煎剂，对金黄色葡萄球菌有抑制作用。

4. 防癌作用 大鼠每日食用番石榴叶可阻断黄曲霉毒素 B_1 诱发肝癌作用。

性味归经 味甜、涩，性平。归水、土塔。

功效主治 清火解毒，杀虫止痒，收敛止汗。主治皮肤红疹瘙痒，汗疹，疔疮痈疖脓肿，足癣，腹痛腹泻，赤白下痢。

用法用量 内服：煎汤，嫩叶 5 ~ 10 g，果实 10 ~ 15 g。外用：叶、树皮适量，煎汤洗。

验　方

1. 皮肤红疹瘙痒，汗疹 番石榴叶、黑心树叶、旋花茄叶、五彩梅叶、艾纳香各适量。煎水外洗。

2. 疔疮痈疖脓肿，足癣 番石榴树皮适量。煎汤，外洗患处。

3. 腹痛腹泻，赤白下痢 番石榴嫩尖叶 10 g。煎汤内服。

飞扬草

FEIYANGCAO

傣 药 名 | 芽南默。

别　　名 | 白乳草。

来　　源 | 为大戟科植物飞扬草 *Euphorbia hirta* L. 的全草。

识别特征 | 一年生草本。全株被硬毛,有白色乳汁,茎基部多分枝,枝常呈红色或淡紫色,长 15 ~ 40 cm。单叶对生,披针状长圆形或卵状披针形,长 1 ~ 4 cm,边缘有锯齿或近全缘,先端锐尖,基部圆钝略偏斜,中央常有 1 紫色斑,两面被柔毛,下面沿脉毛较密。杯状花序多数密集成簇生的头状花序,无花被,总苞宽钟形,外面密被短柔毛,顶端 4 裂,具腺体,腺体呈漏斗状,有短柄及花瓣状附属物,雄花多数生长于一总苞内,每一花由单一的雄蕊组成,雌花单生长于总苞的中央,具较长的子房柄伸出总苞之外,子房 3 室,蒴果卵状三棱形,被短柔毛。种子卵状四棱形。花期 4 ~ 5 月,果期 6 ~ 8 月。

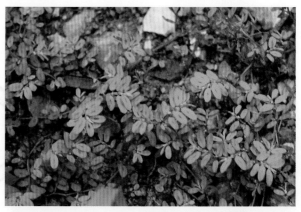

飞扬草

生境分布 | 生长于海拔 900 ~ 2100 m 的荒地、路边、园林、山坡、山谷。分布于福建、江西、台湾、广东、广西和云南等地。

采收加工 | 夏、秋二季采收全草,晒干备用或鲜用。

药材鉴别 | 本品长 15 ~ 20 cm,地上部分被粗毛。根细长而弯曲,表面土黄色。老茎近圆柱形,嫩茎稍扁或具棱,直径 1 ~ 3 mm,表面土黄色至浅棕红色或褐色;质脆易折断,断面中空。叶对生,皱缩,展平后呈披针状长圆形或卵状披针形,或破碎不完整。

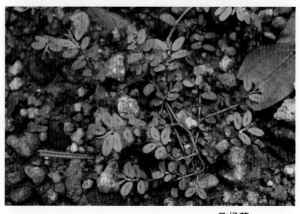

飞扬草

完整叶长 1 ～ 4 cm，宽 0.7 ～ 1.6 cm，灰绿色至褐绿色，先端急尖，基部偏斜，边缘有细锯齿，有 3 条较明显的叶脉。杯状聚伞花序密集呈头状，腋生。蒴果卵状三棱形，无臭，味淡微涩。

化学成分 |
全草含无羁萜（friedelin）、β- 香树脂醇（β-amyrin）、三十一烷（hentriacontane）、β- 谷甾醇（β-sitosterol）、蒲公英赛醇（taraxerol）、蒲公英赛酮（taraxenone）、菠菜甾醇（spinasterol）、豆甾醇（stigmasterol）、蒲桃醇（jambulol）、槲皮素（quercetin）。叶含没食子酸（gallic acid）、槲皮苷（quercitrin）、杨梅苷（myricitrin）、3，4 二 -O 没食子酰奎宁酸（3，4-di-O gal-loylquinic acid）、2，4，6- 三 -O- 没食子酸 -D- 葡萄糖（2，4，6-tri-O-galloyl-D-glucose）及 1，2，3，4，6 五 -O- 没食子酰 -β-D- 葡萄糖（1，2，3，4，6-penta-O-galloyl-β-D-glucose）。

药理作用 |

1. 镇痛作用　小鼠腹腔注射飞扬草水浸膏可减少扭体反应次数，升高小鼠热板法痛阈，预先注射纳洛酮可降低其镇痛作用。

2. 解热作用　大鼠腹腔注射飞扬草水浸膏，对酵母引起的发热有显著降低作用。

3. 抗炎作用　大鼠腹腔注射飞扬草提取物可明显减轻角叉菜胶引起的炎症。但对类风湿关节炎无效。

4. 止泻作用　煎剂对蓖麻油、花生四烯酸和前列腺素 E2 等引起的泄泻模型有止泻作用，但对硫酸镁引起的泄泻无效，对蓖麻油引起的小肠运动加速有延缓作用。槲皮苷 50 mg/kg 对蓖麻油和前列腺素 E_2 引起的小鼠腹泻有止泻作用，槲皮苷的止泻机制是由于其苷元槲皮素从肠中释出所致。

5. 抗阿米巴作用　飞扬草鲜草沸水提取物对阿米巴原虫有细胞毒作用。

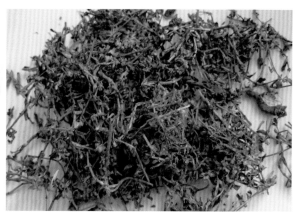

飞扬草饮片

性味归经 |
味酸、微辣，性凉。归水、风塔。

功效主治 |
清火解毒，杀虫止痒。主治荨麻疹，癣，皮肤红疹瘙痒。

用法用量 |
外用：适量。煎水熏洗，或鲜品绞汁涂搽。

精选验方 |

荨麻疹，癣，皮肤红疹瘙痒　飞扬草 10 g，滇南木姜子 12 g，艾纳香 30 g。水煎，加盐少许外洗。或鲜飞扬草适量。捣烂，取汁搽。

佛手
FOSHOU

傣 药 名｜麻威。

来　　源｜为芸香科植物佛手柑 *Citrus medica* L. var. *sarcodactylis*（Noot.）Swingle 的幼果和叶。

识别特征｜常绿灌木，高 3 ～ 4 m。枝上有短而硬的刺，嫩枝幼时紫红色。叶互生；长椭圆形或长圆形，长 8 ～ 15 cm，宽 3.5 ～ 6.5 cm，先端圆钝，基部阔楔形，边缘有锯齿；叶柄短，无翼。圆锥花序或为腋生的花束；雄花较多，丛生，直径 3 ～ 4 cm，萼杯状，先端 5 裂，花瓣 5，内面白色，外面淡紫色，雄蕊 30 以上；雌花子房上部渐狭，10 ～ 13 室，花柱有时宿存。柑果卵形或长圆形，长 10 ～ 25 cm，顶端分裂如拳，或张开如指，外皮鲜黄色，有乳状突起，无肉瓤与种子。花期夏季。

生境分布｜福建、安徽、浙江、广东、广西、四川和云南等地有栽培。

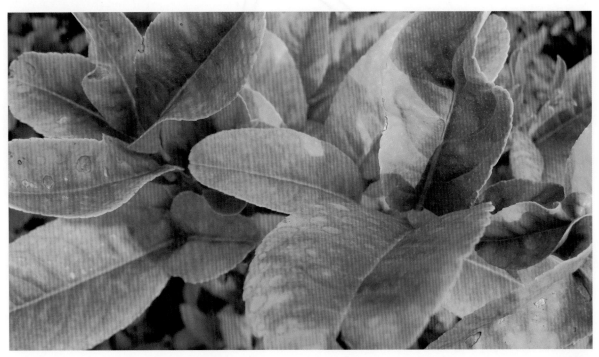

佛手柑

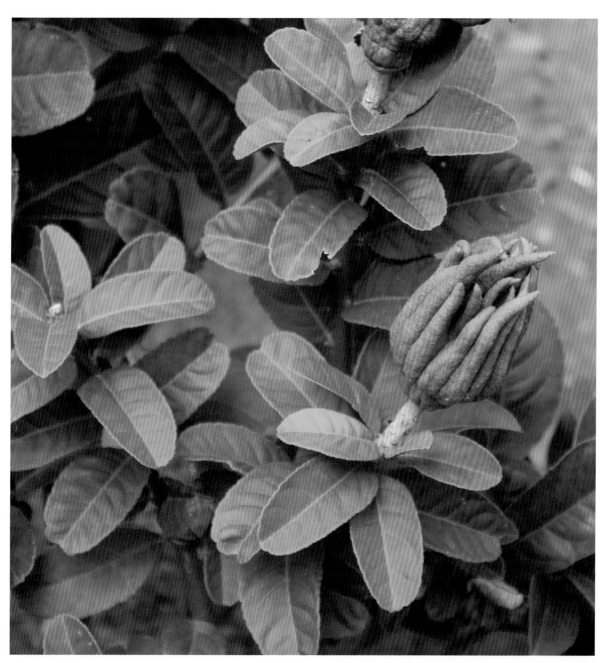

佛手

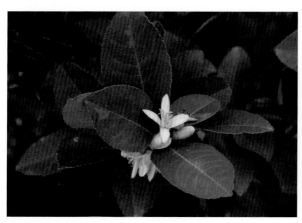

佛手

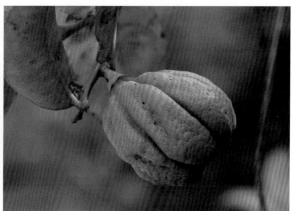

佛手

佛
手

采收加工｜ 秋季采摘幼果，切片晒干备用；叶去叶柄、叶尖，随用随采。

药材鉴别｜ 本品为类椭圆形或卵圆形的薄片，常皱缩或卷曲。长 6 ～ 10 cm，宽 3 ～ 7 cm，厚 0.2 ～ 0.4 cm。顶端稍宽，常有 3 ～ 5 个手指状的裂瓣，基部略窄，有的可见果梗痕。外皮黄绿色或橙黄色，有皱纹及油点。果肉浅黄白色，散有凹凸不平的线状或点状维管束。质硬而脆，受潮后柔韧。气香，味微甜，后苦。

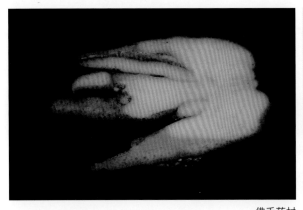

佛手药材

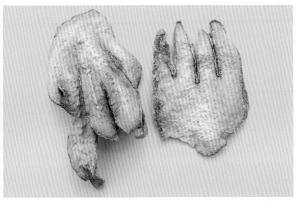

佛手饮片

化学成分｜ 果实含柠檬油素（citropten，limettin）、6，7- 二甲氧基香豆精（6，7-dimethoxycoumarin）、3，5，8- 三羟基 -4'，7- 二甲氧基黄酮（3，5，8-trihydroxy-4'，7-dimethoxyflavone）、柠檬苦素（limonin）、闹米林（nomillin）、胡萝卜苷（daucosterol）、β - 谷甾醇（β-sitosterol）、对羟基苯丙烯酸（p-hydroxy phenylpropenoic acid）、棕榈酸（palmitic acid）、琥珀酸（succinic acid）、顺式 - 头 - 尾 -3，4，3'，4'- 柠檬油素二聚体（cis-head-to-tail-limettin dimer）、顺式 - 头 - 头 -3，4，3'4'- 柠檬油素二聚体（cis-head-to-head-limettin dimer）、3，5，6- 三羟基 -4'，7- 二甲氧基黄酮（3，5，6-trihydroxy-4'，7-dimethoxyflavone）、3，5，6- 三羟基 -7，3'，4'- 三甲氧基黄酮（3，5，6-trihydroxy-7，3'，4'-trimethoxyflavone）。还含痕量的香叶木苷（diosmin）和橙皮苷（hesperidin）。

药理作用｜

1. 平喘、祛痰作用 本品所含的柠檬油素对组胺所致豚鼠离体气管收缩有对抗作用，蛋清致敏的豚鼠离体回肠和离体气管试验表明本品有一定抗过敏活性。麻醉猫肺溢流实验，静脉注射柠檬油素 5 ～ 10 mg/kg 有一定的抗组胺作用。

2. 对胃、肠平滑肌的作用 本品醇提取物对大鼠、兔离体肠管有明显抑制作用，静脉注射给药对麻醉猫、兔在离体肠管亦有抑制作用。醇提取物对乙酰胆碱引起的兔十二指肠痉挛有显著解痉作用，但对氯化钡引起的肠管痉挛则不能完全对抗。醇提取物 2.25 g/kg 静注，能迅速缓解氨甲酰胆碱所致的麻醉猫胃、肠和胆囊的张力。

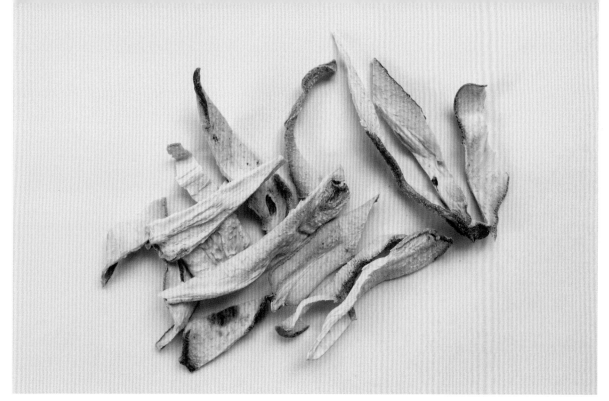

3. 对中枢的抑制作用　小鼠腹腔注射佛手醇提取物20 g/kg，自发活动明显减少并维持2 h，同剂量还可显著延长小鼠戊巴比妥钠睡眠时间，并能延长士的宁致小鼠惊厥的致死时间，且降低其死亡率。

4. 对心血管系统的作用　佛手醇提取物能显著增加豚鼠离体心脏的冠状动脉血流量，提高小鼠的耐缺氧能力；对大鼠因垂体后叶素引起的心肌缺血有保护作用，并使豚鼠因结扎冠状动脉引起的心电图变化有所改善，对氯仿-肾上腺素引起的心律失常也有预防作用。香叶木苷腹腔注射具有维生素P样作用，可降低兔毛细血管渗透性；亦有维生素C样作用，能增强豚鼠毛细血管的抵抗力，减少肾上腺抗坏血酸耗竭。

5. 抗炎作用　香叶木苷腹腔注射时，对角叉菜胶引起的大鼠足跖肿有消肿作用。

6. 毒性　小鼠口服柠檬油素，观察24 h的LD50为3.95 g/kg。小鼠口服香叶木苷的LD50为10 g/kg，腹腔注射的LD50为4 g/kg。

性味归经｜味苦、涩，气香，性温。归风、水、土塔。

功效主治｜清火解毒，止咳化痰，通气止痛。主治风寒感冒咳嗽，心悸胸闷，胸痛，胃脘胀痛、恶心呕吐，头晕目眩。

用法用量｜内服：煎汤，幼果10 g；叶7片。

精选验方｜

1. 风寒感冒咳嗽，心悸胸闷，胸痛　佛手10 g。煎汤，送服五宝药散。

2. 胃脘胀痛、恶心呕吐　佛手叶7片。煎汤，送服五宝药散。

甘蔗
GANZHE

傣 药 名 | 歪郎。

别　　名 | 接肠草。

来　　源 | 为禾本科植物甘蔗 *Saccharum sinensis* Roxb. 的全株或芽。

识别特征 | 多年生单本，高 2 ~ 4 m。秆直立，粗壮多汁，表面常被白粉。叶片阔长，长 0.5 ~ 1 m，宽 2.5 ~ 5 cm，两面无毛，具白色肥厚之中脉，边缘具小锯齿；叶鞘长于节间，仅鞘口有毛；叶舌膜质，截平，长 2 mm。圆锥花序顶生，大型，长 40 ~ 80 cm，主轴具白色丝状毛，穗轴节间长 7 ~ 12 mm，顶端稍膨大，边缘疏生长纤毛，无柄小穗披针形，长 3 ~ 4 mm，基盘微小，具白色丝状长毛，毛长于小穗 2 ~ 3 倍。第一颖先端稍钝；第二颖与第一颖等长，先端锐尖；有柄小穗与无柄小穗相似；不孕小花中性；结实小花的外稃甚狭或短；内稃小，披针形。花期春季。

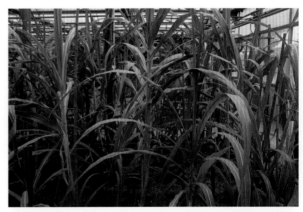

甘蔗

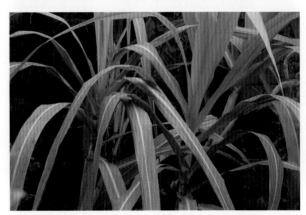

甘蔗

生境分布 | 广栽于海拔 1550 m 以下的亚热带和热带地区。分布于台湾、广东、海南、广西、云南等地。

采收加工 | 鲜品随用随采。

化学成分 | 蔗汁含天冬酰胺（asparagine），天冬氨酸（aspartic acid），缬氨酸（valine），亮氨酸（leucine），苏氨酸（threonine），赖氨酸（lysine），苯丙氨酸（phenylalanine）等多种氨基酸及延胡索酸（fumaric acid），琥珀酸（succinic acid），枸橼酸（citric acid），苹果酸（malic acid）等多种有机酸。茎含维生素 B₁、B₂、B₆、C，还含蔗糖（sucrose），果糖（fructose）

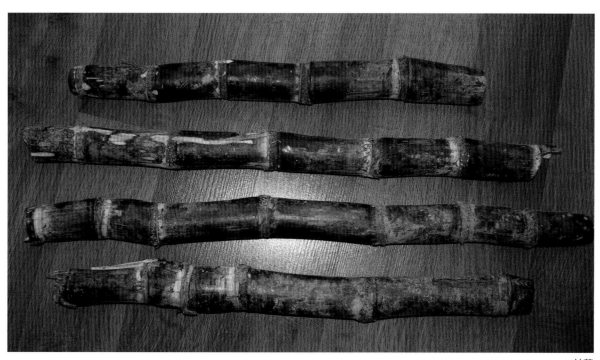

甘蔗

和葡萄糖（glucose）。

性味归经 ┃ 味甜，性温。归水、风塔。

功效主治 ┃ 调补气血，止咳化痰，补水润燥，祛风镇惊，解毒消肿。主治体质虚弱多病，乏力，口干舌燥，恶心呕吐，咳喘，咳嗽，突然昏倒，四肢抽搐，口吐白沫，不省人事，心慌心悸，乏力，咽喉肿痛，皮肤红疹瘙痒。

用法用量 ┃ 内服：煎汤，15 ～ 30 g；或鲜汁适量。

精选验方 ┃

1. 体质虚弱多病，乏力 甘蔗汁适量。煮热，加蜂蜜调服。

2. 口干舌燥，恶心呕吐 甘蔗叶 35 g。煎汤内服；或取甘蔗芽、银叶巴豆根各适量。用水磨汁内服。

3. 咳喘 甘蔗汁适量。煮热，加水牛胆汁 2 ～ 3 滴内服。

4. 咳嗽 甘蔗根、芦苇根各 15 g。水煎服。

5. 突然昏倒，四肢抽搐，口吐白沫，不省人事 甘蔗汁适量，草决明根、黑心树皮各 15 g。泡水内服。

6. 心慌心悸，乏力 甘蔗根、马鹿草、苏木根各 15 g。水煎服。

7. 咽喉肿痛，皮肤红疹瘙痒 甘蔗根、四棱豆根各 15 g。用甑脚水煎汤，送服五宝药散。

甘蔗

狗脊

GOUJI

傣 药 名 | 故满贺。

别　　名 | 金狗脊、猴毛头、金毛狗脊。

来　　源 | 为蚌壳蕨科植物金毛狗 *Cibotium barometz* （L.） J. Smith 的根茎。

识别特征 | 多年生树蕨，高达 2.5 ～ 3 m。根茎平卧，有时转为直立，短而粗壮，带木质，密被棕黄色带有金色光泽的长柔毛。叶多数，丛生成冠状，大形；叶柄粗壮，褐色，基部密被金黄色长柔毛和黄色狭长披针形鳞片；叶片卵圆形，长可达 2 m，三回羽状分裂；下部羽片卵状披针形，长 30 ～ 60 cm，宽 15 ～ 30 cm，上部羽片逐渐短小，至顶部呈狭羽尾状；小羽片线状披针形，渐尖，羽状深裂至全裂，裂片密接，狭矩圆形或近于镰刀形，长 0.5 ～ 1 cm，宽 2 ～ 4 mm；亚革质，上面暗绿色，下面粉灰色，叶脉开放，不分枝。孢子囊

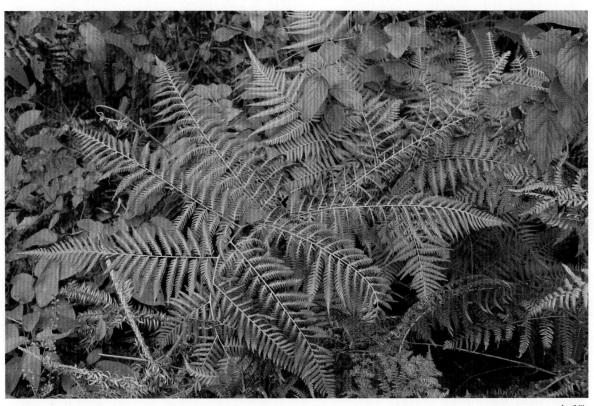

金毛狗

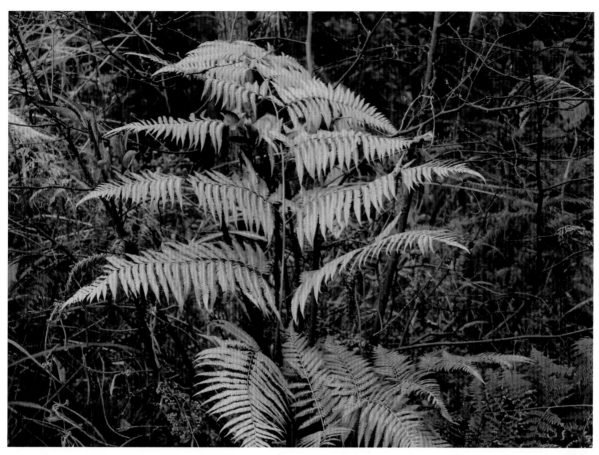

金毛狗

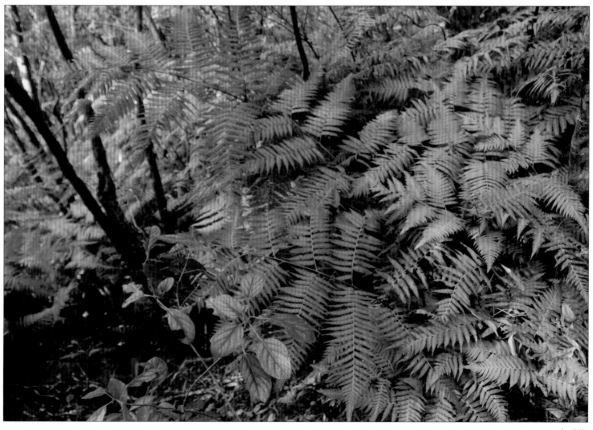

金毛狗

狗
脊

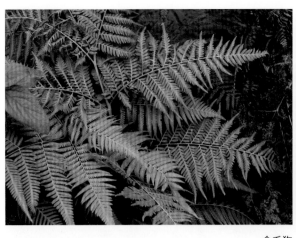
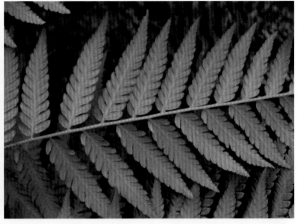

金毛狗   金毛狗

群着生长于边缘的侧脉顶上，略成矩圆形，每裂片上 2 ～ 12 枚，囊群盖侧裂呈双唇状，棕褐色。

生境分布｜ 生长于山脚沟边，或林下阴处酸性土壤。分布我国西南、南部、东南及河南、湖北等地。

采收加工｜ 秋末冬初地上部分枯萎时采挖，除去泥沙，晒干，或削去细根、叶柄及黄色柔毛后，切片晒干者为生狗脊；如经蒸煮后，晒至六七成干时，再切片晒干者为熟狗脊。

药材鉴别｜ 根茎呈不规则的长块状，长 10 ～ 30 cm，直径 2 ～ 10 cm。表面深棕色，残留金黄色绒毛；上面有数个红棕色的木质叶柄，下面残存黑色细根。质坚硬，不易折断。无臭，味淡、微涩。生狗脊片呈不规则长条形或圆形，长 5 ～ 20 cm，直径 2 ～ 10 cm，厚 1.5 ～ 5mm；切面浅棕色，较平滑，近边缘 1 ～ 4 mm 处有 1 条棕黄色隆起的木质部环纹或条纹，边缘不整齐，偶有金黄色绒毛残留；质脆，易折断，有粉性。熟狗脊片呈黑棕色，质坚硬。

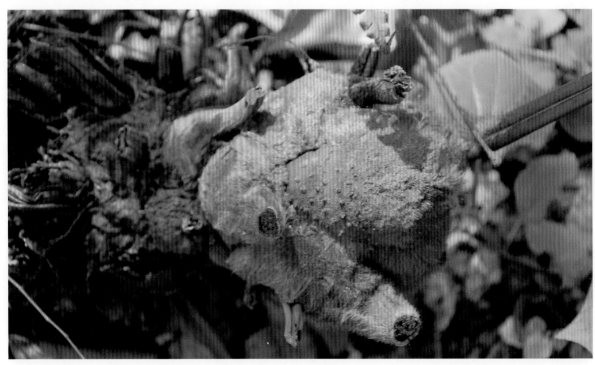

狗脊

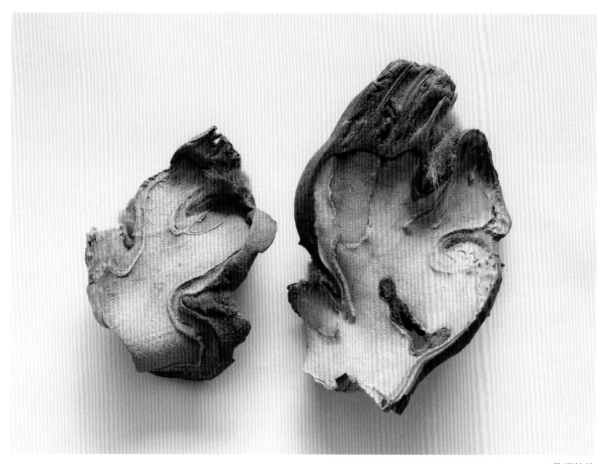

化学成分 ┃ 含蕨素（pterosin）R、金粉蕨素（onitin）、金粉蕨素 -2'-O- 葡萄糖苷（onitin-2'-O-β-D-glucoside）、金粉蕨素 -2'-O- 阿洛糖苷（onitin-2'-O-β-D-alloside）、欧蕨伊鲁苷（ptaquiloside）、蕨素 Z。

药理作用 ┃ 100% 狗脊注射液给小鼠腹腔注射，连续 14 d 给予 20 g/kg，心肌对 86Rb 的摄取有明显增加。

性味归经 ┃ 味苦、微涩，性凉。归土塔。

功效主治 ┃ 除风解毒，收敛止痒，通血止痛。主治皮肤瘙痒，斑疹，疥癣，湿疹，风寒湿痹证，肢体关节肿痛，屈伸不利，癣。

用法用量 ┃ 内服：煎汤，15 ~ 30 g；或泡酒。外用：适量，煎水洗或磨水擦。

精选验方 ┃

1. 皮肤瘙痒，斑疹，疥癣，湿疹 狗脊 300 g。煎水外洗。

2. 风寒湿痹证，肢体关节肿痛，屈伸不利 狗脊、云南五味子藤各 30 g，红花 5 g，苏木 15 g。泡酒内服、外擦。

3. 癣 狗脊、滇南木姜子各适量。煎水外洗或磨水外擦。

构树

GOUSHU

傣 药 名 | 锅沙。

别　　名 | 楮实子、楮实、楮桃。

来　　源 | 为桑科植物构树 *Broussonetia papyrifera* （L.） Vent. 的果实。

识别特征 | 落叶乔木，高达 20 m。茎、叶具乳液，嫩枝被柔毛。叶互生；叶片卵形，长 8 ~ 18 cm，宽 6 ~ 12 cm，不分裂或 3 ~ 5 深裂，先端尖，基部圆形或心形，有时不对称，边缘锯齿状，上面暗绿色，具粗糙伏毛，下面灰绿色，密生柔毛；叶柄长 3 ~ 10 cm，具长柔毛；托叶膜质，早落。花单性，雌雄异株；雄花为腋生柔荑花序，下垂，长 5 cm，萼 4 裂；

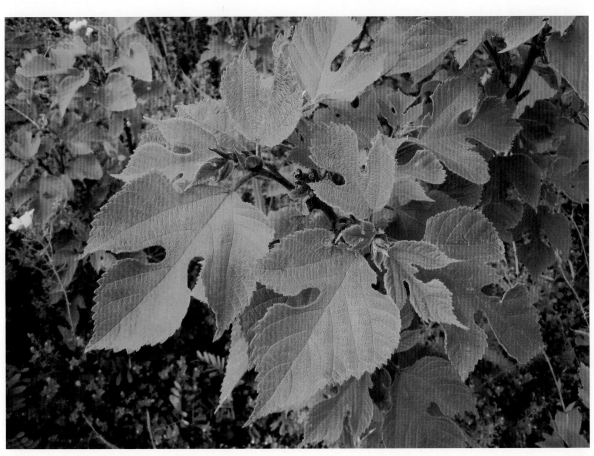

构树

雄蕊 4；雌花为球形假头状花序，有多数棒状苞片，先端圆锥形，有毛，雌蕊散生于苞片间，花柱细长，丝状，紫色，方筒状卵圆形，为花萼所包被。聚花果肉质，球形，橙红色。花期 5 月，果期 9 月。

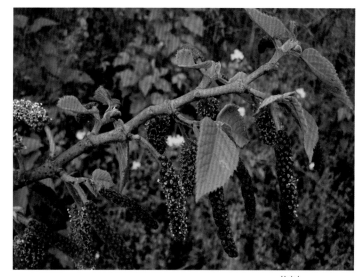

构树

生境分布 | 生长于山坡林缘或村寨道旁。分布于华东、华南、西南及河北、山西、陕西、贵州等省区。

采收加工 | 夏季采收，鲜用或晒干备用。

药材鉴别 | 果实呈扁圆形或卵圆形，长 1.5 ～ 3 mm，直径约 1.5 mm，表面红棕色，有网状皱纹或疣状突起。一侧有棱，一侧略平或有凹槽，有的具子房柄。果皮坚脆，易压碎，膜质种皮紧贴于果皮内面；胚乳类白色，富油性。气微，味淡。

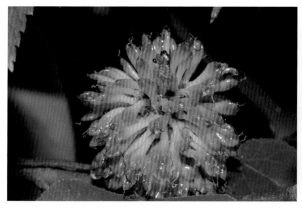

构树

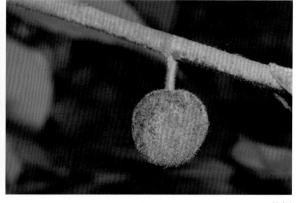

构树

性味归经 | 味甘，性冷。归热经。

功效主治 | 清肝明目，滋肾益阴，催乳，健脾利水。主治目昏，目翳，肾虚腰膝酸软，阳痿，水肿，尿少，产后乳少。

用法用量 | 内服：煎汤，6 ～ 15 g；或入丸、散。外用：适量，捣烂外敷。

精选验方 |

1. 头目眩晕，腰膝酸软 构树、杜仲、牛膝各 12 g，枸杞子、菊花各 9 g。水煎服。

2. 催乳 构树 6 ～ 10 g。水煎服。

构树

龟壳

GUIKE

傣 药 名 | 翁倒罕。

别　　名 | 龟、乌龟、水龟。

来　　源 | 为龟科动物乌龟 *Chinemys reevesii*（Gray）的甲壳。

识别特征 | 体呈扁圆形，腹背均有竖硬的甲，甲长约 12 cm，宽约 8.5 cm，高约 5.5 cm。头形略方，头部光滑，后端具小鳞，鼓膜明显。吻端尖圆，颌无齿而形成角质喙；颈能伸缩。甲由真皮形成的骨板组成，骨板外被鳞甲，亦称角板；背面鳞甲棕褐色，顶鳞甲后端宽于前端；中央为 5 枚脊鳞甲，两侧各有 4 枚肋鳞甲，缘鳞甲每侧 11 枚，肛鳞甲 2 枚。腹面鳞甲 12 枚，淡黄色，背腹鳞甲在体侧相连。尾短而尖细。四肢较扁平，指、趾间具蹼，后肢第 5 趾无爪，余皆有爪。

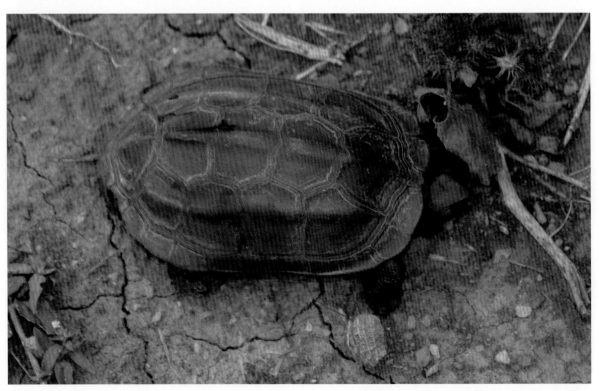

乌龟

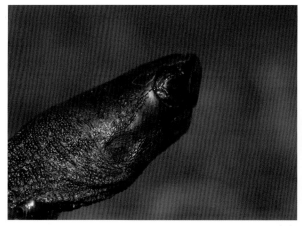
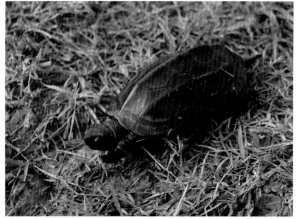

乌龟　　　　　　　　　　　　　　　　　乌龟

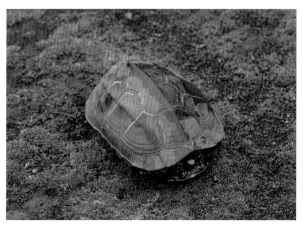
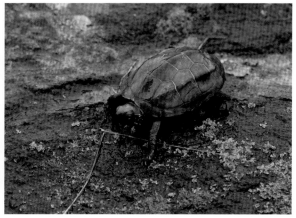

乌龟　　　　　　　　　　　　　　　　　乌龟

生境分布 多群居，常栖息在川泽湖池中。分布于河北、河南、江苏、山东、安徽、陕西、湖北、广东、广西、四川和云南等地。

采收加工 全年可捕，捕捉后杀死，取背、腹板，刮净筋肉，晒干备用。

药材鉴别 本品背甲及腹甲由甲桥相连，背甲稍长于腹甲。背甲呈长椭圆形拱状，前部略窄于后部，外表面棕褐色或黑色，前端有颈角板 1 块，脊背中央有椎角板 5 块，

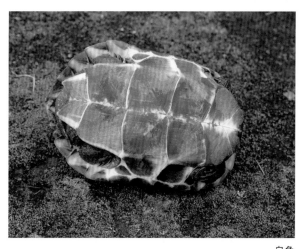

乌龟

两侧各有对称肋角板 4 块，边缘每侧具缘角板 11 块，尾部具臀角板 2 块。腹甲呈板片状，近长方椭圆形，外表面淡黄棕色至棕色，角板 12 块，每块具紫褐色放射状纹理，内表面黄白色至灰白色，有的略带血迹或残肉，除净后可见骨板 9 块，呈锯齿状嵌接。前端钝圆或平截，后端具三角形缺刻，两则均有呈翼状向斜上方弯曲的甲桥（墙板）。质坚硬。气微腥，味微咸。

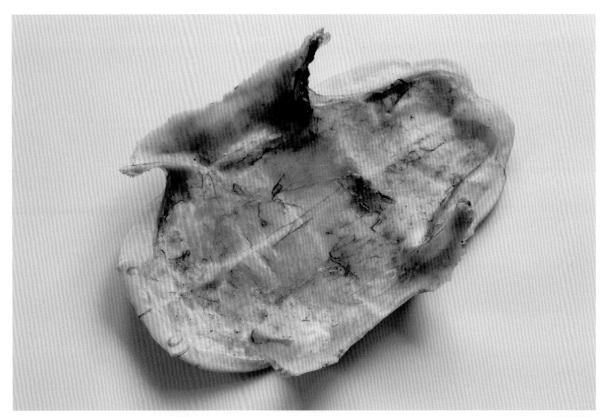

龟甲药材

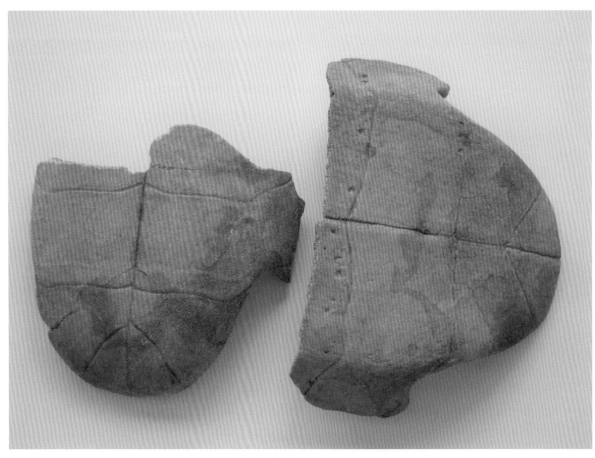

龟甲饮片

化学成分 | 含有 17 种氨基酸，包括有苏氨酸（threonine）、缬氨酸（valine）、亮氨酸（leucine）、异亮氨酸（isoluecine）、苯丙氨酸（phenylalanine）、赖氨酸（lysine）、甲硫氨酸（methionine）等 7 种人体必需氨基酸，而氨基酸含量则以甘氨酸（glycine）为最高，还含钠、钾、镁、铁、锌、铝、锰、磷、锶、硅等多种无机元素。

药理作用 |

1. 对甲状腺功能的影响 龟甲煎液灌服，能有效地降低甲亢阴虚大鼠的甲状腺功能。表现为降低血清中 T3、T4 的含量，使萎缩的甲状腺恢复生长，减慢心率，提高痛阈，降低耗氧量，升高血糖，降低红细胞膜 Na^+/K^+-ATP 酶活性、血浆环磷酸腺苷（cAMP）及血浆黏度，还可减少大鼠的饮水量，增加尿量，使其体重增加。

2. 对肾上腺功能的影响 龟甲煎剂灌服能降低甲亢型大鼠的肾上腺皮质功能，表现为肾上腺皮质恢复生长；皮质球状带增厚，束状带单位面积细胞数虽减少，但胞体增大，胞浆丰满，肾上腺重量增加，能降低血浆皮质醇及尿 17- 羟类固醇的含量。

3. 对免疫功能的影响 给小鼠灌服龟甲胶液，可使白细胞数量明显升高。腹腔注射龟甲提取液能促使小鼠腹腔巨噬细胞数量增加，体积增大，伪足增多。甲亢型大鼠灌服龟甲煎液可使萎缩的胸腺恢复生长，使淋巴细胞转化率提高，血清中 IgG 含量增加，提高细胞免疫及体液免疫功能。

4. 对微量元素的影响 给甲亢型大鼠灌服龟甲胶，可使大鼠血清铜和铜/锌比值明显下降。

5. 对子宫的作用 龟甲煎液对大鼠、豚鼠、家兔和人的离体子宫均有明显的兴奋作用。龟甲煎液灌胃，对家兔在体子宫也显示兴奋作用。

6. 延缓衰老作用 龟甲提取液能显著促进体外培养第 35 代人胚肺二倍体成纤维细胞的生长增值，表明其对细胞具有延缓哀老的作用。

性味归经 | 味甜、咸，性寒。归水、土塔。

功效主治 | 滋补水土，清火解毒，益气固脱。主治多汗证，口干舌燥，食物中毒，发热，子宫脱垂，小腹坠痛。

用法用量 | 内服：用水磨汁或温开水送服粉剂，5 ~ 10 g。外用：烤热垫坐。

精选验方 |

1. 多汗症，口干舌燥，食物中毒，发热 龟壳、台乌、定心藤、印度枳、羊耳菊各适量。用水磨汁内服。

2. 子宫脱垂，小腹坠痛 完整龟壳适量。在火上烤热后垫坐。

3. 小腹坠痛 龟壳细粉 25 g。分 3 次用温开水送服。

龟壳

鬼针草
GUIZHENCAO

傣 药 名 | 芽景布。

别　　名 | 牙研拱、毛鬼针草、细毛鬼针草。

来　　源 | 为菊科植物三叶鬼针草 *Bidens pilosa* L. 的全草。

识别特征 | 一年生草本，高 30 ~ 100 cm，茎直立，呈四棱形，疏生柔毛或无毛。叶对生，一回羽状复叶，长约 15 cm，下部的叶有时为单叶；小叶 3 枚，有时 5 枚，具柄，卵形或椭圆状卵形，长 2.5 ~ 7 cm，有锯齿或分裂。头状花序，具长柄，开花时直径约 8 mm，花柄长 1 ~ 6 cm；总苞绿色，基部被细柔毛，苞片 7 ~ 8 枚；花托外层托片狭长圆形，内层托叶狭披针形；花杂性，舌状花白色或黄色，4 ~ 7 枚，舌片长 5 ~ 8 mm，成不规则的 3 ~ 5 裂；管状花两

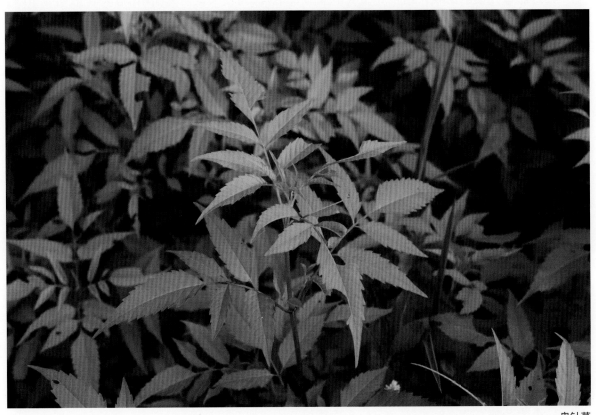

鬼针草

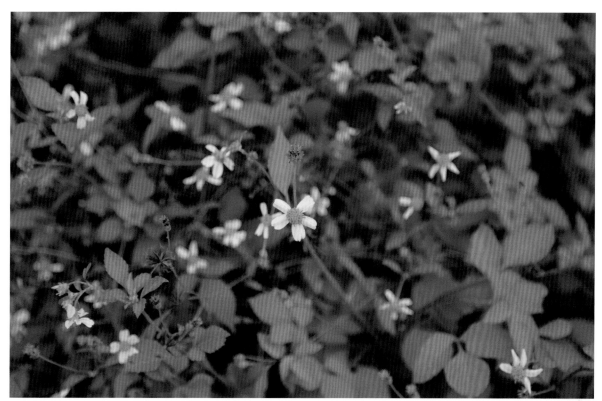

鬼针草

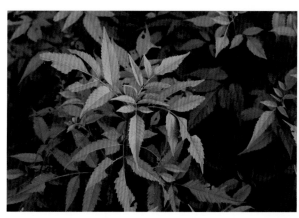

鬼针草

鬼针草

性，黄褐色，长约4.5 mm，5裂；雄蕊5；雌蕊1，柱头2裂。瘦果线形，略扁，黑色，具4棱，稍有硬毛，长7 ~ 12 mm，顶部有具有倒毛的硬刺3 ~ 4条，长1.5 ~ 2.5 mm。花、果期7 ~ 10月。

生境分布 | 生长于旷野、路边。分布于陕西、江苏、安徽、浙江、福建、台湾、广东、海南、广西、四川、贵州和云南等地。

采收加工 | 夏、秋二季采收，晒干备用，鲜品随用随采。

药材鉴别 | 全草长30 ~ 50 cm，茎粗3 ~ 8 mm，棱柱状，浅棕褐色，有棱线。叶纸质而薄，一回羽状复叶，干枯，易脱落，有叶柄。花序干枯，瘦果易脱落而残存圆形的花托。气微，味淡。

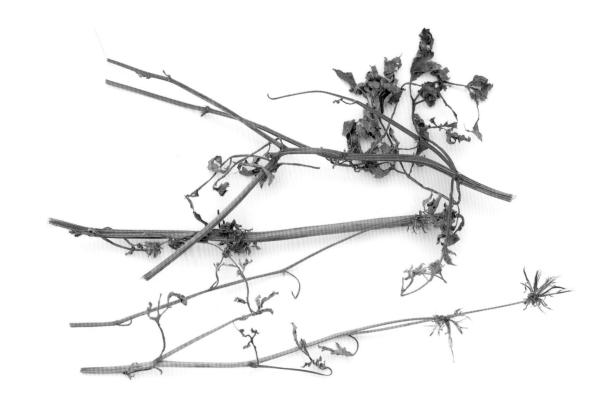

鬼针草药材

化学成分 地上部分含苯基庚三炔（phenylheptatriyne）、亚油酸（linoleic acid）、亚麻酸（lindenic acid）、无羁萜（friedelin）、无羁萜 -3β- 醇（friedelin-3β-ol）。叶含奥卡宁 -4'-O-β-D（6'- 反 - 对 - 香豆酰基）- 葡萄糖苷 [okanin-4'-O-β-D-(6'-trans-ρ-coumaroyl) glucoside]、奥卡宁 -4'-O-β-D-（2'，4'，6'- 三乙酰基）- 葡萄糖苷 [okanin-4'-O-β-D-（2'，4'，6'-triacetyl）glucoside]、奥卡宁 -3'-O-β-D- 葡萄糖苷（okanin-3'-O-β-D-glucoside）、奥卡宁 -4'-O-β-D（4'- 乙酰基 -6'- 反 - 对 - 香豆酰基）- 葡萄糖苷，奥卡宁 -4'-O-β-D-（2'，4' 二乙酰基 -6'- 反 - 对 - 香豆酰基）- 葡萄糖苷，奥卡宁 -4'-O-β-D（3'，4'- 二乙酰基 -6'- 反 - 对 - 香豆酰基）- 葡萄糖苷，奥卡宁 -4- 甲醚 -3-O-β-D- 葡萄糖苷（okanin-4-methyl ether-3-O-β-D-glucoside）、(z) -6，7，3'，4'- 四羟基橙酮 [(z) -6，7，3'，4'-tetrahydroxyaurone] 及其 6-O-β-D- 吡喃葡萄糖苷和 7-O-β-D- 吡喃葡萄糖苷、槲皮素 -3-O-β-D- 吡喃葡萄糖苷（quercetin-3-O-β-D-glucopyranoside）、3-O- 咖啡酰基 -2-C- 甲基赤酮酸 -1，4- 内酯（3-O-caffeoyl-2-C-methyl-D-erythrone-1，4-lactone）、2-O- 咖啡酰基 -2-C- 甲基 -D 赤酮酸（2-O-caffeoyl-2-C-methyl-D-erythronic acid）、β- 香树脂醇（β-amyrin）、马栗树皮素（esculetin）、羽扇豆醇（lupeol）及多炔化合物。又含挥发油，其中主要成分有柠檬烯（limonene）、龙脑（bornenol）、β- 丁香烯（β-caryophyllene）、大牻牛儿烯（germacrene）、T- 木罗醇（T-murol）、α- 荜澄茄醇（α-cadinol）等。花含奥卡宁 -3'- 葡萄糖苷和 4'- 葡萄糖苷等。

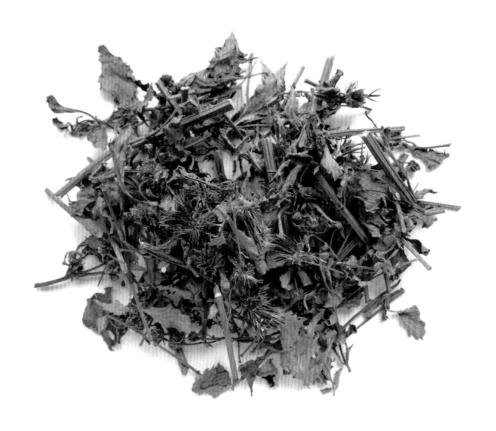

鬼针草饮片

药理作用

1. 抗微生物与抗寄生虫作用 本品中的苯基庚三炔有明显的广谱抗微生物活性，对细菌、酵母菌、真菌均有效，可抑制枯草芽胞杆菌、粪链球菌、大肠杆菌、石膏状孢子菌等微生物。鬼针草地上干品的石油醚、甲醇／水提取物以及提取出的亚麻酸、亚油酸也有抗微生物活性。苯基庚三炔对一些复殖吸虫尾蚴易感，有生物变性作用，可使血吸虫、棘口吸虫尾蚴在 1 ~ 15 min 内出现不可逆性的麻痹。

2. 毒性 鬼针草能显著促进甲基 -N- 戊基亚硝基胺（MNAN）诱导的大鼠食管癌发生，随着时间的增加，癌变发生率显著增加。但若未以 MNAN 诱导，则鬼针草不表现出诱发肿瘤的作用。小鼠皮下注射、腹腔注射苯基庚三炔的 LD50 分别为 4245 mg/kg 和 525 mg/kg。

性味归经

味苦，性寒。归水、土塔。

功效主治

清火解毒，收敛止泻，拔刺。主治荨麻疹，腹痛腹泻，恶心呕吐，异物刺入肌肤。

用法用量

内服：煎汤，15 ~ 20 g。外用：适量，捣敷。

精选验方

1. 荨麻疹 鬼针草根 20 g。水煎服。

2. 腹痛腹泻，恶心呕吐 鬼针草 20 g。水煎服。

3. 异物刺入肌肤 鲜鬼针草叶适量。加红糖外敷患处，可拔刺。

含羞草
HANXIUCAO

傣 药 名 芽对约。

别 名 牙对户、芽呆冷。

来 源 为豆科植物含羞草 *Mimosa pudica* L. 的全草。

识别特征 多年生直立或披散亚灌木，高可达 1 m。茎多分枝，散生倒刺毛和钩刺，二回双数羽状复叶，羽片 1 ~ 2 对，掌状排列于长柄顶端，柄具刺；小叶 7 ~ 24 对，羽状排列，触之即闭合下垂；小叶片长圆形，长 6 ~ 11 mm，宽 1.5 ~ 2 mm，边缘及叶脉有刺毛。花淡紫红色，圆头状花序 2 ~ 3 个生叶腋；萼钟状，顶端有 8 个微小萼齿；花瓣 4，外面有短柔毛；雄蕊 4，花丝极长，超出花冠甚多；子房有极细长的花柱，丝状。荚果扁平，稍外弯，多数，长 1 ~ 2 cm，顶端有喙，有 3 ~ 5 节，每节有一颗种子，成熟时节间脱落，只剩下具有刺毛的荚缘；种子阔卵形。花期 8 月。

生境分布 生长于低山平坝、草地、灌木丛中。分布于华东、华南和西南地区。全国各地常栽培作观赏植物。

采收加工 全年可采，洗净切碎，晒干备用。

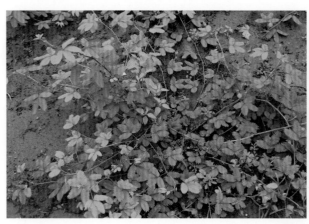 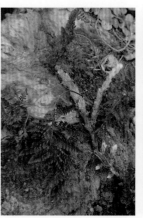 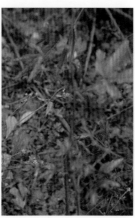

含羞草　　　　　　　　　　含羞草　　　　　　　　　　含羞草

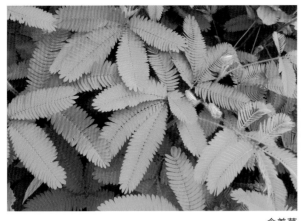
含羞草

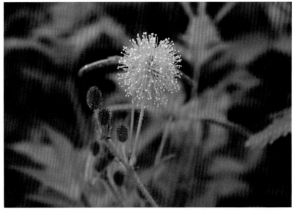
含羞草

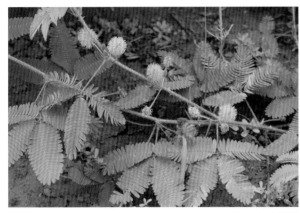
含羞草

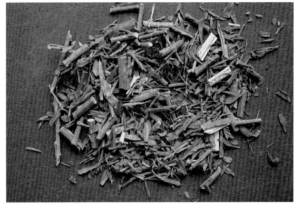
含羞草

化学成分 全草含含羞草碱（mimosine）、含羞草苷（mimoside）、D-松醇（D-pinitol）、亚硒酸盐（selenite）、蛋白质、鞣制、2'-O-鼠李糖基荭草素（2'-O-rhamnosylorientin）和2'-O-鼠李糖基异荭草素（2'-O-rhamnosylisoorientin）。种子含油约17%，其中脂肪酸组成为亚麻酸（linolenic acid）0.4%、亚油酸（linoleic acid）51%、油酸（oleic acid）31%、棕榈酸（palmitic acid）8.7%、硬脂酸（stearic acid）8.9%。另含山嵛酸（behenic acid）5.7%。还含谷甾醇（sitosterol）。

药理作用 含羞草碱能轻度抑制碱性磷酸酶，对含金属的酶系统抑制不显著。饲料中含0.5%～1.0%的含羞草碱即可使大鼠或小鼠生长停滞、脱毛、产生白内障。

性味归经 味微苦，性凉。归风、水塔。

功效主治 清火解毒，利水消肿，宁心安神。主治小儿高热，水肿，失眠多梦，乏力。

用法用量 内服：煎汤，5～10g。外用：适量，煎水熏洗。

精选验方

1. 小儿高热 含羞草5g。煎汤内服。

2. 水肿 含羞草全草10g。煎汤内服；或适量煎汤外洗。

3. 失眠多梦，乏力 含羞草、山乌龟（烤黄）各10g，草决明根、小拔毒散根各15g，苦菜籽5g。煎汤内服。

红花

HONGHUA

傣 药 名 | 罗罕。

别　　名 | 红蓝花、杜红花、川红花、草红花。

来　　源 | 为菊科植物红花 *Carthamus tinctorius* L. 的干燥花。

识别特征 | 一年生或二年生草本，高 30 ~ 90 cm。叶互生，卵形或卵状披针形，长 4 ~ 12 cm，宽 1 ~ 3 cm，先端渐尖，边缘具不规则锯齿，齿端有锐刺；几无柄，微抱茎。头状花序顶生，直径 3 ~ 4 cm，总苞片多层，最外 2 ~ 3 层叶状，边缘具不等长锐齿，内面数层卵形，上部边缘有短刺；全为管状花，两性，花冠初时黄色，渐变为橘红色。瘦果白色，倒卵形，长约 5 mm，具四棱，无冠毛。花、果期 5 ~ 8 月。

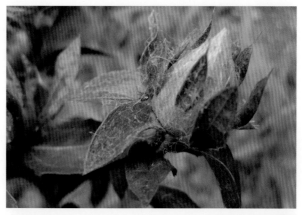

红花

生境分布 | 生长于向阳、土层深厚、中等肥力、排水良好的砂质壤土上。分布于河南、浙江、四川、江苏、新疆等地，全国各地多有栽培。

采收加工 | 夏季花色由黄变红时采摘。多在早晨太阳未出，露水干前采摘管状花，摊晾阴干或弱日光下晒干。

药材鉴别 | 本品为干燥管状花，不带子房。表面鲜艳橙红色或橙黄色。花冠筒细长；雄蕊 5 枚，花药聚合成筒状，黄白色；柱头长圆柱形，顶端微分叉。质地柔软。香气特殊，味微苦。

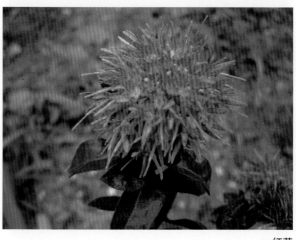

红花

性味归经 辛，温。归心、肝经。

功效主治 活血通经，祛瘀止痛。本品辛散温通，入心肝经血分，行血散瘀，血行则经脉通，瘀祛则疼痛止，故能活血通经，祛瘀止痛。

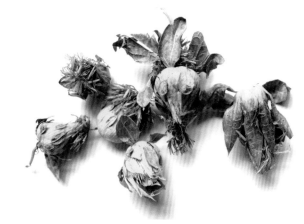
红花药材

药理作用 红花水提取物有轻度兴奋心脏、增加冠状动脉血流量作用，红花对犬急性心肌缺血有减轻作用，并使心率减慢，心电图S－T段抬高的幅度显著下降。红花黄素对乌头碱所致心律失常有一定对抗作用；对麻醉动物有不同程度的降压作用；有抑制血小板聚集和增加纤溶作用。煎剂对各种动物，不论已孕及未孕子宫均有兴奋作用，甚至发生痉挛，对已孕子宫尤为明显。此外，红花油还有降低血脂作用。

用法用量 内服：3～9 g，煎汤。外用：适量。

精选验方

1. 痛经 红花 6 g，鸡血藤 24 g。水煎，调黄酒适量服。

2. 关节炎肿痛 红花适量。炒后研末，加入等量的地瓜粉，盐水或烧酒调敷患处。

3. 产后腹痛 红花、川芎、炙甘草、炮姜各 10 g，桃仁、蒲黄（包煎）各 15 g，五灵脂 20 g（包煎）。水煎服。

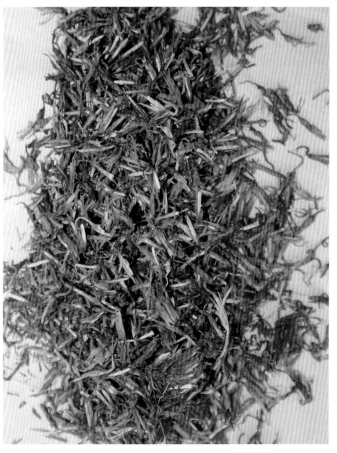
红花饮片

4. 喉痛、音哑 红花、枳壳、柴胡各 5 g，桃仁、桔梗、甘草、赤芍各 10 g，生地黄 20 g，当归、玄参各 15 g。水煎服。

5. 冻疮 红花 10 g，川椒、苍术、侧柏叶各 20 g。泡酒，用药酒搽手足。

6. 肝郁气滞型脂肪肝 红花、青皮各 10 g。将青皮、红花去杂质，洗净，青皮晾干后切成丝，与红花同入砂锅，加水浸泡 30 min，煎煮 30 min，用洁净纱布过滤，去渣取汁即成。代茶饮，可连续冲泡 3～5 次，当日饮完。

使用禁忌 孕妇忌服。

红花

胡椒

HUJIAO

傣 药 名 ┃ 马匹囡。

别　　名 ┃ 黑胡椒、白胡椒。

来　　源 ┃ 为胡椒科植物胡椒 *Piper nigrum* L. 的干燥近成熟果实或成熟果实。

识别特征 ┃ 常绿藤本。茎长达 5 m 多，多节，节处略膨大，幼枝略带肉质。叶互生，叶柄长 1.5 ~ 3 cm，上面有浅槽；叶革质，阔卵形或卵状长椭圆形，长 8 ~ 16 cm，宽 4 ~ 7 cm，先端尖，基部近圆形，全缘，上面深绿色，下面苍绿色，基出脉 5 ~ 7 条，在下面隆起。花单性，雌雄异株，成为杂性，成穗状花序，侧生茎节上；总花梗与叶柄等长，花穗长约 10 cm；每花有一盾状或杯状苞片，陷入花轴内，通常具侧生的小苞片；无花被；雄蕊 2，花丝短，花药 2 室；雌蕊子房圆形，1 室，无花柱，柱头 3 ~ 5 枚，有毛。浆果球形，直径 4 ~ 5 mm，稠密排列，果穗圆柱状，幼时绿色，熟时红黄色；种子小。花期 4 ~ 10 月，果期 10 月至次年 4 月。

生境分布 ┃ 生长于荫蔽的树林中。分布于海南、广东、广西、云南等地。

采收加工 ┃ 秋末至次春果实呈暗绿色时采收，晒干，为黑胡椒；果实变红时采收，水浸，擦去果肉，晒干，为白胡椒。

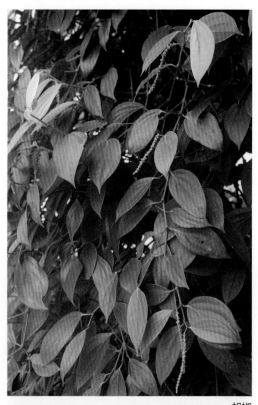

胡椒

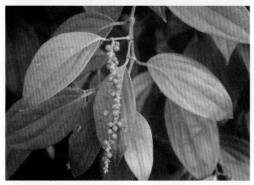

胡椒

药材鉴别 本品呈圆球形。表面灰白色，平滑，一端有一小突起，另一端有一微凹陷的圆脐，表面有浅色脉纹。质硬而脆。破开面微有粉性，黄白色，外皮薄，中间有细小空心。气芳香，味辛辣。

性味归经 辛，热。归胃、大肠经。

功效主治 温中止痛，下气消痰。本品辛热，温中散寒以止痛，中焦无寒则升降有序而气下痰消，故有此功。

药理作用 有祛风健胃、抗惊厥、镇静、使皮肤血管扩张产生温热感等作用。

用法用量 2～4 g，煎服；0.5～1 g，研末服。外用：适量。

精选验方

1. 婴幼儿腹泻 白胡椒 2 g，吴茱萸 6 g，苍术 7 g，肉桂、枯矾各 3 g。共为细末，分 3 等份，每次取 1 份，以醋适量调匀，置于神阙穴（脐孔），外用麝香止痛膏或胶布固定，每日换药 1 次。

2. 子宫脱垂 白胡椒、附片、肉桂、白芍、党参各 20 g。研末加红糖 60 g，和匀分 30 包，每日早、晚各服 1 包（服药前先饮少量酒），15 日为 1 个疗程。

3. 小儿消化不良性腹泻 白胡椒、葡萄糖粉各 1 g。研粉混匀，1 岁以下每次服 0.3～0.5 g；3 岁以上每次服 0.5～1.5 g，一般不超过 2 g，每日 3 次。连服 1～3 日为 1 个疗程。

4. 慢性气管炎 将白胡椒放入 75% 酒精中泡 30 min，取出切成 2 瓣或 4 瓣，用于穴位埋藏。

5. 感冒咳嗽 胡椒 8 粒，暖脐膏 1 张。将胡椒研碎，放在暖脐膏中央，贴于第 2 和第 3 胸椎之间，贴后局部发痒，为药物反应，不要剥去。

使用禁忌 胃热或胃阴虚者忌用。

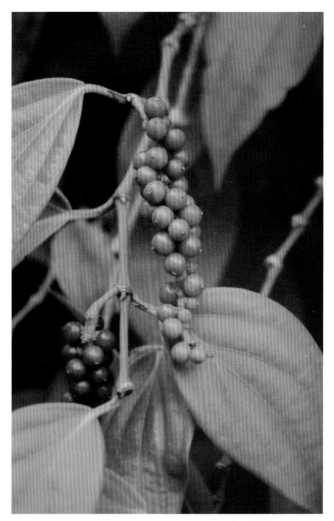

胡椒

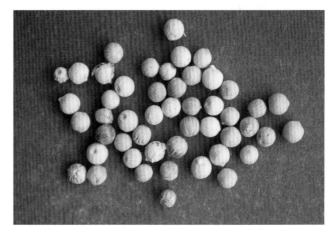

胡椒

胡椒

葫芦

HULU

傣 药 名 | 麻倒烘。

别　　名 | 陈葫芦、葫芦壳、陈壶卢瓢。

来　　源 | 为葫芦科一年生攀缘草本植物葫芦 *Lagenaria sicararia* (Molina) Standl. 的干燥果皮和种子。

识别特征 | 一年生攀缘草本，有软毛；卷须 2 裂。叶片心状卵形至肾状卵形，长 10 ～ 40 cm，宽与长近相等，稍有角裂或 3 浅裂，顶端尖锐，边缘有腺点，基部心形；叶柄长 5 ～ 30 cm，顶端有 2 腺点。花生于叶腋，雄花的花梗较叶柄长，雌花的花梗与叶柄等长或稍短；花萼长 2 ～ 3 cm，落齿锥形；花冠白色，裂片广卵形或倒卵形，长 3 ～ 4 cm，宽 2 ～ 3 cm，边缘皱曲，顶端稍凹陷或有细尖，有 5 脉；子房椭圆形，有绒毛。果实光滑，初绿色，后变白色或黄色，中间缢细，下部大于上部；种子白色，倒卵状椭圆形，顶端平截或有 2 角。花期 6 ～ 7 月，果期 7 ～ 8 月。

生境分布 | 全国大部分地区均有栽培。

采收加工 | 秋末或冬初，采取老熟果实，打碎，除去果瓤及种子，晒干。

药材鉴别 | 本品呈瓢状，多碎成块片。外表面黄棕色，较光滑；内表面黄白色或灰黄色，松软。体轻，质硬，断面黄白色。气微，味淡。

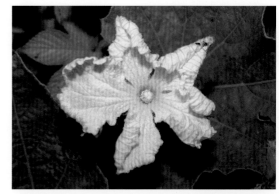

葫芦花

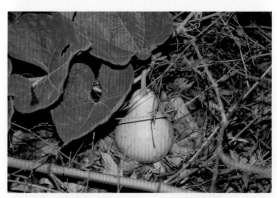

葫芦

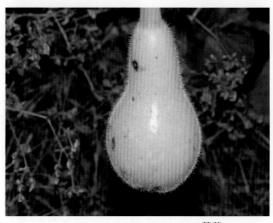

葫芦

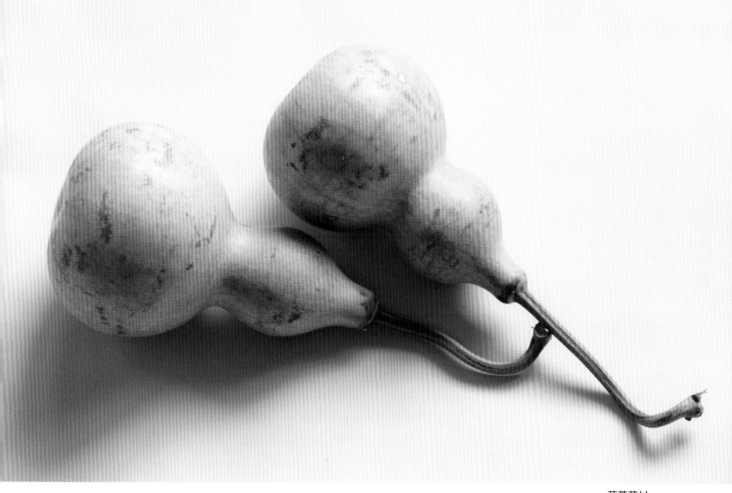

葫芦药材

性味归经 | 甘，平。归肺、小肠经。

功效主治 | 利尿，消肿，散结。主治水肿，腹水，颈淋巴结结核。

药理作用 | 其煎剂内服，有显著利尿作用。

用法用量 | 15 ~ 30 g，煎服。

精选验方 |

1. 肾炎及心脏病水肿，脚气水肿 葫芦 15 g，粳米 100 g，冰糖 20 g。将葫芦磨成细粉待用，将粳米、冰糖加水放入砂锅内，煮至米开时，加入葫芦粉，再煮片刻，至粥稠即可。

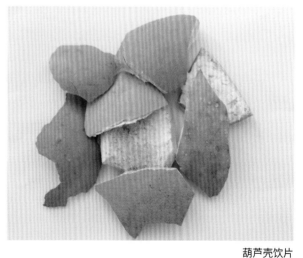

葫芦壳饮片

2. 重症水肿及腹水 葫芦 15 ~ 30 g。水煎服，每日 3 次。

使用禁忌 | 中寒者忌服。

葫芦

117

虎掌

HUZHANG

傣 药 名 | 光三水。

别　　名 | 大参、山苞米、天南星、天老星。

来　　源 | 为天南星科植物虎掌 *Pinellia pedatisecta* Schott 的干燥块茎及叶。

识别特征 | 多年生草本，块茎近圆球形，直径 4 ~ 5 cm，周围通常有小的球状块茎。叶 1 ~ 3 枚或更多，叶柄纤细柔弱，淡绿色，长 20 ~ 70 cm，基部呈鞘状；叶片鸟趾状，裂片 6 ~ 11，披针形，中裂片最大，长 12 ~ 18 cm，宽 2 ~ 4 cm，两边侧裂片依次渐小，先端渐尖，基部楔形，无柄或缩缢为短柄。花茎高出于叶，花序梗长 30 ~ 50 cm，佛焰苞淡绿色，披针形，管部长 2 ~ 4 cm，直径约 1 cm，向下渐收缩，檐部长披针形，长 8 ~ 15 cm，先端锐尖；肉穗花序，下部为雌花序，长 1.5 ~ 3 cm，中部为雄花序，长 5 ~ 7 mm，上部为附属器，鼠尾状，黄绿色，长 8 ~ 12 cm，稍弯曲，伸出佛焰苞外，花单性，雌雄同株；雄蕊 2，药隔薄，药室沿肉穗花序轴方向伸长，顶孔纵向开裂；雌花子房卵圆形。浆果卵圆形，黄白色，长 4 ~ 5 mm，直径 2 ~ 3 mm，内含 1 颗种子；种子含丰富的胚乳。花期 6 ~ 7 月，果期 9 ~ 10 月。

生境分布 | 生长于山坡、山谷林下或较潮湿的草丛中。分布于河北、山西、陕西、甘肃、山东、江苏、安徽、浙江、福建、河南、湖南、广西、四川、贵州、云南等地。

采收加工 | 7 ~ 9 月间采挖块茎，去泥土洗净，除去须根，置框内浸于水中，搓去外皮，晒干或烘干备用。叶鲜用。

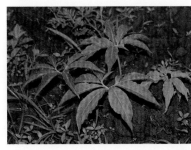 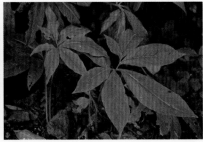 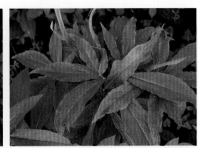

虎掌　　　　　　　　　　虎掌　　　　　　　　　　虎掌

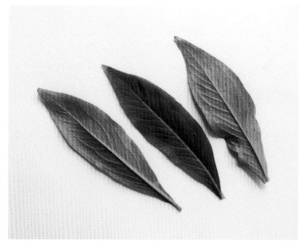

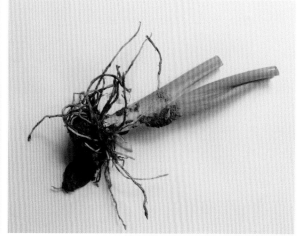

虎掌药材 虎掌药材

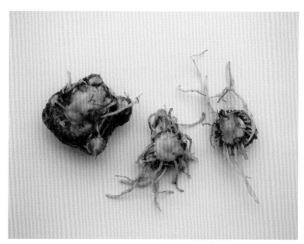

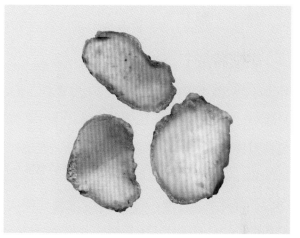

虎掌药材 虎掌饮片

药材鉴别 | 块茎呈扁平而不规则的类圆形，由主块茎及多数附着的小块茎组成，形如虎的脚掌，直径 1.5 ～ 5 cm。表面淡黄色或淡棕色，每一块茎中心都有一茎痕，周围有点状须根痕。质坚实而重，断面不平坦，色白，粉性。有麻舌感。

性味归经 | 味极苦，性热。有大毒，浆有剧毒。归水塔。

功效主治 | 祛风通血止痛。主治风寒湿痹证，肢体关节酸痛，屈伸不利。

用法用量 | 外用：块茎干品适量，磨于酒中搽；或鲜叶适量，捣烂敷。

精选验方 |

风寒湿痹证，肢体关节酸痛，屈伸不利 虎掌块茎干品适量。磨于酒中外搽。另取虎掌鲜叶适量，捣烂，加猪油、淘米水，炒热，外敷患处。

使用禁忌 | 有毒，禁内服。

虎掌

虎杖
HUZHANG

傣 药 名 | 比比罕。

别　　名 | 酸杖、酸汤秆、花斑竹、大叶蛇总管。

来　　源 | 为蓼科植物虎杖 *Polygonum cuspidatum* Sieb. et Zucc. 的根茎及根。

识别特征 | 多年生灌木状草本植物，高达 1.3 m。根茎横卧地下，粗大，带木质节明显，外皮棕色，断面黄色。茎直立，丛生，中空，无毛，基部木质化，散生红色或紫红色斑点。叶互生，具短柄，托叶鞘膜质，褐色，早落，叶中宽卵形或卵状椭圆形，长 6 ~ 12 cm，宽 5 ~ 9 cm，先端短骤尖，基部圆形或楔形，全缘，无毛，花单性，雌雄异株，成腋生密集的圆锥花序；花梗细长，中部有关节，上部有翅；花被 5 深裂，白色或淡绿白色，2 轮排列，外轮 3 片在果期增大，背部生翅；雄花的雄蕊 8，具退化雌蕊；雌蕊具退化雄蕊，子房上位，花柱 3，分离，柱头扩展，呈鸡冠状。瘦果卵形，长 34 mm，黑褐色，光亮，包于宿存的翅状花被内，翅倒心状卵形，长 6 ~ 10 mm，基部圆形，下延至果梗。花期 6 ~ 8 月，果期 9 ~ 10 月。

生境分布 | 生长于湿润而深厚的土壤，常见于山坡、山麓及溪谷两岸的灌木丛边、沟边草丛及田野路旁，常成片生长。分布于华东、中南、西南及河北、陕西、甘肃、贵州等省区。

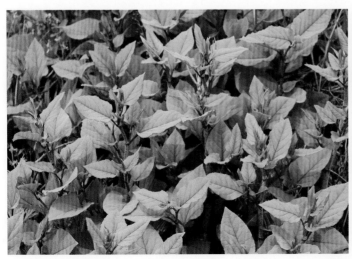

虎杖

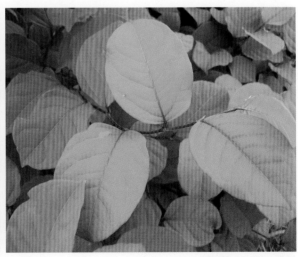

虎杖

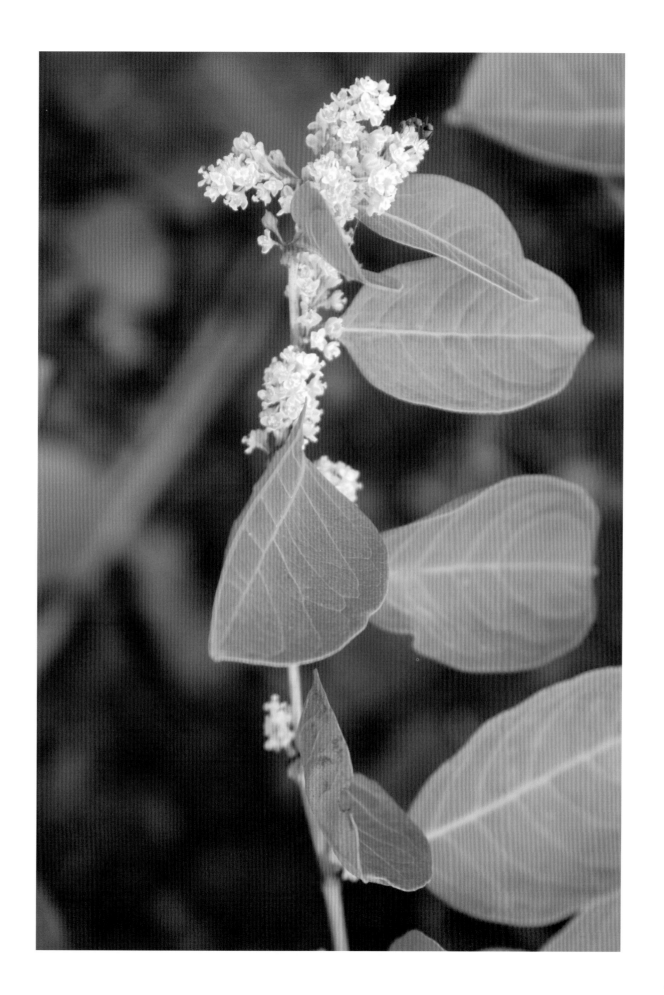

虎
杖

采收加工 | 分根繁殖第 2 年或播种第 3 年，春、秋二季将根挖出，除去须根，洗净，晒干。鲜根可随采随用。

药材鉴别 | 根茎圆柱形，有分枝，长短不一，有时可长达 30 cm，直径 0.5 ～ 2.5 cm，节部略膨大。表面棕褐色至灰棕色，有明显的纵皱纹，须根和点状须根痕，分枝顶端及节上有芽痕及鞘状鳞片。节间 2 ～ 3 cm。质坚硬，不易折断，折断面棕黄色，纤维性，皮部与木部易分离，皮部较薄，木部占大部分，呈放射状，中央有髓或呈空洞状，纵剖面具横隔。气微，味微苦涩。以粗壮、坚实、断面色黄者为佳。

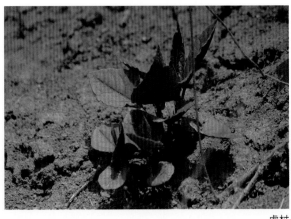

虎杖

性味归经 | 味苦，性微冷。归热经。

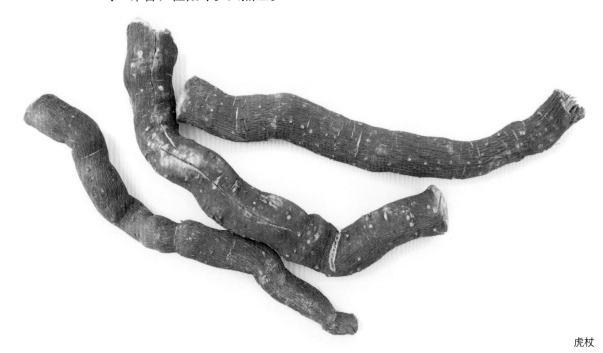

虎杖

功效主治 | 活血散瘀，祛风通络，清热利湿，解毒。主治妇女经闭，痛经，产后恶露不下，跌仆损伤，风湿痹痛，湿热黄疸，淋浊带下，疮疡肿毒，毒蛇咬伤，水火烫伤。

用法用量 | 内服：煎汤 10 ～ 15 g；或浸酒；或入丸、散。外用：适量，研末调敷；或煎浓汁湿敷；或熬膏涂搽。

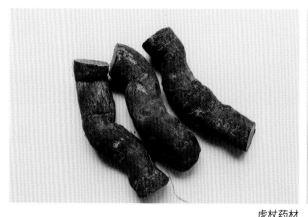
虎杖药材

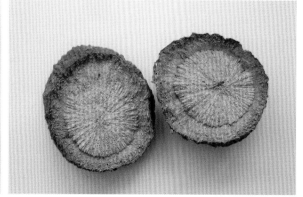
虎杖饮片

精选验方

1. 筋骨痰火，手足麻木，颤摇，痿软 虎杖根 30 g，川牛膝、川茄皮、防风、桂皮各 15 g，木瓜 9 g，烧酒 1500 ml。泡服。

2. 红白痢 虎杖、红茶花、何首乌各 9 g，天青地白 6 g。煎水兑红糖吃。

3. 慢性肝炎 虎杖 15 g，齐头蒿 15 g。水煎服。

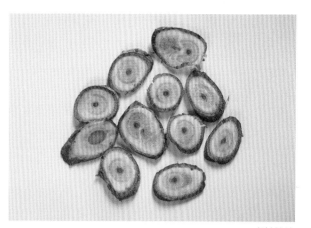
虎杖饮片

4. 痈肿疼痛 虎杖、土大黄各适量。研为细末，调浓茶外敷。

5. 急性黄疸性肝炎 虎杖 90 g，加水浓煎至 300 ml 时，每日分 3 次服，小儿依次减量。或用虎杖 30 g（或鲜品 60 g），水煎分 3 次服；或服虎杖浸膏片 2.4 ~ 3 g（每 0.2 g 相当于生药 1 g），每日 3 次，平均用药 38 日。

6. 慢性活动性肝炎 HBsAg（+） 虎杖浸膏片。每日 3 次，每次 6 片内服；另用生山楂 30 g 代茶饮，维生素类药作辅助治疗，3 个月为 1 个疗程。

7. 烧伤 虎杖 100 g。加水 5L 煎煮 2 h，过滤去渣，浓缩至 500 ml，加苯甲酸、尼泊尔金酯等防腐剂备用。患者局部用 0.1% 苯丙溴铵溶液洗净后外涂虎杖液，不用敷料，一般不做水疱刺破排液。

8. 上消化道出血 ①从虎杖中提取大黄素及大黄酚各 20 mg，乌贼骨粉 1 g 混匀组成复方虎杖止血粉（1 包，为 1 次量），每日 3 ~ 4 次，重症病例每次 2 包，每日 3 ~ 4 次，直至大便转黄或隐血转阴后停服，除呕血者外均不禁食，给予流汁饮食，卧床休息。②虎杖粉内服，每次 4 g，每日 3 ~ 4 次。

9. 真菌性阴道炎 虎杖根 100 g。加水 1500 ml，煎取 1000 ml，过滤，待温，坐浴 10 ~ 15 min，每日 1 次，7 日为 1 个疗程。

虎杖

黄瓜
HUANGGUA

傣 药 名 | 滇常。

别 名 | 胡瓜、王瓜、刺瓜。

来 源 | 为葫芦科一年生攀缘状草本植物黄瓜 *Cucumis sativus* L. 的果实。

识别特征 | 一年生蔓生或攀缘草木。茎细长，具纵棱，被短刚毛，卷须不分枝。黄瓜根系分布浅，再生能力较弱。茎蔓性，长可达 3 米以上，有分枝。叶掌状，大而薄，叶缘有细锯齿。花通常为单性，雌雄同株。瓠果，狭长圆形或圆柱形。嫩时绿色，成熟后黄色。花、果期 5 ~ 9 月。

生境分布 | 全国各地均产。

采收加工 | 鲜用，四季可采。

性味归经 | 甘，凉。归肺、脾、大肠经。

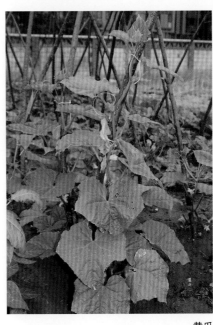

黄瓜

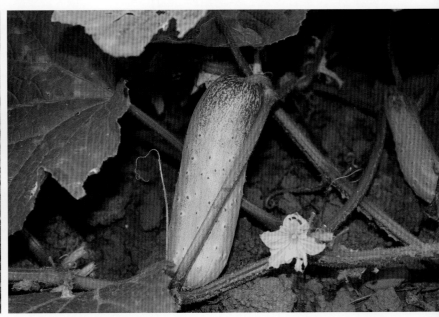

黄瓜

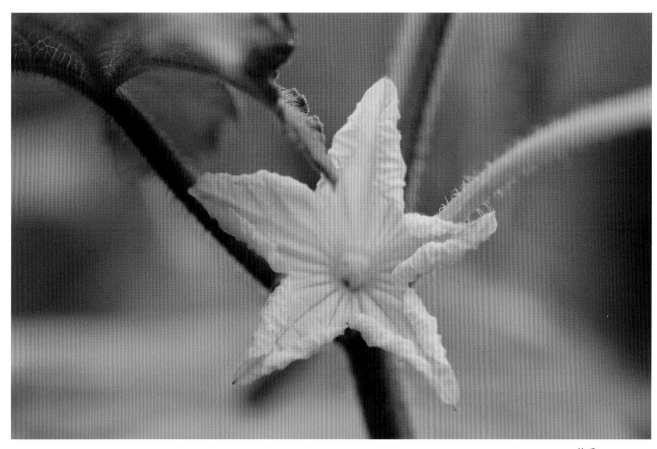

黄瓜

功效主治 清热解毒，利水消肿。主治烦渴，小便不利；外用治烧伤。

药理作用 葫芦素 C 在动物实验中有抗肿瘤作用，毒性较低。

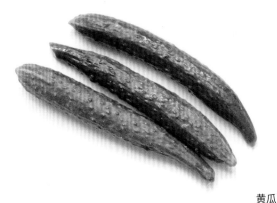

用法用量 10 ～ 60 g，煮食或生啖。外用：浸汁、制霜或研末调敷。

精选验方

1. **小儿热痢** 嫩黄瓜同蜜食十余根。

2. **水病肚胀至四肢肿** 黄瓜 1 根。破作两片（不出子），以醋煮一片，水煮一片，俱烂，空心顿服，须臾下水。

黄瓜

3. **咽喉肿痛** 老黄瓜一根。去子，入芒硝填满，阴干为末，每以少许吹之。

4. **跌打疮燃肿** 六月取黄瓜入瓷瓶中，水浸之，每以水扫于疮上。

5. **风火眼赤痛** 五月取老黄瓜一根，上开小孔，去瓤，入芒硝令满，悬阴处，待芒硝透出刮下，留点眼。

6. **汤火灼伤** 五月掐黄瓜入瓶内，密封，挂檐下，取水刷之。

黄瓜

使用禁忌 黄瓜性凉，胃寒患者食之易致腹痛泄泻。

鸡蛋花
JIDANHUA

傣 药 名｜锅罗章巴蝶。

别　　名｜莫展败、缅栀子。

来　　源｜为夹竹桃科植物鸡蛋花 *Plumeria rubra* L. cv. Acutifolia 的花、叶和树皮。

识别特征｜灌木至小乔木，高 3 ~ 7 m，有乳汁。小枝肥厚而多肉质，叶聚生长于枝顶，叶互生，稍革质，叶片倒卵状披针形至长圆形，长 20 ~ 40 cm，宽达 7 cm，先端短尖或渐尖，基部渐窄成柄，全缘或微波状，羽状侧脉在近叶缘处明显连接成网，两面均光滑无毛。聚伞花

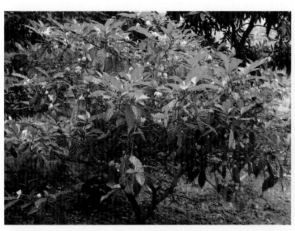
鸡蛋花

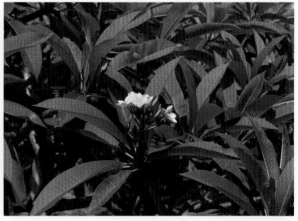
鸡蛋花

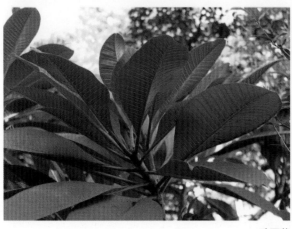
鸡蛋花

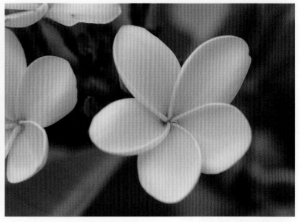
鸡蛋花

序于枝顶抽出，花极香，大而美丽；花冠基部连合成管，外面白色而略带淡红色，内面基部黄色，长 5 ～ 6 cm，花冠裂片 5，倒卵形，较花冠管长；雄蕊 5，花丝短，与花冠管基部合生。菁葵果条状长圆形。花期 5 ～ 10 月，果期 7 ～ 12 月。

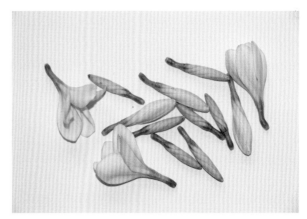

鸡蛋花药材

生境分布｜ 生长于海拔 100 ～ 1500 m 的山谷灌丛中。我国福建、广东、海南、广西和云南等地有栽培；在云南南部山中有逸为野生的。

采收加工｜ 树皮全年可采，切碎晒干备用，鲜品用火灰炮炙后用；花夏秋采集，晒干备用；叶随用随采。

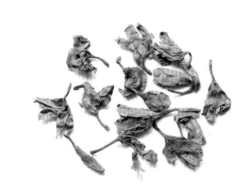

鸡蛋花饮片

药材鉴别｜ 花黄褐色或棕褐色，皱缩。花瓣倒卵形，长约 3 cm，宽约 1.5 cm，下部合生成管状，长约 1.5 cm，雄蕊 5 枚，花丝极短，有时可见小的子房。气芳香，味微苦。以干燥、色黄褐、气芳香者为佳。

化学成分｜ 树皮中含 α - 香树脂醇和 β - 香树脂醇（amyrin）、鸡蛋花苷（plumieride）、黄鸡蛋花素（fulvoplumierin）、β - 谷甾醇（β-sitosterol）、东莨菪素（scopoletin）等。

药理作用｜ 鸡蛋花苷对革兰氏阴性菌和阳性细菌有显著抑制作用。此外，鸡蛋花苷还有明显通便和利尿作用。鸡蛋花茎、皮及带皮茎的水提取液对兔、豚鼠、猫和小鼠均有局麻和解痉作用。

性味归经｜ 味苦，性凉。归水搭。

功效主治｜ 清火解毒，利水化石，消肿止痛，利胆退黄。主治小便热涩疼痛，尿路结石，腮腺、颌下淋巴结肿痛，乳痈，黄疸。

用法用量｜ 内服：煎汤，花 5 ～ 10 g，树皮 10 ～ 20 g。外用：鲜叶适量，捣敷；或煎水洗。

精选验方｜

1. 小便热涩疼痛，尿路结石 鸡蛋花树皮 20 g，长管假茉莉 15 g。水煎服。

2. 腮腺、颌下淋巴结肿痛，乳痈 鸡蛋花树叶适量。捣烂外敷患处。

3. 黄疸 鸡蛋花树皮或叶、十大功劳各 100 g，黄竹叶、定心藤、无根藤各 200 g。煎水外洗。

鸡蛋花

鸡冠花
JIGUANHUA

傣 药 名 罗来欢盖。

别 名 鸡髻花、鸡角枪、鸡公花、鸡冠头、鸡骨子花。

来 源 为苋科植物鸡冠花 *Celosia cristata* L. 的花序。

识别特征 一年生直立草本植物，高30～80 cm。全株无毛，粗壮。分枝少，近上部扁平，绿色或带红色，有棱纹凸起。单叶互生，具柄；叶片长椭圆形至卵状披针形，长5～13 cm，宽2～6 cm，先端渐尖或长尖，基部渐窄成柄，全缘。穗状花序顶生，呈扁平肉质鸡冠状、卷冠状或羽毛状，中部以下多花；花被片淡红色至紫红色、黄白或黄色；苞片、小苞片和花被片干膜质，宿存；花被片5，椭圆状卵形，端尖，雄蕊5，花丝下部合生成杯状。胞果卵形，长约

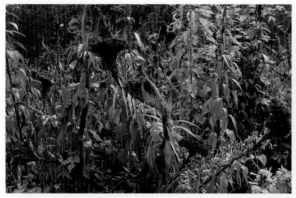
鸡冠花

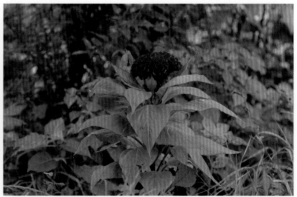
鸡冠花

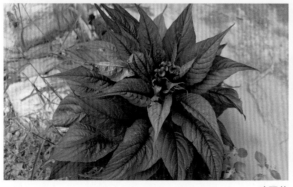
鸡冠花

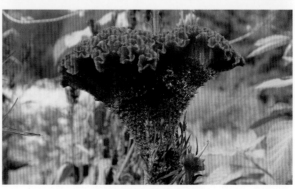
鸡冠花

3 mm，熟时盖裂，包于宿存花被内。种子肾形，黑色，光泽。花期 5 ～ 8 月，果期 8 ～ 11 月。

生境分布 全国各地普遍栽培。

采收加工 当年 8 ～ 9 月采收。把花序连同一部分茎秆割下，捆成小把晒干或晾干后，剪去茎秆即成。

药材鉴别 穗状花序多扁平而肥厚，似鸡冠状。长 8 ～ 25 cm，宽 5 ～ 20 cm。上缘宽，具皱褶，密生线状鳞片，下端渐狭小，常残留扁平的茎。表面红色、紫红色或黄白色；中部以

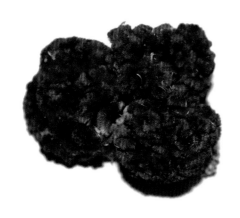
鸡冠花

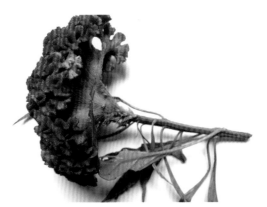
鸡冠花药材

下密生多数小花，各小花有角质苞片及花被片。果实盖裂，种子圆肾形，黑色，有光泽。体轻，质柔韧。气无，味淡。以朵大而扁、色泽鲜艳者为佳。习惯以白色者质优。

性味归经 味涩，性冷。归热经。

功效主治 凉血止血，止带，止泻。主治诸出血证，带下，泻泄，痢疾。

用法用量 内服：煎汤，9 ～ 15 g；或入丸、散。外用：适量，煎汤熏洗；或研末调敷。

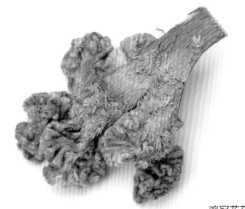
鸡冠花药材

精选验方

1. 妇女崩漏 鸡冠花、紫茉莉根各 10 g。水煎服。

2. 妇科慢性炎症 10% 鸡冠花注射液。每日 1 次，每次 2 ml，肌肉注射。

3. 带下病 白鸡冠花、白果仁各 15 g，白菊花、白扁豆各 12 g，白莲子 30 g，白母鸡 1 只（1000 g 左右）。先将鸡处理好，然后再将诸药填入鸡腹，用荷叶包裹置砂锅内，用文火蒸 3 h 后，食肉喝汤，分 2 ～ 3 次食完，每日早、晚各 1 次，治疗期间忌辛辣、禁房事，勤换内裤。

鸡冠花

鸡内金

JINEIJIN

傣 药 名 | 结呆盖。

别　　名 | 内金、鸡肫皮。

来　　源 | 为雉科动物家鸡 *Gallus gallus domesticus* Brisson 的沙囊内膜。

采收加工 | 全年均可采收，将鸡杀死后，立即取出沙囊，剥下内膜，洗净，晒干。

药材鉴别 | 本品呈不规则囊片状，略蜷曲。大小不完整者长约 3.5 cm，宽约 3 cm，厚约 0.5 cm。表面黄色、黄绿色或黄褐色，薄而半透明，有多数明显的条棱状波纹。质脆，易碎，断面角质样，有光泽。气微腥，味微苦。

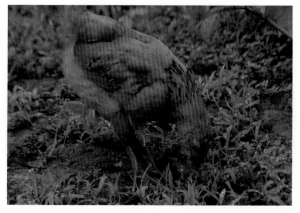

家鸡

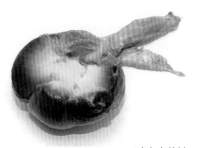 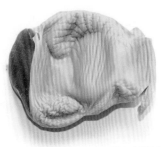 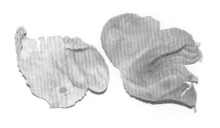

鸡内金药材　　　　　鸡内金药材　　　　　鸡内金药材

性味归经 | 味甜，性微热。归冷经、慢经。

功效主治 | 健胃消食，涩精止遗，消癥化石。主治消化不良，饮食积滞，呕吐反胃，泄泻下痢，小儿疳积，遗精，遗尿，小便频数，泌尿系结石及胆结石，癥瘕经闭，喉痹乳蛾，牙疳口疮。

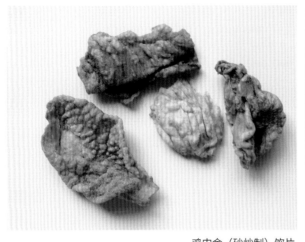
鸡内金（砂炒制）饮片

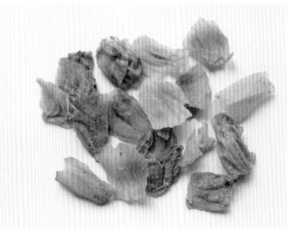
鸡内金饮片

用法用量 内服：煎汤，3 ～ 10 g；研末，每次 1.5 ～ 3 g；或入丸、散。外用：适量，研末调敷或生贴。

精选验方

1. 小儿积食，消化不良 鸡内金、繁缕根各 3 g。研末开水吞服，1 次服完。

2. 扁平疣 生鸡内金 100 g，黑龙江白米醋 300 ml。装广口瓶内，浸泡 30 h 后即得"金醋消疣液"。治疗时，用镊子夹消毒棉球蘸药液，涂搽患处，每日 3 次，10 日为 1 个疗程。

3. 小儿疳积 鸡内金、神曲、麦芽、山楂、茯苓、莱菔子各 6 g，陈皮、制半夏各 3 g。水煎服，每日 2 次，3 日为 1 个疗程，如乳食积滞者，加炒谷芽、五谷虫；面色无华、毛发干枯者加淮山药、炒白术、太子参；腹部饱胀者，加槟榔、木香；便结者加大黄；便溏者，去莱菔子，加党参、白术；汗出太多者，加牡蛎、浮小麦。

4. 泌尿系结石 ①鸡内金、三棱、莪术各 12 g，金钱草、海金沙、石韦各 30 g，滑石（包煎）20 g，怀牛膝、车前子各 15 g，桃仁、木通、枳壳各 10 g，大黄、生甘草 6 g。脾虚者加白术、山药；肾阳虚者加菟丝子、补骨脂；肾阴虚者加知母、生地黄；气虚者加潞党参、黄芪；血虚者加当归、熟地黄；腰痛者加川续断、杜仲、桑寄生；有感染者加金银花、蒲公英；有血尿者加白茅根、茜草根。每日 1 剂，水煎，分 2 次服，15 日为 1 个疗程。②鸡内金、麦冬、海金沙、石韦、冬葵子各 15 g，金钱草、白芍各 30 g，生地黄 24 g，滑石、白茅根各 20 g，桃仁、甘草各 6 g，琥珀（冲）3 g 加减。尿路感染加金银花、蒲公英；口渴舌红少苔加沙参、玉竹；病久血瘀加水蛭、三棱；血尿加小蓟；肾积水加泽兰、茯苓；气虚加党参；便秘加大黄。每日 1 剂，水煎服，每 2 周为 1 个疗程。

鸡矢藤

JISHITENG

傣 药 名 嘿多吗。

别　　名 鸡屎藤、牛皮冻、解暑藤、皆治藤、清风藤。

来　　源 为茜草科植物鸡矢藤 *Paederia scandens*（Lour.）Merr. 的全草及根。

识别特征 多年生草质藤本植物。基部木质，秃净或稍被微毛，多分枝。叶对生，有柄；叶片近膜质，卵形、椭圆形、矩圆形至披针形，先端短尖，或渐尖。基部浑圆或宽楔形，两面近无毛或下面微被短柔毛；托叶三角形，脱落。聚伞花序呈顶生的带叶的大圆锥花序排列，腋生或顶生，疏散少花，扩展，分枝为蝎尾状的聚伞花序；花白紫色，无柄。浆果球形，直径 5 ~ 7 mm，成熟时光亮，草黄色。花期 7 ~ 8 月，果期 9 ~ 10 月。

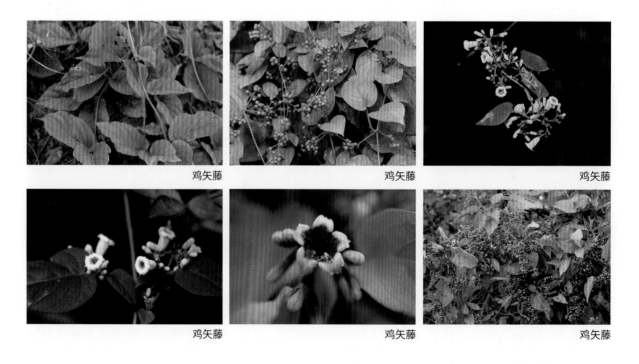

鸡矢藤　　　　　鸡矢藤　　　　　鸡矢藤

鸡矢藤　　　　　鸡矢藤　　　　　鸡矢藤

生境分布 生长于溪边、河边、路边、林旁及灌木林中，常攀援于其他植物或岩石上。分布于广东、湖北、四川、江西、江苏、浙江、福建、贵州等省区。

采收加工 除留种外，栽培后 9～10 月即可割取地上部分，晒干或晾干即可。也可在秋季挖根，洗净，切片，晒干。

药材鉴别 茎呈扁圆柱形，稍扭曲，无毛或近无毛，老茎灰棕色，直径 3～12 mm，栓皮常脱落，有纵皱纹及叶柄断痕，易折断，断面平坦，灰黄色；嫩枝黑褐色，质韧，不易折断，断面纤维性，灰白色或浅绿色。叶对生，多皱缩或破碎，完整者展平后呈宽卵形或披针形，长 5～15 cm，宽 2～6 cm，先端尖，基部楔形、圆形或浅心形，全缘，绿褐色，两面无毛或近无毛；叶柄长 1.5～7 cm，无毛或有毛。聚伞花序顶生或腋生，前者多带叶，后者疏散少花，花序轴及花均被疏柔毛，花淡紫色。气特异，味微苦、涩。以条匀、叶多、气浓者为佳。

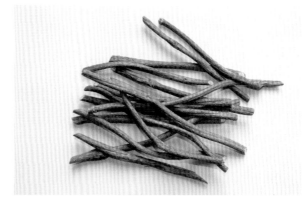

鸡矢藤药材

性味归经 味涩，性微冷。归热经。

功效主治 祛风除湿，消食化积，解毒消肿，活血止痛。主治风湿痹痛，食积腹胀，小儿疳积，腹泻，痢疾，黄疸，烫火伤，湿疹，疮疡肿痛。

用法用量 内服：煎汤，10～15 g，大剂量时可用 30～60 g；也可浸酒用。外用：适量，捣烂外敷；或煎水洗。

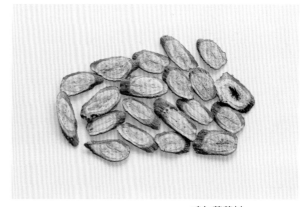

鸡矢藤药材

精选验方

1. 小儿疳积 鸡矢藤 10 g。水煎服。

2. 黄疸 鸡矢藤根 60～90 g，黄豆适量。共磨成浆，煮服。

3. 肝炎 鸡矢藤、水苏麻、大小血藤、白薇各 9～15 g。水煎服。

4. 红白痢疾 鸡矢藤叶 30 g，红糖 15 g。水煎服。

5. 胃气痛，消化不良 鸡矢藤 16 g，穿心莲、茴香子、茨梨根、桔梗各 3 g，山楂仁炭 10 g，生姜 3 片。各药用纱布包好，置于子鸡腹内，蒸熟，服汤肉。

6. 多年老胃病 鸡矢藤粉 16 g，隔山消 63 g。取隔山消炖猪肚脐肉（割过卵巢的母猪肉）250 g，用肉汤吞服鸡矢藤粉，分 3 次服完。

7. 消化不良 鸡矢藤、蜘蛛香各等份。切细，开水吞服，每次 3 g。

8. 顽固性消化性溃疡 鸡矢藤 50 g，当归、延胡索、炙甘草、白芍、佛手片各 10 g，血竭末（研吞）2 g。水煎服。

鸡矢藤

箭毒木
JIANDUMU

傣药名 埋广。

来　　源 为桑科植物见血封喉 *Antiaris toxicaria*（Pers.）Lesch. 的树皮和叶。

识别特征 常绿乔木，高达 30 m。基部通常具板根。树皮灰色，具泡沫状突起。叶纸质或革质，长圆形或椭圆形，长 7 ～ 20 cm，宽 2.5 ～ 7 cm，先端渐尖，基部圆形或心形，不对称，全缘或微具齿，两面被棕色短粗毛。花单性，雌雄同株；雄花密集于叶腋，生在一肉质盘状、有短柄的花序托上，花序托为覆瓦状的苞片所圈绕，花被片和雄蕊各 4 枚；雌花单生长于带鳞片的梨形花序托内，无花被，子房与花序托合生，花柱 2 裂。聚花果肉质，卵形，红色。花期 6 ～ 8 月，果期 8 ～ 12 月。

生境分布 生长于海拔 1000 m 以下的季雨林中。我国海南、广西及云南的西双版纳有分布。

采收加工 用鲜品，随用随采。

化学成分 汁液含 α- 见血封喉苷和 β- 见血封喉苷（antiarin）、马来毒箭木苷（malayoside）、19- 去氧 -α- 见血封喉苷

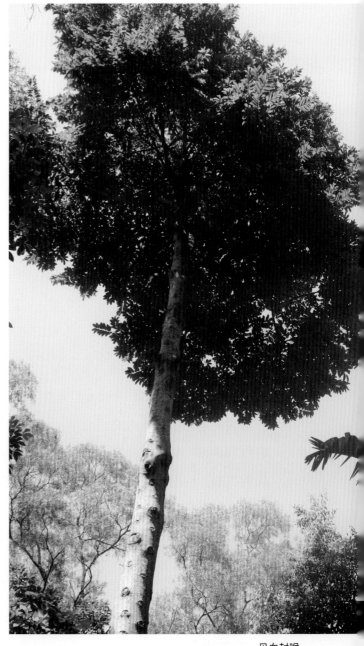

见血封喉

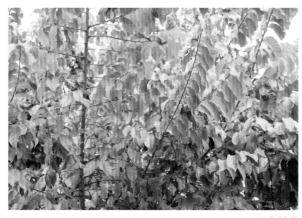

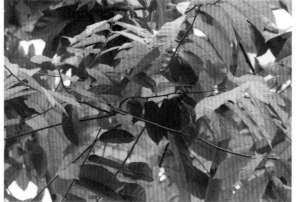

见血封喉 见血封喉

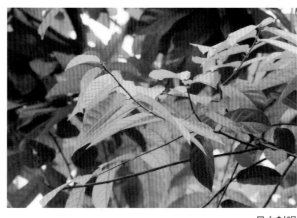

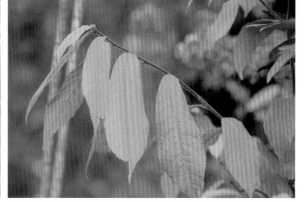

见血封喉 见血封喉

（α-antioside）、19- 去氧 –β– 见血封喉苷（β-antioside）、铃兰毒原苷（convalloside）、洋地黄毒苷元 –α– 鼠李糖苷（digitoxigenin-α-rhamnoside）、铃兰毒苷（convallatoxin）。

药理作用 |

强心作用 种子所含的苷类具有洋地黄样强心作用，对猫的强心效价为：α– 见血封喉苷 0.116 mg/kg，β– 见血封喉苷 0.102 mg/kg，马来毒箭木苷 0.107 mg/kg。

性味归经 |

味苦，性平。树胶有大毒。归风、土塔。

功效主治 |

除风解毒，消肿拔脓，补土健胃。主治疗疮痈疖脓肿，恶心呕吐，不思饮食。

用法用量 |

内服：取皮烤黄，开水泡，5 ~ 10 g。外用：鲜叶适量，捣烂敷。

精选验方 |

1. 疗疮痈疖脓肿 鲜箭毒木叶适量。捣烂包敷患处。

2. 恶心呕吐，不思饮食 箭毒木树皮 5 g。用火烤黄后开水泡服。

使用禁忌 |

树浆有剧毒，用量不宜过大。

箭毒木

姜黄
JIANGHUANG

傣 药 名 | 毫命。

别　　名 | 黄姜。

来　　源 | 为姜科植物姜黄 *Curcuma longa* L. 的根茎。

识别特征 | 多年生草本植物，高 1 ～ 1.5 m。根茎发达，成丛，分枝呈椭圆形或圆柱状，橙黄色，极香；根粗壮，末端膨大成块根。叶基生，5 ～ 7 片，2 列，叶柄长 20 ～ 45 cm；叶片长圆形或窄椭圆形，长 20 ～ 50 cm，宽 5 ～ 15 cm，先端渐尖，基部楔形，下延至叶柄，上面黄绿色，下面浅绿色，无毛。花葶由叶鞘中抽出，总花梗长 12 ～ 20 cm；穗状花序圆柱状，长 12 ～ 18 cm；上部无花的苞片粉红色或淡红紫色，长椭圆形，长 4 ～ 6 cm，宽 1 ～ 1.5 cm，中下部花的苞片嫩绿色或绿白色，卵形至近圆形，长 3 ～ 4 cm；花萼筒绿白色；具 3 齿；花冠管漏斗形，长约 1.5 cm，淡黄色，喉部密生柔毛，裂片 3；能育雄蕊 1，花丝短而扁平，花药长圆形，基部有距；子房下位，外被柔毛，花柱细长，基部有 2 个棒状腺体，柱头稍膨大，略呈唇形。花期 8 月。

生境分布 | 种植于向阳、土壤肥厚质松的田园中，有野生。分布于江西、福建、台湾、广东、广西、四川、贵州、云南等省区。

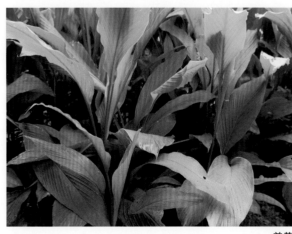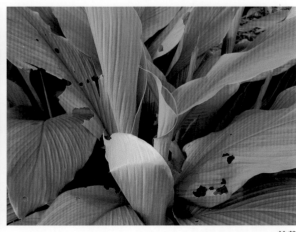

姜黄　　　　　　　　　　　　　　　　　　　　　　　　　　　姜黄

采收加工 在栽种当年 12 月中、下旬，茎叶逐渐枯萎，选晴天干燥时，将地上叶苗割去，挖出地下部分，抖去泥土，摘下块根，蒸或煮约 15 min，晒干或烘干，撞去须根即成。将根茎水洗，放入开水中焯熟，烘干，撞去粗皮，即得干姜黄；也可将根茎切成 0.7 cm 厚的薄片，晒干。

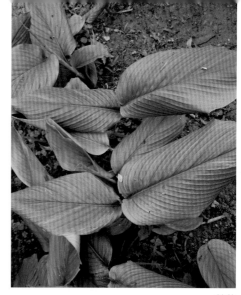

姜黄

药材鉴别 根茎呈不规则卵圆形、圆柱形或纺锤形，常弯曲，表面深黄色，粗糙，有皱缩纹理和明显环节，并有圆形分支痕及须根痕。质坚实，不易折断，断面棕黄色至金黄色，角质样，有蜡样光泽，内皮层环纹明显，维管束呈点状散在。气香特异，味苦、辛。以质坚实、断面金黄、香气浓厚者为佳。

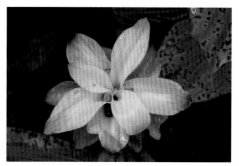

姜黄

性味归经 味麻、辣、微苦，性热。归冷经。

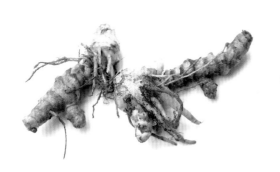

姜黄药材

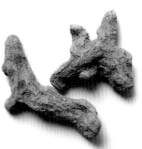

姜黄药材

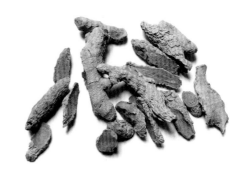

姜黄饮片

功效主治 破血行气，通经止痛。主治月经不调，胸腹胁痛，妇女痛经，闭经，产后瘀滞腹痛，风湿痹痛，跌仆损伤，痈肿。

精选验方

1. 黄疸 姜黄 7 g，白茅根、薏苡仁、车前草、木通各 10 g，茵陈 8 g，萹蓄 6 g。水煎内服。

2. 血积腹痛 姜黄、当归、地黄、延胡索、肉桂各适量。水煎服。

使用禁忌 血虚无气滞血瘀者及孕妇慎服。

姜黄

降香黄檀

JIANGXIANGHUANGTAN

傣 药 名 | 尖亮。

别 名 | 花梨母。

来 源 | 为豆科植物降香檀 *Dalbergia odorifera* T. Chen 的根、茎部心材。

识别特征 | 乔木，高 10 ～ 15 m。除幼嫩部分、花序及子房略被短柔毛外，其余无毛。小枝有苍白色密集的皮孔。奇数羽状复叶，长 12 ～ 25 cm，有小叶 9 ～ 13 片，稀为 7 片；叶柄长 1.5 ～ 3 cm；小叶近革质，卵形或椭圆形，长 4 ～ 7 cm，宽 2 ～ 3 cm，先端急尖，钝头，基部圆形或阔楔形；小叶柄长 4 ～ 5 mm。圆锥花序腋生，连总花梗长 8 ～ 10 cm；苞片和小苞片阔卵形，长约 1 mm；花小，极多数，长约 5 mm；花萼钟状，长约 2 mm，裂齿 5，下面 1 枚裂齿较长；花冠淡黄色或乳白色，旗瓣近倒心形，顶端微凹，翼瓣长椭圆形，龙骨瓣半月形，各瓣均具爪；雄蕊 9，单体；子房狭椭圆形，被短柔毛，花柱短。荚果舌状长椭圆形，长 4.5 ～ 8 cm，果瓣革质，具网纹，种子 1 粒，稀有 2 粒。花期 3 ～ 4 月，果期 10 ～ 11 月。

生境分布 | 生长于中海拔山坡疏林中、林缘或旷地上。我国海南及云南南部地区有栽培。

采收加工 | 全年可采，切片晒干或阴干备用。

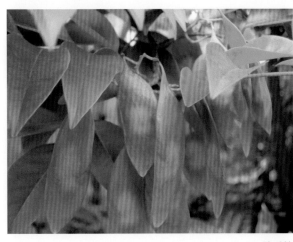 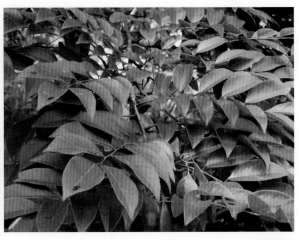

降香檀   降香檀

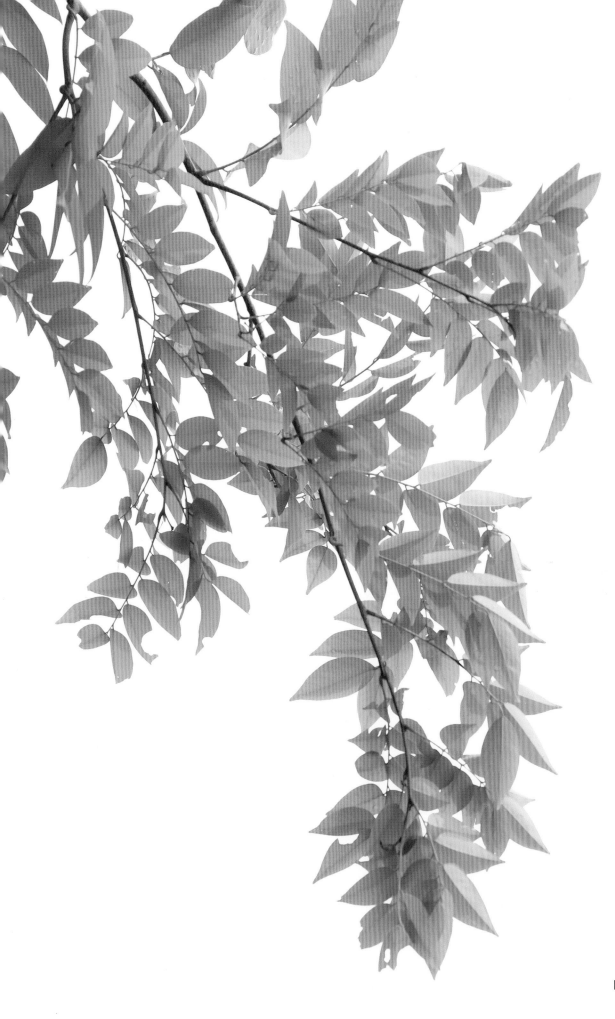

降香檀

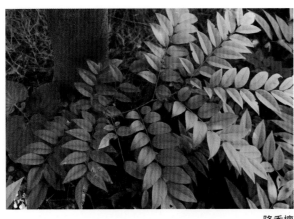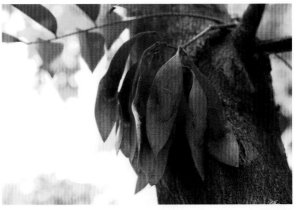

降香檀   降香檀

药材鉴别｜ 本品呈类圆柱形或不规则块状。表面紫红色或红褐色，切面有致密的纹理。质硬，有油性。气微香，味微苦。

化学成分｜ 根部心材含多种黄酮类成分，属异黄酮的有刺芒柄花素（formononetin）、鲍迪木醌（bowdichione）、3'-甲氧基大豆素（3'-methoxydaidzein）；属黄烷酮的有甘草苷元（liquiritigenin）；属查耳酮的有异甘草苷元（isoliquiritigenin）、2'-O-甲基异甘草苷元（2'-O-methylisoliquiritigenin）；属异黄烷的有：3R-驴食草酚（3R-vestitol）、3R-环裂豆醌（3R-claussequinone）、5'-甲氧基驴食草酚（3R-5'-methyoxyvestitol）、3',8-二羟基驴

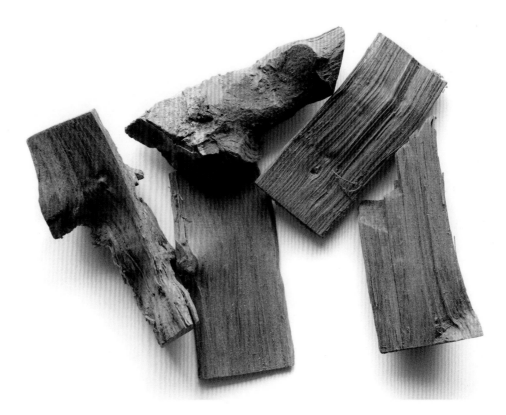

降香檀饮片

食草酚(3R-3′, 8-dihydroxyvestitol)、微凸剑叶莎酚(mucronulatol)、剑叶莎属异黄烷(duartin)、异剑叶莎属异黄烷（isoduartin）、降香异黄烯（odoriflavene）；属异黄烷酮的有 3R-2′, 3′, 7- 三羟基 -4′- 甲氧基异黄烷酮（3R-2′, 3′, 7-trihydroxy-4′-methoxyisoflavanone）。还含双异黄烷类成分：3R，4R- 反式 -2′, 3′, 7- 三羟基 -4′- 甲氧基 -4-（3R-2′, 7- 二羟基 -4′- 甲氧基异黄烷 -5′- 基）异黄烷 [3R，4R-trans-2′, 3′, 7-trihydroxy-4′-methoxy-4-（3R-2′, 7-dihydroxy-4′-methoxyisoflavan-5′-yl)-isoflavan]，3R，4R- 反式 -2′, 7- 二羟基 -4′- 甲氧基 -4-（3R-2′, 7- 二羟基 -4′- 甲氧基异黄烷 -5′- 基）异黄烷 [3R，4R-trans-2′, 7-di-hydroxy-4′-methoxy-4-（3R-2′, 7-dihydroxy-4′-methoxyisoflavan-5′-yl)-isoflavan]，2, 3- 二去氢 -2′, 7- 二羟基 -4′- 甲氧基 -3-（2′, 7- 二羟基 -4′- 甲氧基异黄烷 -6- 基）黄烷〔2, 3-didehydro-2′, 7-dihydroxy-4′-methoxy-3-（2′, 7-dihydroxy-4′-methoxyisoflavan-6-yl)-flavan〕。又含紫檀烷类成分：美迪紫檀素（medicarpin），9-O- 甲基尼森香豌豆紫檀酚（9-O-methylnissolin），白香草木犀紫檀酚（melilotocarpan）C 及 D，降香紫檀素（odoricarpin）。还含肉桂基苯酚类成分：钝叶黄檀苏合香烯（obtustyrene），异微凸剑叶莎苏合香稀（isomucronustyrene），羟基钝叶黄檀苏合香稀（hydroxyob-tustyrene）。

药理作用 |

1. 对血液系统的影响　本品能降低血液黏度，活血散瘀，降低血脂，抑制血小板聚集。

2. 对心血管系统的影响　本品可显著促进微循环的恢复，抗肾上腺素所致微动脉的收缩作用较强，能够抑制血管紧张素 II 受体而发挥显著的降压作用。

3. 镇静、抗惊厥作用　本品乙醇提取物可显著减少小鼠自发活动，抑制电惊厥发生率，显著对抗烟碱性惊厥。

性味归经 |
味微苦，气香，性温。归风、土塔。

功效主治 |
清火解毒，理气止痛，降逆止呕。主治发热，咽喉肿痛，头昏目眩，胃脘痛，食物中毒，恶心呕吐。

用法用量 |
内服：煎汤，5 ～ 10 g；或研末适量；或用水磨汁。

精选验方 |

1. 发热，咽喉肿痛　降香黄檀、甜菜根、四棱豆根、檀香、青竹标各适量。用水磨汁内服。

2. 胃脘痛，食物中毒，恶心呕吐　降香黄檀、砂仁、白豆蔻、石菖蒲各 10 g，野八角 5 g，九翅羽豆蔻根、姜黄各 15 g。煎汤内服。或研粉混匀，每次 2 g，白开水送服。

绞股蓝
JIAOGULAN

傣 药 名 ｜ 芽哈摆。

别　　名 ｜ 七叶胆、小苦药、落地生、遍地生根。

来　　源 ｜ 为葫芦科植物绞股蓝 *Gynostemma pentaphyllum*（Thunb.）Makino 的全草。

识别特征 ｜ 多年生攀缘草本植物。茎细弱，多分枝，具纵棱和沟槽，无毛或疏被短柔毛。叶互生；叶柄长 3 ~ 7 cm；卷须纤细，2 歧，稀单一，无毛或基部被短柔毛；叶片膜质或纸质，鸟足状，具 5 ~ 9 小叶，通常 5 ~ 7，卵状长圆形或长圆状披针形，中央小叶长 3 ~ 12 cm，宽 1.5 ~ 4 cm，侧生小叶较小，先端急尖或短渐尖，基部渐狭，边缘具波状齿或圆齿状牙齿，上面深绿色，背面淡绿色，两面均被短硬毛；侧脉 6 ~ 8 对，上面平坦，下面突起，细脉网状。雌雄异株，雄花为圆锥花序，花序穗纤细，多分枝，长 10 ~ 20 cm，分枝扩展，长 3 ~ 15 cm，有时基部具小叶，被短柔毛，花梗丝状，长 1 ~ 4 mm；基部具钻状小苞片；花萼筒极短，5 裂，裂片三角形；花冠淡绿色，5 深裂，裂片卵状披针形，长 2.5 ~ 3 mm，宽约 1 mm，具 1 脉，边缘具缘毛状小齿；雄蕊 5，花丝短，联合成柱，雌花为圆锥花序，较雄花小，花萼、花冠均似雄花；子房球形，花柱 3，短而分叉，柱头 2 裂，具短小退化雄蕊 5。果实球形，径 5 ~ 6 mm，成熟后为黑色，光滑无毛。内含倒垂种子 2 颗，卵状心形，直径约 4 mm，灰褐色或深褐色，顶端钝，基部心形，压扁状，面具乳突状突起。花期 3 ~ 11 月，果期 4 ~ 12 月。

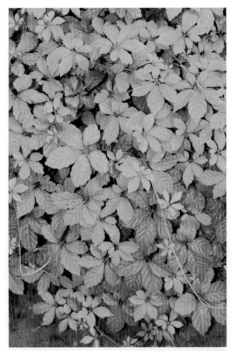

绞股蓝

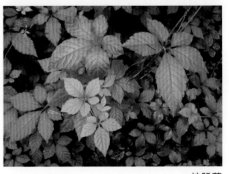

绞股蓝

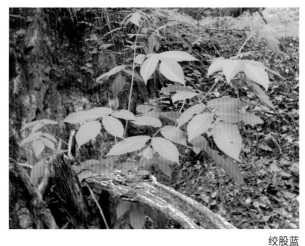
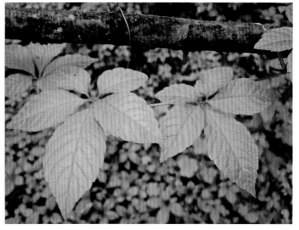

绞股蓝   绞股蓝

生境分布｜生长于海拔 100 ～ 3200 m 的山谷密林中、山坡疏林下或灌木丛中。分布于陕西、甘肃及长江以南各地。

采收加工｜每年夏、秋二季可采收 3 ～ 4 次，洗净、晒干。

药材鉴别｜本品为干燥皱缩的全草，茎纤细，灰棕色或暗棕色，表面具纵沟纹，被稀疏毛茸，润湿展开后，叶为复叶，小叶膜质，通常 5 ～ 7 枚，少数 9 枚，叶柄长 2 ～ 4 cm，被糙毛；侧生小叶卵状长圆形或长圆状

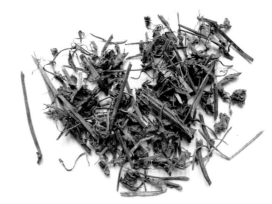

绞股蓝饮片

披针形，中央 1 枚较大，长 4 ～ 12 cm，宽 1 ～ 3.5 cm；先端渐尖，基部楔形，两面被粗毛，叶缘有锯齿，齿尖具芒。果实圆球形，直径约 5 mm，果梗长 3 ～ 5 mm。味苦，具草腥气。

性味归经｜味苦，性冷。归热经。

功效主治｜清热解毒，止咳祛痰，益气养阴，生津，安神。主治体虚乏力，虚劳失精，心悸气短，眩晕头痛，慢性气管炎，胃肠炎。

用法用量｜内服：煎汤，15 ～ 30 g；或研末，3 ～ 6 g；或泡茶饮。外用：适量，捣烂涂搽。

精选验方｜

1. 虚证 绞股蓝口服液每次 20 ml（含绞股蓝总皂苷 30 mg）。每日 3 次，空腹服，30 日 1 个疗程。

2. 高脂血症 绞股蓝适量。泡水频服。

绞股蓝

金礞石

JINMENGSHI

傣 药 名 罕列。

别 名 酥酥石。

来 源 为变质岩类云母片岩的风化物蛭石片岩 Vermiculite schist 或水黑云母片岩 Hydrobiotite schist 的岩石。

识别特征 蛭石片岩：主要由鳞片状矿物蛭石组成，次要矿物为水黑云母，含有少量普通的角闪石和石英。鳞片细小，断面可见到层状，显微镜下薄片具明显定向排列。为鳞片变晶结构；片状构造。片岩颜色较淡，呈淡棕色或棕黄色，金黄色光泽，质较软，易碎，碎片主呈小鳞片状。水黑云母片岩：主要由鳞片状矿物水黑云母组成，次要矿物为蛭石，含有少量普通的角闪石和石英，为鳞片变晶结构；片状构造，片岩颜色较深，呈黄褐色或深铁黄色。金黄色或银白色光泽，体轻，质软，易碎，碎后如麦麸。

生境分布 分布于河南、陕西、山西、河北等地。

采收加工 采得后，拣净杂石及泥土。

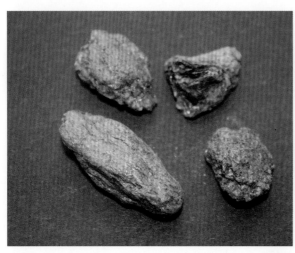

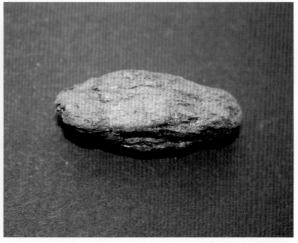

金礞石　　　　　　　　　　　　　　　　　　　　　　　　　　　　　　金礞石

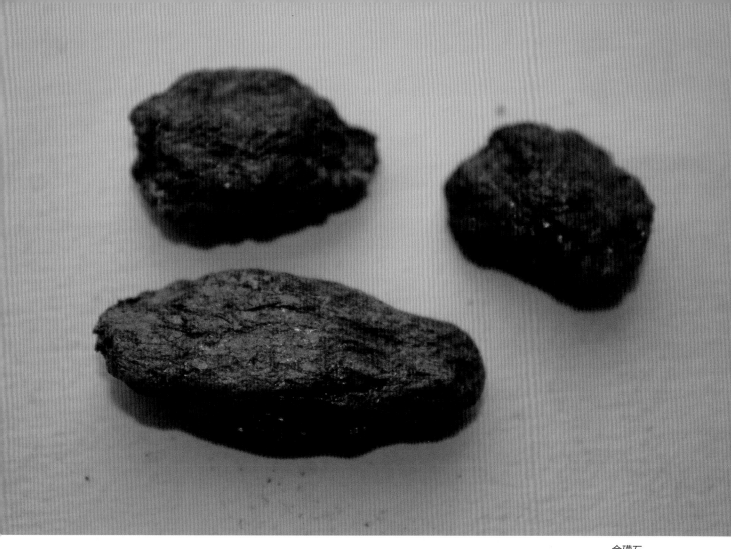

药材鉴别 | 本品为鳞片状集合体，呈不规则块状或碎片，块状者直径 2 ～ 10 cm，碎片者直径 0.1 ～ 0.8 cm，厚 0.6 ～ 1.5 cm，无明显棱角，棕黄色或黄褐色，带有金黄色或银白色光泽。质脆，用手捻之，易碎成金黄色闪光小片，具滑腻感。气微，味淡。

化学成分 | 主要成分为云母（黑云母、白云母）与石英，亦即主含钾、镁、铝、硅酸等与结晶水，亦可含钒（白云母的成分）。

性味归经 | 味苦，性凉。归土塔。

功效主治 | 除风通血止痛。主治头目昏眩，气血虚。

用法用量 | 内服：煎汤，10 ～ 20 g。

精选验方 |

1. 头晕目眩 ①金礞石 20 g，黄金间碧竹 50 g。煎汤内服。②金礞石、黑鸡蛋、黑种草籽各适量。用布包，与糯米同蒸，食糯米饭。

2. 气血虚 金礞石适量。用布包，放于糯米上同蒸，食糯米饭。

橘子

JUZI

傣 药 名 | 麻庄。

别　　名 | 新会柑、江门柑。

来　　源 | 为芸香科植物橘 *Citrus reticulata* Blanco 的果实及果皮、果汁。

识别特征 | 常绿小乔木，高约 3 m。小枝柔弱，通常有刺。叶互生，叶柄细长，翅不明显；叶革质，披针形或卵状披针形，长 5.5 ～ 8 cm，宽 2.5 ～ 4 cm，先端渐尖，基部楔形，全缘或有细钝齿，上面深绿色，下面浅绿色，中脉稍凸起。花黄白色，单生或簇生叶腋，芳香；萼片 5；花瓣 5；雄蕊 18 ～ 24，花丝常 3 ～ 5 枚合生；子房 9 ～ 15 室。柑果扁圆形或圆形，直径 5 ～ 7 cm，橙黄色或淡红黄色，果皮疏松，肉瓣极易分离。种子卵形，黄白色，先端有短嘴状突起。花期春季，果期秋、冬二季。

生境分布 | 我国长江以南各地广泛栽培。

采收加工 | 10 ～ 12 月果实成熟时，摘下果实，鲜用；或剥取果皮，晒干；榨其果汁备用。

化学成分 | 果汁含橙皮苷（hesperidin）、柚皮芸香苷（narirutin）、葡萄糖（glucose）、果糖（fructose）、蔗糖（sucrose）、苹果酸（malic acid）、枸橼酸（citric acid）、维生素（vitamin）C。果肉含纤维素（cellulose）、半纤维素（hemicellulose）及果胶物质、胡萝卜素（carotene）、

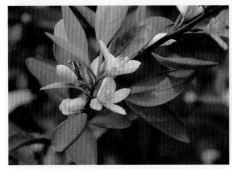
橘子

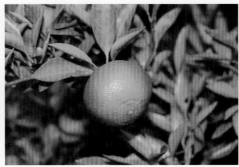
橘子

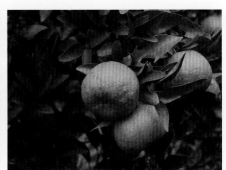
橘子

隐黄素（cryptoxanthin）、维生素（vitamin）B_1。果实含 β-谷甾醇（β-sitosterol）、β-香树脂醇（β-amyrin）、柚皮素（naringenin）。赤霉素 [gibberellins（GAs）] 有 GA_{53}、GA_{44}、GA_{17}、GA_{19}、GA_{20}、GA_{29}、GA_1、GA_8、GA_{24}、GA_9、GA_4、3-epi-GA_1 等。干燥成熟果皮含挥发油（essential oil）1.198% ～ 3.187%。

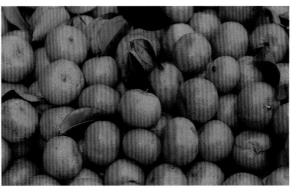
橘子

药理作用

1. 对消化系统的作用　果皮所含挥发油，对胃肠道有温和的刺激作用，可促进消化液的分泌，排除肠管积气。

2. 对心血管系统的作用　果皮煎剂、醇提取物及橙皮苷能兴奋蛙心，使心肌收缩力增强，扩张冠状动脉；果胶对动脉硬化有一定的预防作用。

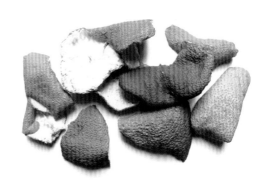
橘皮药材

3. 对呼吸系统的作用　果皮所含挥发油有刺激性祛痰作用。

4. 对免疫功能的影响　果皮水煎剂能明显增加豚鼠血清溶菌酶含量、血清血凝抗体滴度等。

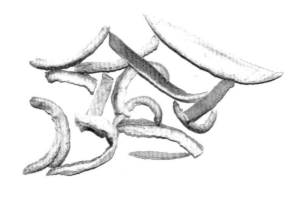
橘皮饮片

性味归经｜味酸，性平。归水、风、土塔。

功效主治｜调补水血，补土健胃，消食化积，止咳平喘。主治气血虚，头晕目眩，乏力，胃脘胀痛，不思饮食，哮喘，小儿咳喘。

用法用量｜内服：煎汤，果皮 10 ～ 15 g；果汁适量，调服。

精选验方

1. 气血虚，头晕目眩，乏力　橘子汁适量。调服黑种草籽粉 1 g。

2. 胃脘胀痛，不思饮食　橘皮、云南五味子藤各 10 g，芳樟、茴香、豆蔻各 15 g。煎汤内服。

3. 哮喘　橘汁适量。与蜂蜜调服。

4. 小儿咳喘　橘汁 10 ml，圆锥南蛇藤 20 g。煎汤内服。

橘子

决明子

JUEMINGZI

傣 药 名 | 芽拉勐囡。

别　　名 | 草决明、生决明、炒决明。

来　　源 | 为豆科一年生草本植物决明 *Cassia obtusifolia* L. 的干燥成熟种子。

识别特征 | 决明为一年生半灌木状草本；高 1 ~ 2 m，上部多分枝，全体被短柔毛。双数羽状复叶互生，有小叶 2 ~ 4 对，在下面两小叶之间的叶轴上有长形暗红色腺体；小叶片倒卵形或倒卵状短圆形，长 1.5 ~ 6.5 cm，宽 1 ~ 3 cm，先端圆形，有小突尖，基部楔形，两侧不对称，全缘。幼时两面疏生柔毛。花成对腋生，小花梗长 1 ~ 2.3 cm；萼片 5，分离；花瓣 5，黄色，倒卵形，长约 12 mm，具短爪，最上瓣先端有凹，基部渐窄；发育雄蕊 7，3 枚退化。子房细长弯曲，柱头头状。荚果 4 棱柱状，略扁，稍弯曲，长 15 ~ 24 cm，果柄长 2 ~ 4 cm。种子多数，菱状方形，淡褐色或绿棕色，有光泽，两侧面各有一条线形浅色斜凹纹。小决明与决明形态相似，但植株较小，通常不超过 130 cm。下面两对小叶间各有 1 个腺体；小花梗、果实及果柄均较短；种子较小，两侧各有 1 条宽 1.5 ~ 2 mm 的绿黄棕色带。具臭气。花期 6 ~ 8 月，果期 9 ~ 10 月。

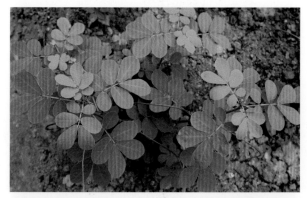

决明子

生境分布 | 生长于村边、路旁和旷野等处。分布于安徽、广西、四川、浙江、广东等省区，南北各地均有栽培。

采收加工 | 秋季果实成熟后，将全株割下或摘下果荚晒干，打出种子，扬净荚壳及杂质，再晒干。

药材鉴别 | 本品呈棱方形或短圆柱形，两端

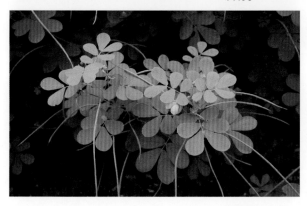

决明子

平行倾斜，形似马蹄，长 3 ~ 7 mm，宽 2 ~ 4 mm。表面绿棕色或暗棕色，平滑有光泽，有突起的棱线和凹纹。种皮薄。质坚硬。气微，味微苦。口嚼稍有豆腥气味。入水中浸泡时，由一处胀裂，手触之有黏性。

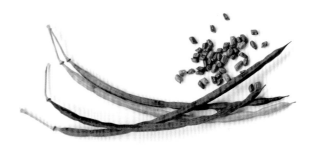

决明子药材

性味归经｜ 甘、苦、咸，微寒。归肝、肾、大肠经。

功效主治｜ 清肝明目，润肠通便。本品苦寒可降泻肝经郁热，清肝明目作用好而为眼科常用药；味甘质润而有润肠通便之功。

药理作用｜ 有降压及轻度泻下作用。其醇提取物对葡萄球菌、白喉杆菌及伤寒、副伤寒、大肠杆菌等均有抑制作用，其 1 ∶ 4 水浸剂对皮肤真菌有抗菌作用。

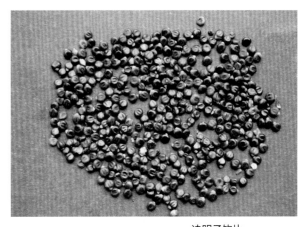

决明子饮片

用法用量｜ 10 ~ 15 g，煎服。

精选验方｜

1. 急性结膜炎 决明子、菊花、蝉蜕、青葙子各 15 g。水煎服。

2. 夜盲症 决明子、枸杞子各 9 g，猪肝适量。水煎，食肝服汤。

3. 雀目 决明子 100 g，地肤子 50 g。上药捣细罗为散，每于食后，以清粥饮调。

4. 习惯性便秘 决明子、郁李仁各 18 g。沸水冲泡代茶。

5. 外感风寒头痛 决明子 50 g。用火炒后研成细粉，然后用凉开水调和，涂在头部两侧太阳穴处。

6. 口腔炎 决明子 20 g。煎汤，一直到剩一半的量为止，待冷却后，用来漱口。

7. 妊娠高血压综合征 决明子、夏枯草、白糖各 15 g，菊花 10 g。水煎取汁，加入白糖，煮沸即可，随量饮用。

8. 肝郁气滞型脂肪肝 决明子 20 g，陈皮 10 g。切碎，放入砂锅，加水浓煎 2 次，每次 20 min，过滤，合并 2 次滤汁，再用小火煨煮至 300 ml 即成，代茶饮，可连续冲泡 3 ~ 5 次，当日饮完。

9. 热结肠燥型肛裂 决明子 30 g，黄连 3 g，绿茶 2 g。放入大号杯中，用沸水冲泡，加盖焖 10 min 即成，代茶频饮，可冲泡 3 ~ 5 次，当日饮完。

10. 肥胖症 决明子、泽泻各 12 g，番泻叶 1.5 g。水煎取药汁，每日 1 剂，分 2 次服用。

使用禁忌｜ 气虚便溏者慎用。

决明子

楂藤子

KETENGZI

傣 药 名 ┃ 麻哇。

来　　源 ┃ 为豆科植物楂藤子 *Entada phaseoloides*（L.）Merr. 的种仁和藤。

识别特征 ┃ 常绿木质大藤本。茎扭旋。二回羽状复叶；羽片通常 2 对，顶生 1 对羽片变为卷须，羽片各有小叶 6 ～ 8 枚；小叶椭圆矩形，长 3 ～ 8.5 cm，宽 1.5 ～ 4 cm，两侧不等，先端圆，基部略偏斜，革质。花黄色，芳香，穗状花序腋生，或排列为圆锥花序式；苞片线形，外有短柔毛；萼阔钟状，萼齿 5，远离，长约 2 mm；花瓣 5，长圆形；雄蕊 10，花丝丝状；子房有短柄，花柱丝状，柱头凹下。荚果扁，木质，无毛，长 30 ～ 100 cm，宽 8 ～ 12 cm，10 ～ 30 节，每节有种子 1 粒。种子扁，近圆形，暗褐色，成熟后种皮木质，直径 4 ～ 5 cm，有光泽，具网纹。花期 3 ～ 6 月，果期 8 ～ 12 月。

生境分布 ┃ 生长于低、中山常绿阔叶林中。分布于福建、台湾、广东、海南、广西、云南和西藏等地。

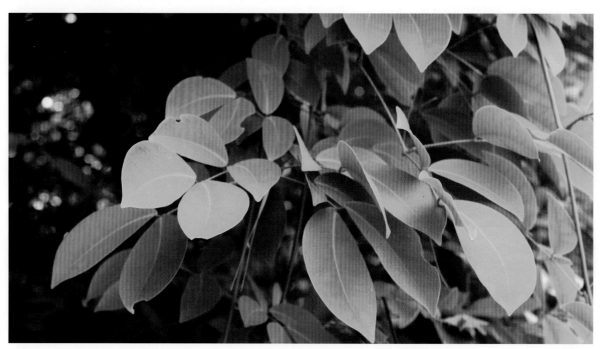

楂藤子

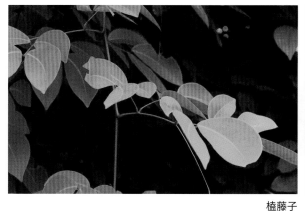

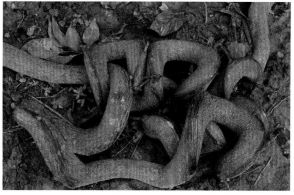

榼藤子　　　　　　　　　　　　　　　　　　　　榼藤子

采收加工 冬、春二季种子成熟后采集种子去外壳，取种仁，烤熟或炒熟后研粉备用。藤随用随采。

化学成分 种仁含脂肪油，其中脂肪酸组成有肉豆蔻酸（myristic acid）、棕榈酸（palmitic acid）、硬脂酸（stearie acid）、花生酸（arachidic acid）、山嵛酸（behenic acid）、油酸（oleic acid）、亚油酸（linoleic acid）和亚麻酸（linolenic acid）。又含三萜皂苷：榼藤皂苷（entada saponin）Ⅰ。含酰胺类：榼藤酰胺（entadamide）A、B 和榼藤酰胺 A-β-D-吡喃葡萄糖苷（entadamide A-β-D-glucopyranoside）；酚性物：2-羟基-5-丁氧基苯乙酸（2-hydroxy-5-butoxyphenylacetic acid），2-β-D 吡喃葡萄糖基-5-丁氧基苯乙酸（2-β-D-glucopyranosyl-5-butoxyphenylacetic acid），2，5-二羟基苯乙酸甲酯（2，5-dihydroxyphenylacetic acid methyl ester），榼藤子苷（phaseoloidin）即尿黑酸-2-O-β-D-吡喃葡萄糖苷（homogentisic acid-2-O-β-D-glucopyranoside）。还含蛋白质和糖类。

性味归经 种仁：味淡，气腥，性平。生品有毒。藤：味淡，性凉。归四塔。

功效主治 调理四塔，利水消肿，清火解毒。主治气血虚，乏力，头痛头晕，水肿，性病。

用法用量 内服：煎汤，藤 10 ～ 30 g；研粉，种仁火拷 0.1 ～ 0.3 g。外用：种仁适量，捣烂烤热擦；或研末调擦。

精选验方

1.气血虚，乏力，头痛头晕 榼藤子藤 20 g。煎汤，加少许红糖内服。

2.头痛头昏 榼藤子种仁。剖成两半捣烂，再放回壳中，加少许芝麻油，用火烤热后搽前额、两太阳穴和疼痛处。

3.水肿 榼藤子藤 20 g。煎汤，或用火烘熟煎汤内服。

4.性病 榼藤子种仁粉 0.3 g，木鳖子根 10 g。煎汤内服。

使用禁忌 种仁有毒，不能生用或过量，需用火烤黄后研粉使用。

榼藤子

苦丁茶
KUDINGCHA

傣 药 名 埋休。

来 源 为金丝桃科植物红芽木 *Cratoxylum formosum* (Jack) Dyersubsp. pruniflorum (Kurz) Gogelin 的叶和茎枝。

识别特征 乔木，高 5 ~ 12 m。树干基部具刺；幼枝密被柔毛。叶对生；叶片椭圆形或长圆形，顶端短渐尖，基部阔楔形或近于圆形，全缘，下面密生柔毛；叶柄长 3 ~ 5 mm。花 4 ~ 6 朵，聚生长于短枝上，单一，腋生，总花梗长 15 mm，密生柔毛；花粉红色，花梗长 2 ~ 3 mm，密生柔毛；萼片 5，有柔毛；花瓣 5；雄蕊多数，花丝较长，基部合生，上部分离。蒴果椭圆形，长 8 ~ 12 mm，有宿存花萼。

生境分布 生长于海拔 100 ~ 1000 m 的山地疏林中。我国广西南部，云南东南、西南和南部地区有分布。

采收加工 全年可采，摘取叶，砍下茎枝，晒干备用或鲜用。

化学成分 叶含槲皮素（quercetin）、金丝桃苷（hyperoside）、1，3，6，7-四羟基呫吨酮（1，3，6，7-tetrahy droxyxanthone）、杧果苷（mangiferin）、异杧果苷（isomangiferin）、表儿茶精（epicatechin）。

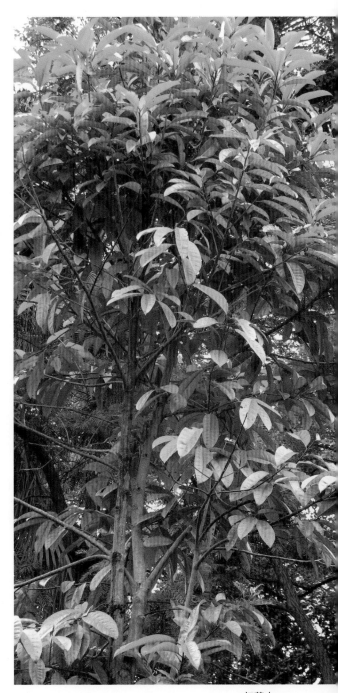

红芽木

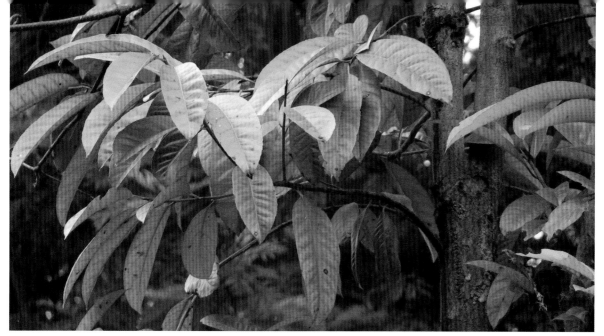

红芽木

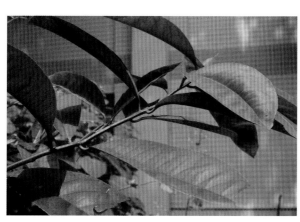

红芽木

苦丁茶

性味归经 | 味苦、涩，性凉。归水塔。

功效主治 | 清火解毒，明目，理气止痛，涩肠止泻。主治水火烫伤，视物不清，腹痛腹泻，赤白下痢。

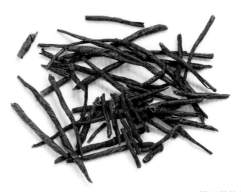

苦丁茶饮片

用法用量 | 内服：煎汤，茎枝 10 ~ 20 g；或研粉，2 ~ 3 g。外用：叶适量，煎水洗。

精选验方 |

1. **水火烫伤** 苦丁茶叶适量。煎水外洗。

2. **视物不清** 苦丁茶干品适量。研粉，温开水送服 2 g。

3. **腹痛腹泻，赤白下痢** 苦丁茶茎枝 20 g，煎服。

苦丁茶

苦荞
KUQIAO

傣 药 名 | 帕泵宋。

别　　名 | 帕孟。

来　　源 | 为蓼科植物苦荞麦 *Fagopyrum tataricum* (L.) Gaertn. 的全株或根。

识别特征 | 一年生草本，高 50～90 cm。茎直立，分枝，绿色或略带紫色，有细条纹。单叶互生，有长柄，柄之基部扩大抱茎；叶片宽三角形，长 2～7 cm，宽 2.5～8 cm，先端急尖，基部心形，全缘；托叶鞘膜质，黄褐色。小花白色或淡红色，总状花序，花梗细长，花排列稀疏；花被 5 深裂，裂片椭圆形，长约 2 mm；雄蕊 8 个，短于花被；花柱 3，较短，柱头头状。瘦果卵形，有 3 棱，棱上部尖利，下部圆钝，黑褐色，有 3 条深沟。花期 7～9 月，果期 8～10 月。

生境分布 | 生长于林边或山坡草丛。分布于我国东北、西北、西南各地。野生或栽培。

采收加工 | 夏、秋二季可采，洗净鲜用或晒干备用。

化学成分 | 全草含硝酸盐还原酶（nitrate reductase）、芸香苷（rutin）。叶中含 3', 4', 5, 7- 四 -O- 甲基槲皮素 -3-O-α-L- 吡喃鼠李糖基 -（l → 6）-O-β-D- 吡喃葡萄糖苷 [3', 4', 5, 7-tetra-O-methylquercetin-3-O-α-L-rhamnopyranosyl-（1 → 6）-O-β-D-glucopyranoside]。果实含蛋白质。种子含槲皮素（quercetin）、山奈酚（kaempferol）、芸香苷、山奈酚 -3 芸香糖苷（kaempferol-3-rutinoside）、槲皮素 -3- 芸香糖苷 -7- 半乳糖苷（quercetin-3-rutinoside-7-galactoside）。

药理作用 |

1. 抑制乙型肝炎表面抗原作用　苦荞水煎剂对乙型肝炎表面抗原(HBsAg)有明显灭活作用。

2. 降血糖、血脂作用　连续服用苦荞麦粉，有显著降血糖作用，并对血胆固醇和三酰甘油有明显的降低作用。

性味归经 | 味酸、苦、微甜，性平。归水塔。

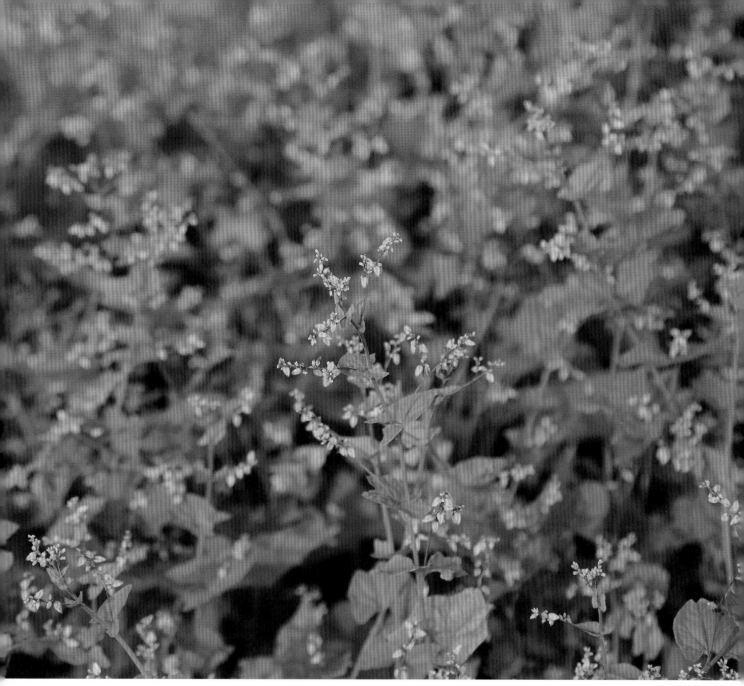

苦荞麦

功效主治 清火解毒，消肿止痛。主治咽喉肿痛，口舌生疮，高血脂，肥胖病，糖尿病。

用法用量 内服：煎汤，根 30 g；叶 15 ~ 30 g。外用：全株 20 g，煎汤含漱。

精选验方

1. 咽喉肿痛，口舌生疮 苦荞全株 20 g。煎汤含漱。

2. 口舌生疮 苦荞根 20 g，平卧土三七 15 g。煎汤，取烧红铁块淬入药液后，温服药液。

3. 高脂血症，肥胖症，糖尿病 苦荞根、竹叶兰各 30 g。煎汤服。或取苦荞粉每次 5 ~ 10 g，开水冲服。

苦荞

宽筋藤

KUANJINTENG

傣 药 名 | 竹扎令。

别　　名 | 伸筋藤。

来　　源 | 为防己科植物中华青牛胆 *Tinospora sinensis*（Lour.）Merr. 的藤茎。

识别特征 | 落叶木质藤本，长 3 ~ 20 m。无念珠状块根。茎缠绕，有黏液，嫩枝被柔毛，老枝无毛，有许多凸出的皮孔。单叶互生；叶片宽卵状圆形至圆形，长 7 ~ 12 cm，宽 5 ~ 10 cm，先端骤尖，基部心形，上面被短硬毛，下面被绒毛，基出脉 5 ~ 7 条，叶柄长 4 ~ 10 cm，被柔毛。总状花序腋生，先叶开放；花单性异株，淡黄色。果序长约 10 cm，核果鲜红色，内果皮半卵球形，长 8 ~ 10 mm，腹面平坦，背面具棱脊及多数小疣状突起。种子长约 5 mm，半圆球形，腹面内陷。花期 3 ~ 4 月，果期 7 ~ 8 月。

生境分布 | 常生长于海拔 500 ~ 900 m 的疏林中。分布于广东、海南、广西及云南南部。

采收加工 | 全年可采，采后洗净切片，晒干备用。鲜品随用随采。

性味归经 | 味苦，性凉。归水、风塔。

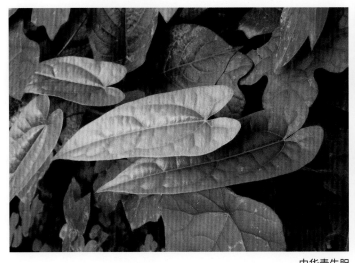

中华青牛胆

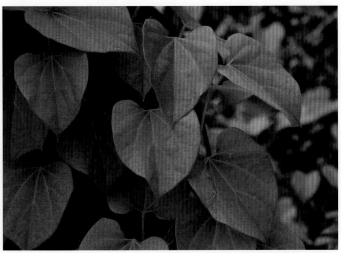

中华青牛胆

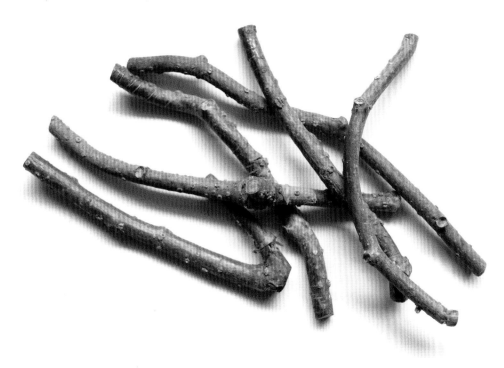

宽筋藤药材

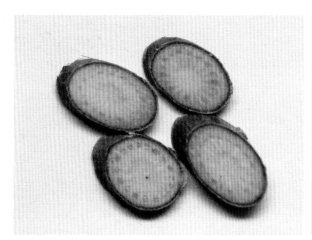

宽筋藤药材

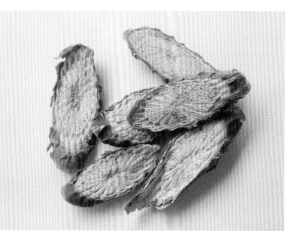

宽筋藤饮片

功效主治 调补气血，镇心安神，舒筋活络。主治气血虚，乏力，心慌心悸，风寒湿痹证，肢体关节酸痛，屈伸不利，跌打损伤。

用法用量 内服：泡酒，50 ~ 100 g；研粉，2 g，温开水送服。外用：鲜品适量，舂细，炒热包敷。

精选验方

1. 气血虚，乏力，心慌心悸 宽筋藤 15 g，马蹄金 20 g，鳢肠、黑甘蔗芽、黑种草籽各 30 g。研细粉，温开水送服，每次 3 g。

2. 风寒湿痹证，肢体关节酸痛，屈伸不利 宽筋藤、紫色姜鲜品各等量。舂细加少许猪油或淘米水拌匀，炒热后包敷患处。或本品泡酒内服。

宽
筋
藤

腊肠果

LACHANGGUO

傣 药 名 | 锅拢良。

别　　名 | 东嘎、均兴扎拉布。

来　　源 | 为豆科植物腊肠树 *Cassia fistula* L. 的干燥成熟果实。

识别特征 | 乔木，高达 15 m。叶互生，偶数羽状复叶，长达 25～40 cm，小叶 4～8 对，亚革质，对生，卵状或卵状椭圆形，长 5～12.5 cm，宽 3.5～7.5 cm，先端渐尖，全缘，下面淡白而被丝状茸毛，脉明显。总状花序腋生下垂，长 30 cm 或更长，小花梗长 4～6 cm；萼片 5，长卵形，早落；花冠鲜黄色，直径约 40 mm，花瓣 5；雄蕊 10，下面 1～3 雄蕊的花药较大，雌蕊 1。荚果圆柱状，长 30～60 cm，直径 1～2 cm，黑褐色，下垂，有 3 条槽纹。种子间有横隔，不开裂。花期 5～6 月，果期 6～7 月。

生境分布 | 生长于海拔 1500 m 以下林边或山坡。分布于广西、广东、云南等地。

采收加工 | 果熟时采果，除去杂质，晾干。

药材鉴别 | 果实呈圆柱形，顶端尖，基部有短果柄。表面暗褐色至黑褐色，平滑而带光泽，具不甚明显的环形浅槽。腹背两

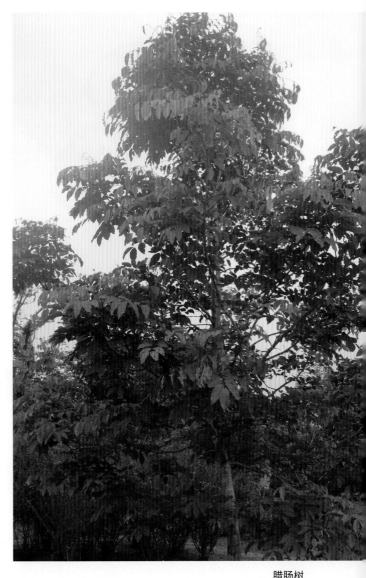

腊肠树

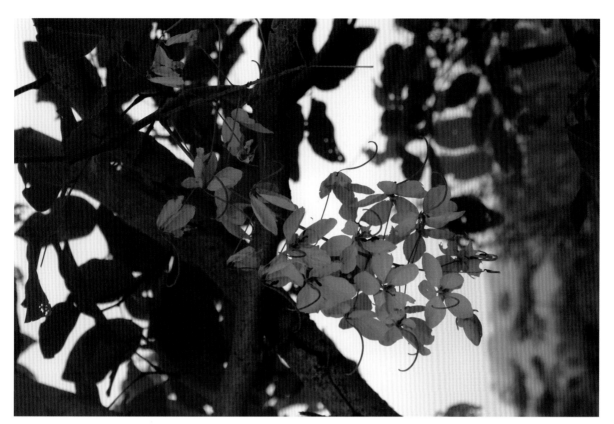

腊肠树

缝线明显，质坚，可折断，断面具黄棕色横隔，每隔间各具种子1粒，种子呈卵圆形而稍扁，黄棕色至暗红棕色，光滑，两侧具略隆起的皱纹。上下有浅纵沟。质坚硬，遇热水产生透明易剥离的胶质薄膜，胚乳发达角质样。果肉气特异，味甘、苦、涩、酸。

性味归经 味甘，性凉。

功效主治 清肝热，攻下，解毒，消肿。主治新旧肝热，便秘，四肢肿胀，"培根木布"及树类中毒症。

用法用量 内服：研末，3～6g；或入丸、散。

精选验方

1. 降胃火，治各种胃病 腊肠果25g，诃子15g，硇砂5g，蛇床子20g，荜茇10g。共研成细粉，混匀，制散，早、晚各服2.5g。

2. 新旧肝病 腊肠果50g，狼毒（制）、藜芦（制）各25g。制成水丸，每次1.5～3g，每日1次，温开水送服，孕妇禁服。

3. 消化不良，胃肠胀痛，上吐下泻，音哑，中毒引起的肤色变褐色，身体虚弱等 八味同嘎流浸膏：腊肠果、诃子、高山大黄各20g，大戟膏、小檗皮、黄葵、龙胆花、草莓各15g。共研成粗粉，混匀，加3倍量水，煎煮约30 min，过滤，药渣再加3倍量水，煎煮约30 min，过滤，去掉药渣，二次滤液合并，水浴上煎煮浓缩成流浸膏，每日2次，每次服10 ml。

腊肠果

辣椒

LAJIAO

傣 药 名 ┃ 匹。

别　　名 ┃ 辣茄、辣虎、海椒、辣角、班椒。

来　　源 ┃ 为茄科植物辣椒 *Capsicum annuum* L. 的果实。

识别特征 ┃ 一年生或有限多年生草本植物，高 40 ～ 80 cm。单叶互生，枝顶端节不伸长而呈双生或簇生状；叶片长圆状卵形、卵形或卵状披针形，长 4 ～ 13 cm，宽 1.5 ～ 4 cm，全缘，先端尖，基部渐狭。花单生，俯垂；花萼杯状，不显著 5 齿；花冠白色，裂片卵形；雄蕊 5；雌蕊 1，子房上位，2 室，少数为 3 室，花柱线状。浆果长指状，先端渐尖且常弯曲，未成熟时绿色，成熟后呈红色、橙色或紫红色，味辣。种子多数，扁肾形，淡黄色。花、果期 5 ～ 11 月。

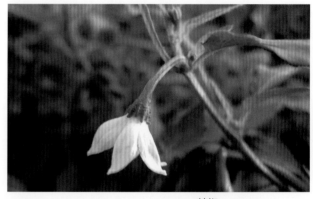

辣椒

生境分布 ┃ 我国大部地区均有栽培。

采收加工 ┃ 青椒一般以果实充分肥大，皮绿色转浓，果皮坚实而有光泽时采收；干椒可待果实成熟时一次采收。可加工成腌辣椒、清酱辣椒、虾油辣椒。干椒可加工成干制品。

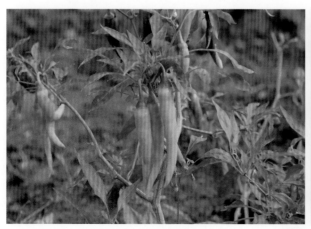

辣椒

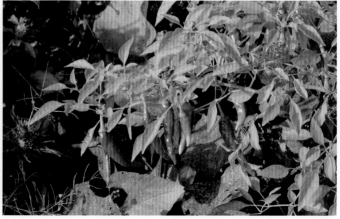

辣椒

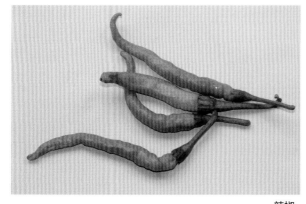

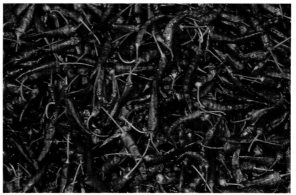

辣椒

辣椒

药材鉴别 果实形状、大小因品种而异。一般为长圆锥形而稍有弯曲，基部微圆，绿棕色，具5裂齿的宿萼及稍粗壮而弯曲或细直的果柄。表面光滑或有沟纹，橙红色、红色或深红色，具光泽，果肉较厚。质较脆，横切面可见中轴胎座，有菲薄的隔膜分为2～3室，内含多数黄白色、扁平圆形或倒卵形种子。干品果皮皱缩，暗红色，果肉干薄。气特异，催嚏性，味辛辣如灼。

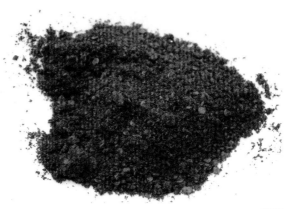

辣椒

性味归经 味辛、辣，性热。归冷经。

功效主治 温中散寒，下气消食。主治胃寒气滞，脘腹胀痛，呕吐，泻痢，风湿痛，冻疮。

用法用量 内服：入丸、散，1～3g。外用：适量，煎水熏洗或捣烂外敷。

精选验方

1.预防冻疮 风雪寒冷中行军或长途旅行，可用20%辣椒软膏搽于冻疮好发部位，如耳轮、手背、足跟等处。如冻疮初起尚未溃烂，用辣椒适量煎水温洗；或用辣椒放在麻油中煎成辣油，涂患处。

2.风湿性关节炎 辣椒20个，花椒30g。先将花椒煎水，数沸后放入辣椒煮软，取出撕开，贴患处，再用水热敷。

3.带状疱疹后神经痛 用0.025%辣椒素乳膏。在患部皮肤上涂敷，每日4次。

4.糖尿病性神经痛 用0.025%辣椒素乳膏。每日3次。

使用禁忌 阴虚火旺及诸出血者禁服。

辣椒

老虎芋
LAOHUYU

傣 药 名｜汪别。

来　　源｜为天南星科植物尖尾芋 *Alocasia cucullata*（Lour.）Schott. 的根茎。

识别特征｜多年生常绿草本，高可达 1 m。根茎粗壮，直立或横卧，具须根及有明显的叶痕和膜质的叶鞘残留物。老株常在茎干上部有分枝。叶宽卵状心形，稍盾状，长 15～30 cm，宽 10～18 cm 或更大，先端长尖，基部心形，边缘波状，侧脉 5～7 对，最下部为扇状放射；叶柄绿色，长 30～90 cm，下部扩大成鞘状。肉穗花序单生，从叶腋内长出，外被舟状苞片所包围，其长度大于肉穗花序；雄花在上部，雄蕊连合成六角形的单体；中性花在中部；雌花在下部，子房 1 室。果肉质，淡红色至紫红色。花期 5～6 月，果期 7～8 月。

生境分布｜生长于山涧阴湿处或村旁、沟河边。分布于浙江、福建、广东、海南、广西、四川、贵州和云南等地。

采收加工｜挖取根茎，洗净切片，晒干备用；鲜品随用随采。

化学成分｜尖尾芋全株含总氨基酸 0.99%，内有赖氨酸（lysine）、精氨酸（arginine）、天冬氨酸（aspartic acid）、苏氨酸（theronine）、丝氨酸（serine）、谷氨酸（glutamic acid）、亮氨酸（leucine）、异亮氨酸（isoleucine）、苯丙氨酸（phenylalanine）、脯氨酸（proline）、甘氨酸（glycine）、丙氨酸（alanine）、缬氨酸（valine）。还含延胡索酸（fumaric acid）、苹果酸（malic acid）、焦黏酸（pyromucic acid）、β‑谷甾醇（β‑sitosterol）。又含皂毒苷（sapotoxin）及草酸钙（calcium oxalate）。

药理作用｜抗蛇毒作用：小鼠灌服老虎芋水提醇沉液 100 g/kg，对眼镜蛇毒、眼镜王蛇毒和银环蛇毒的中毒有明显保护作用，其保护率分别为 85.7%、80% 和 30%；但对五步蛇毒和蝮蛇毒中毒小鼠无保护作用。

性味归经｜味麻，性温。归风、火塔。

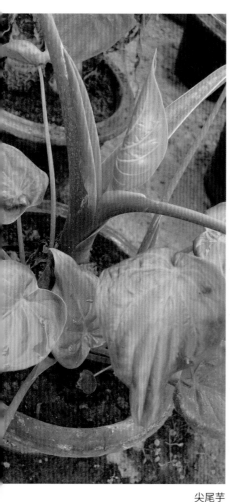
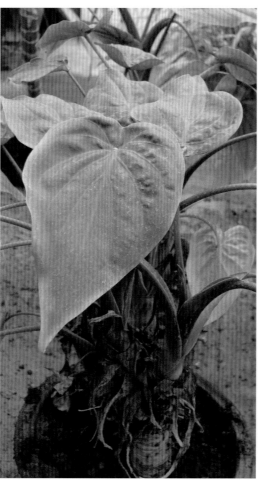
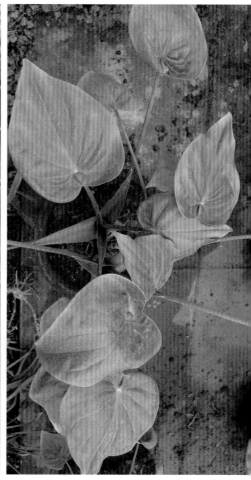

尖尾芋　　　　　　　　　　　　尖尾芋　　　　　　尖尾芋

功效主治 │ 补火通气,止咳化痰,消肿止痛。主治肺结核,咳喘,毒虫咬伤,疔疮痈疖脓肿,风寒湿痹证,肢体关节酸痛,屈伸不利。

用法用量 │ 内服:煎汤(去皮开水煎煮 6 h,汤色变红方可服用),10 ~ 15 g。外用:适量,鲜品捣烂敷。

精选验方 │

1. 肺结核,咳喘　老虎芋 10 ~ 15 g。去皮,开水煎煮 6 h,汤色变红内服。

2. 毒虫咬伤,疔疮痈疖脓肿　老虎芋、旱莲草、含羞草鲜品各适量。捣烂,包敷患处。

3. 风寒湿痹证,肢体关节酸痛,屈伸不利　老虎芋、旱莲草、含羞草、重楼鲜品各适量。捣烂,包敷患处。

使用禁忌 │ 本品有大毒,宜慎用。

老虎芋

雷公藤
LEIGONGTENG

傣 药 名 | 嘿麻电龙。

来　　源 | 为卫矛科植物雷公藤 *Tripterygium wilfordii* Hook. f. 的根。

识别特征 | 攀援藤本，高 2 ~ 3 m。小枝红褐色，有棱角，具长圆形的小榴状突起和锈褐色绒毛。单叶互生，亚革质，卵形、椭圆形或广卵圆形，长 5 ~ 10 cm，宽 3 ~ 5 cm，先端渐尖，基部圆或阔楔形，边缘有细锯齿，上面光滑，下面淡绿色，主脉和侧脉在叶的两面均稍隆起，脉上疏生锈褐色短柔毛；叶柄长约 5 mm，表面密被锈褐色短绒毛。花小，白色，为顶生或腋生的大型圆锥花序，萼为 5 浅裂；花瓣 5，椭圆形；雄蕊 5，花丝近基部较宽，着生在杯状花盘边缘；子房上位，三棱状，花柱短，柱头头状。翅果，膜质，先端圆或稍成截形，基部圆形，长约 1.5 cm，宽约 1 cm，黄褐色，3 棱，中央通常有种子 1 粒。种子细长，线形。花期 5 ~ 6 月，果熟期 8 ~ 9 月。

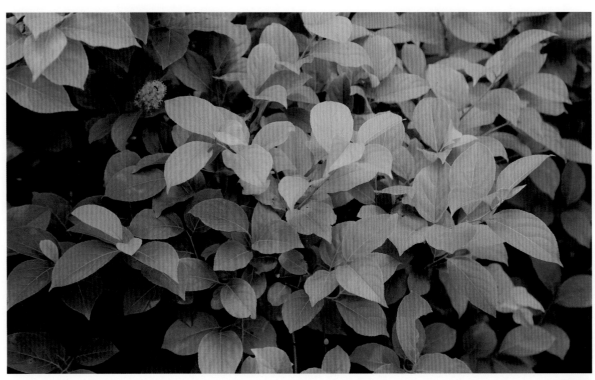

雷公藤

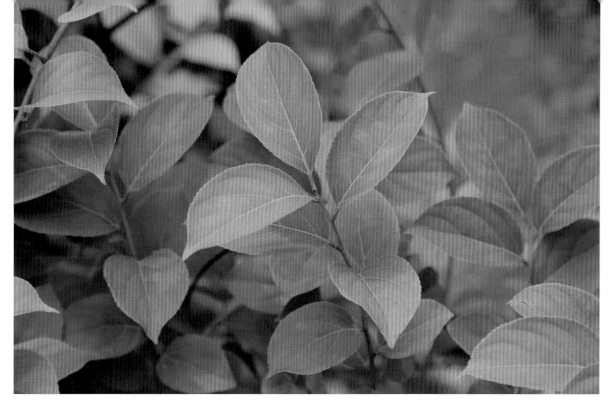

雷公藤

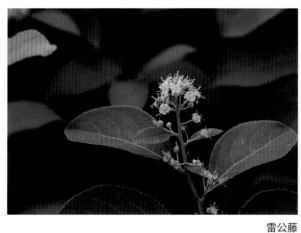

雷公藤

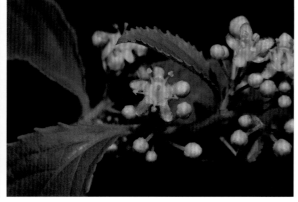

雷公藤

生境分布 生长于背阴多湿稍肥的山坡、山谷、溪边灌木林和次生杂木林中。分布浙江、江西、安徽、湖南、广东、福建、台湾等地。

采收加工 夏、秋采收。切段晒干备用；或去皮晒干。

化学成分 根含雷公藤碱（wilfordine）、雷公藤次碱（wilforine）、雷公藤碱乙（wilforgine）、雷公藤碱丁即雷公藤春碱（wilfortrine）、雷公藤碱戊（wilforidine）、雷公藤碱己即异卫矛碱（wilformine，euonine）、雷公藤碱庚（wilforzine）、雷公藤碱辛（neowilforine）、1-去乙酰基雷公藤碱（1-desacetyl wifordine）、1-去乙酰基雷公藤碱丁（1-desacetyl wilfortrine）、2-去苯甲酰基-2-烟酰基雷公藤次碱（2-debenzoyl-2-nicotinoyl wilforine）、异雷公藤碱（isowilfordine）、雷公藤希碱（wilforcidine）。南蛇藤桂皮酰胺（celacinnine）、

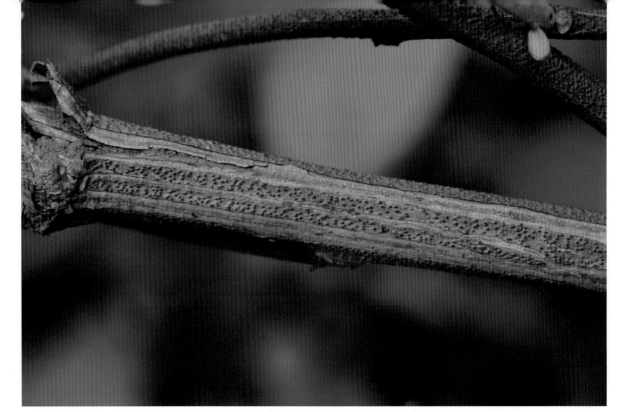

雷公藤

南蛇藤－β－呋喃甲酰胺（celafurine），南蛇藤苄酰胺（celabenzine）、雷公藤内酯（wilforlide）A 和 B、雷酚萜醇（triptonoterpenol）、16-羟基雷公藤内酯醇（16-hydroxytriptolide）、雷公藤内酯醇即雷公藤甲素（triptolide）、表雷公藤内酯三醇（epitriptriolide）、雷贝壳杉烷内酯（tripterifordine）、对映、雷贝壳杉烷内酯（antriptolactone）、雷公藤酸（tripterygic acid）、直楔草酸（orthosphenic acid）、β－谷甾醇（β-sitosterol）及胡萝卜苷（daucosterol）。

药理作用 |

1. 抗炎作用　大鼠腹腔注射雷公藤煎剂对甲醛性足跖肿胀和组胺引起的皮肤毛细血管通透性增加均有明显抑制作用，对棉球肉芽肿增生也右一定抑制作用。

2. 对免疫系统的作用　①对非特异性免疫的影响：小鼠腹腔注射雷公藤煎剂 10 g/kg，连续 7 d，可降低胸腺重量，但脾脏重量却增加，对腹腔巨噬细胞的吞噬功能则有增强作用；腹腔注射雷公藤总藤（TW）200 mg/kg，连续 7 d，可使外周白细胞数明显降低，也能增加巨噬细胞的吞噬功能，但对胸腺、脾脏重量却无明显影响；腹腔注射雷公藤碱丁和雷公藤碱己 80 mg/kg 4 d，均能明显减轻小鼠脾脏和胸腺重量。②对细胞免疫的作用：总苷在体外可明显抑制人血 T 细胞转化和 E- 花环的形成，10 μg/ml 时抑制率即达 90%；小鼠腹腔注射雷公藤挥发油连续 7 d，脾细胞对刀豆球蛋白 A（ConA）诱导的 T 细胞增殖反应受到明显抑制，对绵羊红细胞引起的迟发性过敏反应也有明显抑制。③对体液免疫的影响：小鼠腹腔注射雷公藤挥发油，连续 7 d，可减少脾脏有核细胞数，脾指数略有降低，对脾脏溶血空斑形成细胞（PFC）和体外抗原结合细胞（RFC）均有明显降低，对 ConA 诱导的 T 细胞增殖有明显抑制，但对脂多糖（LPS）诱导的 B 细胞增殖却没有明显影响，其对体液免疫的抑制作用可能是通过抑制辅助性 T 细胞而

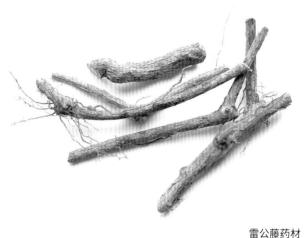
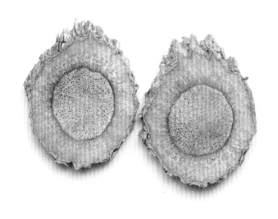

雷公藤药材　　　　　　　　　　　　雷公藤饮片

实现的。

3. 抗肿瘤作用　雷公藤甲素、雷公藤内酯二醇对淋巴性白血病 L1210、P388 的有效剂量为 0.1 mg/kg。小鼠腹腔注射雷公藤甲素 0.2 mg/kg 或 0.25 mg/kg，对 L615 白血病存明显疗效，不仅可使部分小鼠长期存活，而且可使长期存活小鼠经数次攻击而不引致白血病。

4. 对实验性肾炎的作用　雷公藤对多种肾炎模型有预防和保护作用。

5. 抗生育作用　总苷连续灌服可致实验性雄性小鼠生育减少及不育，且有可逆性，并不影响睾丸间质细胞。

6. 杀虫及抗病原微生物作用　雷公藤根、茎、叶的水及乙醇浸液均有毒杀裂叶星毛虫与苍叶虫的能力。

7. 其他作用　麻醉兔腹胶注射雷公藤醇提取物有短时降血压作用，同时见呼吸抑制，大量时可见心律不齐，对离体豚鼠心房有兴奋作用，对离体和在体兔子宫平滑肌均有兴奋作用，也可使豚鼠回肠收缩加强。

8. 毒性　雷公藤煎剂小鼠灌胃、腹腔注射的 LD50 分别为 112 g/kg 和 50.5 g/kg。

性味归经｜味微涩、苦，性凉，有毒。归土塔。

功效主治｜除风通血，消肿止痛。主治风寒湿痹证，肢体关节肿痛，屈伸不利，风湿热痹证，肢体关节红肿热痛，屈伸不利。

用法用量｜外用：15 ~ 30 g，泡酒搽。

精选验方｜

风寒湿痹证，肢体关节肿痛，屈伸不利，风湿热痹证，肢体关节红肿热痛，屈伸不利　雷公藤、大叶钩藤、黑皮跌打、苏木各 30 g。泡酒外搽患处。

雷公藤

李子
LIZI

傣 药 名 | 麻曼勒。

别 名 | 麻满。

来 源 | 为蔷薇科植物李 *Prunus salicina* Lindl. 的根或果实。

识别特征 | 乔木，高可达 12 m。树皮灰褐色，粗糙；小枝无毛，紫褐色，有光泽。叶互生，叶柄长 1 ~ 1.5 cm，近顶端有 2 ~ 3 腺体；叶片长方倒卵形或椭圆倒卵形，长 5 ~ 10 cm，宽 3 ~ 4 cm，先端短骤尖或渐尖，基部楔形，边缘有细密浅圆钝重锯齿，两面无毛或下面脉腋间有毛。先叶开白色花，径约 2 cm，通常 3 朵簇生；花梗长 1 ~ 1.5 cm；萼筒杯状，萼片与花瓣全为 5；雄蕊多数；心皮 1，与萼筒分离。核果卵球形，先端常稍急尖，基部凹陷，有深纵沟，绿、黄或带紫红色，有光泽，被蜡粉；核有细皱纹。花期 4 ~ 5 月，果期 7 ~ 8 月。

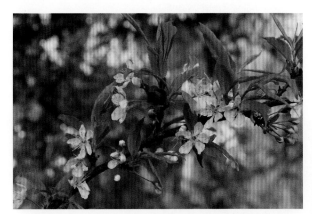

李子

生境分布 | 我国除内蒙、新疆、西藏外，各地多有分布和栽培。

采收加工 | 根全年可采，用鲜品。夏季采果，晒干备用。

化学成分 | 果实含赤霉素（gibberellin）A32。还含胡萝卜类色素，如 β - 胡萝卜素（β-carcotene）、隐黄质（cryptoxanthin）、叶黄素（lutein）、堇黄质（violaxanthin）及新黄质（neoxanthin），并含维生素 A。又含矢车菊苷（chrysanthemin）、矢车菊苷元 -3- 鼠李糖基葡萄糖苷、蜀葵氨酸（altheine）等多种氨基酸。

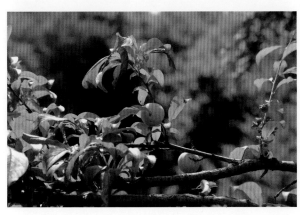

李子

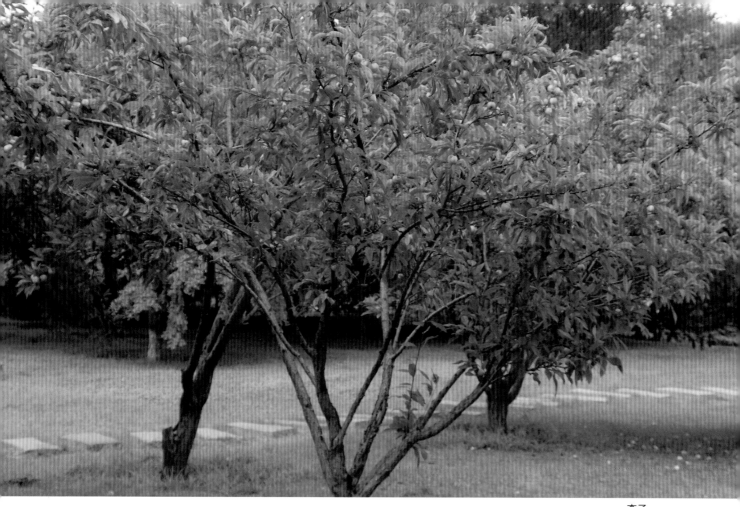

李子

性味归经 味苦、酸，微涩，性凉。
归土、水、风塔。

功效主治 调补气血，理气止痛，收
敛止泻。主治四塔功能低下所致的体弱多病，
乏力，腹痛腹泻，赤白下痢。

用法用量 内服：煎汤，果实 20 ～
30 g；根 20 ～ 25 g。

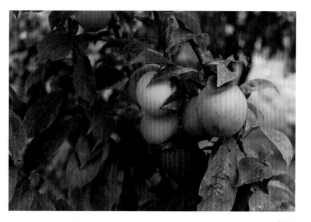

李子

精选验方

1.体弱多病，乏力 李子根 20 g，千日红、
通光藤各 15 g。煎汤内服。

2.腹痛腹泻 李子根 30 g，秧泡根 15 g。
煎汤内服。或配使君子根 15 g。煎汤内服。

3.腹痛腹泻，赤白下痢 李子根 25 g，
红李子根 30 g。煎汤内服。

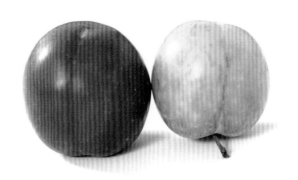

李子

使用禁忌 服用本品时忌食菌类及酒。

李子

两面针

LIANGMIANZHEN

傣 药 名 | 嘿喃活。

别　　名 | 干杂捣。

来　　源 | 为芸香科植物两面针 *Zanthoxylum nitidum*（Roxb.）DC. 的根、茎、叶。

识别特征 | 常绿木质藤本，长 3 ～ 5 m。根皮淡黄色。老茎有皮孔，茎、枝、叶轴有刺，叶柄及小叶的中脉两面均有钩状皮刺。奇数羽状复叶互生，小叶 3 ～ 11 片，对生，革质而亮，卵形或卵状长圆形，长 4 ～ 11 cm，宽 2 ～ 6 cm，先端短尾状，基部圆形或宽楔形，边近全缘或微具波状疏锯齿；具短柄。春季开白色小花，伞房状圆锥花序腋生；花单性；萼片 4，宽卵形；花瓣 4，卵状长圆形；雄花的雄蕊 4，开花时伸出花瓣外，退化心皮先端常为 4 叉裂；雌花的退化雄蕊极短小，心皮 4，扩展。蓇葖果成熟时紫红色，有粗大腺点，顶端具短喙。花期 3 ～ 4 月，果期 9 ～ 10 月。

生境分布 | 生长于海拔 200 ～ 1100 m 的山野坡地灌木丛中。分布于福建、台湾、湖南、广东、广西和云南等地。

采收加工 | 全年可采，叶晒干，根、茎洗净去皮，晒干备用。

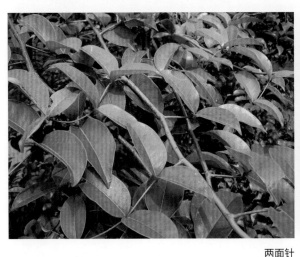
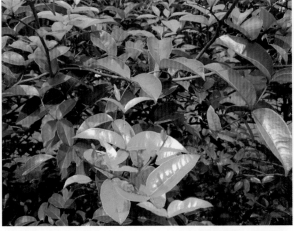

两面针　　　　　　　　　　　　　　　　　　两面针

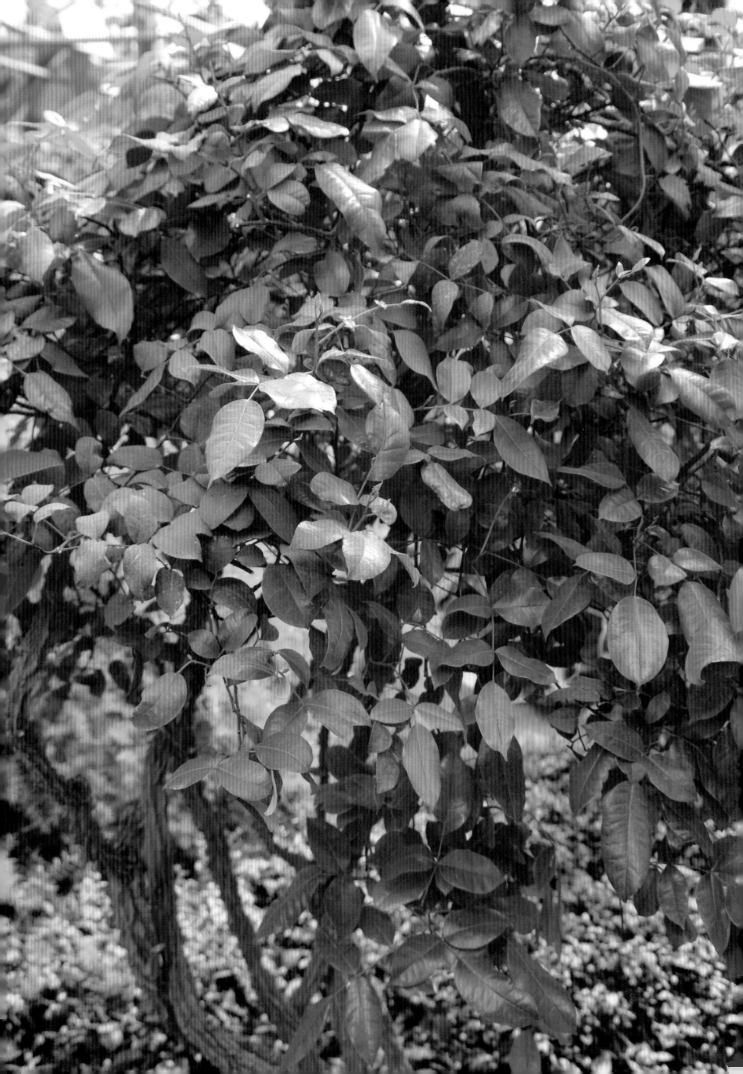

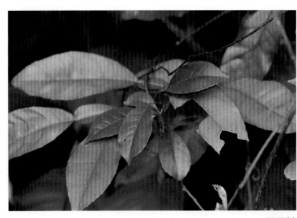 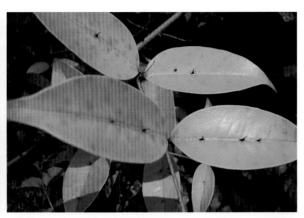

两面针　　　　　　　　　　　　　　　　　　　　　　　　　两面针

药材鉴别 本品为厚片或圆柱形短段，长 2 ~ 20 cm，厚 0.5 ~ 6 cm，少数 10 cm。表面淡棕黄色或淡黄色，有鲜黄色或黄褐色类圆形皮孔。切断面较光滑，皮部淡棕色，木部淡黄色，可见同心性环纹及密集的小孔。质坚硬。气微香，味辛辣麻舌而苦。

化学成分 根含多种生物碱：氯化光叶花椒碱（nitidinechloride），光叶花椒酮碱（oxynitidine），二氢光叶花椒碱（dihydronitidine），6- 甲氧基 -5，6- 二氢白屈菜红碱（6-methoxy-5，6-dihydroche lerythrine），α- 别隐品碱（α-allocryptopine），茵芋碱（skimmianine）；另含 6- 乙氧基白屈菜红碱（6-ethoxyche lerythrine）。叶含挥发油和牡荆素（vitexin）。

药理作用

1. 镇痛作用 两面针提取物（N-4）或单体（结晶 -8）腹腔注射均可抑制小鼠扭体反应，明显提高大鼠痛阈，其镇痛作用与脑内单胺类介质有关。

2. 镇静作用 两面针提取物 N-4 腹腔注射，使小鼠自发活动明显减少，与阈下剂量的戊巴比妥钠有协同作用。给犬注射也见镇静作用，可使犬呼吸减弱、减慢，20 min 后恢复正常。

3. 诱发僵住症作用 两面针结晶 -8 给小鼠皮下注射或小鼠、大鼠腹腔注射，经铁丝网悬吊法试验，均可诱发僵住症，可能与脑内黑质 - 纹状体内的多巴胺—乙酰胆碱—γ- 氨基丁酸—多巴胺（DA—Ach—GABA—DA）环路中的 DA 有关。

4. 对心血管系统的作用 氯化光叶花椒碱和 6- 乙氧基白屈菜红碱有明显强心作用。氯化光叶花椒碱给麻醉犬静滴，使心率、心输出量和呼吸频率明显增加，但对血压、肺循环和全身循环的血管阻力无明显影响。另有报道，氯化光叶花椒碱对家兔有降血压作用。

5. 解痉作用 两面针结晶 -8 或 N-4 对乙酰胆碱和氯化钡所致离体豚鼠回肠收缩均有明显的拮抗作用。

6. 抗癌作用 氯化光叶花椒碱腹腔注射可使小鼠艾氏腹水癌细胞有丝分裂指数下降，明显

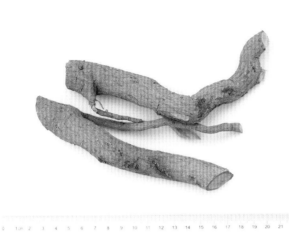
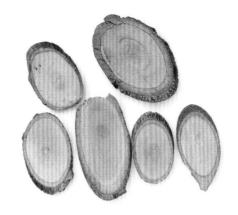

两面针药材   两面针饮片

阻止癌细胞增殖，并显示细胞被阻滞于 G2 期，对 S 期细胞也有一定杀伤作用。其抗癌机制可能是抑制 DNA 的合成。两面针所含其他生物碱也有一定抗癌作用，如 6- 乙氧基白屈菜红碱对艾氏腹水癌有抗癌作用。6- 甲氧基 -5，6- 二氢白屈菜红碱抑制小鼠艾氏腹水癌，并能延长小鼠寿命。

7. 抗菌作用 两面针的乙醇提取液（1∶1）对溶血性链球菌及金黄色葡萄球菌有较强的抑制作用。

8. 其他作用 两面针根水提取物有局部麻醉作用。

9. 毒性 两面针褐色油状物（N-4）小鼠腹腔注射的 LD50 为（166±15）mg/kg，两面针结晶 -8 小鼠腹腔注射的 LD50 为（68.04±8.36）mg/kg。

性味归经｜ 味苦、麻，性凉。小毒。归风、水塔。

功效主治｜ 祛风利水，活血止痛，解毒消肿。主治体弱多病，乏力，跌打损伤，风湿热痹证，肢体关节红肿热痛，屈伸不利，脘腹疼痛。

用法用量｜ 内服：煎汤，10 ～ 20 g；研粉，0.5 ～ 1 g。外用：适量，泡酒涂搽。

使用禁忌｜ 有小毒，内服不宜过量。

精选验方｜

1. 体弱多病，乏力 两面针根、蔓荆子根各 15 g，山乌龟、青牛胆各 10 g。煎汤内服。

2. 风湿热痹证，肢体关节红肿热痛，屈伸不利，跌打损伤 两面针、旱莲草各 20 g，青藤 15 g。煎汤内服。

3. 脘腹疼痛 两面针、圆叶千斤藤各等量。研粉，混匀，温开水送服，每次 0.5 ～ 1 g。

硫黄

LIUHUANG

傣 药 名 | 满勒。

别　 名 | 硫黄、石硫黄。

来　 源 | 为自然元素类矿物硫族自然硫，采挖后，加热熔化，除去杂质；或用含硫矿物经加工制得。

识别特征 | 斜方晶系。晶体的锥面发达，偶尔呈厚板状。常见者为致密块状、钟乳状、被膜状、土状等。颜色有黄、浅黄、淡绿黄、灰黄、褐色和黑色等。条痕白色至浅黄色。晶面具金刚光泽，断口呈脂肪光泽，半透明，解理不完全，断口呈贝壳状或参差状。硬度 1 ～ 2，

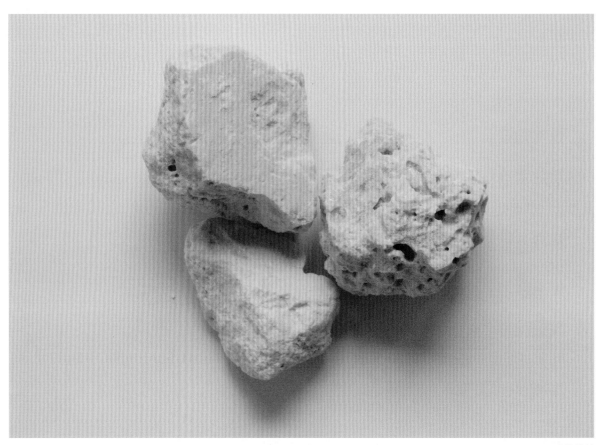

硫黄药材

比重 2.05 ~ 2.08，质脆，易碎。用手握紧置于耳旁，可闻轻微的爆裂声，体轻。有特异的臭气，味淡。

生境分布 | 常见于温泉、喷泉、火山口区域，沉积岩中也常有之。分布于山西、陕西、河南、山东、湖北、湖南、江苏、四川、广东等地。

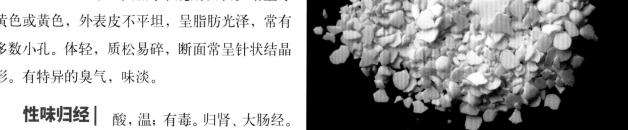

硫黄药材

硫黄饮片

采收加工 | 将泥块状的硫黄及矿石，在坑内用素烧罐加热熔化，取其上层之硫黄溶液，倒入模型内，冷却后，取出。

药材鉴别 | 本品为不规则块状。略呈绿黄色或黄色，外表皮不平坦，呈脂肪光泽，常有多数小孔。体轻，质松易碎，断面常呈针状结晶形。有特异的臭气，味淡。

性味归经 | 酸，温；有毒。归肾、大肠经。

功效主治 | 外用杀虫止痒；内服壮阳通便。本品温热有毒，能以毒攻毒。外用解毒杀虫；其质纯阳，内服能益火助阳、疏利大肠。

药理作用 | 外用与皮肤接触后形成硫化物，有软化表皮和杀霉菌、疥虫的作用；内服在肠内可部分分解为硫化氢及硫化砷，刺激肠壁而促进蠕动，使粪便软化而缓泻。对氯丙嗪及硫喷妥纳的中枢抑制作用有明显的加强作用。

用法用量 | 1 ~ 3 g。内服：入丸、散。外用：适量；研末撒，或油调涂，或烧烟熏。

精选验方 |

1. 疥 硫黄适量。研为细末，麻油调涂。

2. 疮痂 硫黄、白面、荞麦面各适量。研为细末贴敷患处。

3. 老年性肥胖 硫黄、肉桂、艾叶各 15 g，淫羊藿 50 g，藿香叶、二丑各 30 g，麻黄、磁石各 10 g。上药除磁石、硫黄外，煎煮后提取、烘干研成粉；将磁石、硫黄研成细末，与前面的药粉拌匀，装入用薄布制成的 8 cm×8 cm 的药蕊，外用绸缎布制成肚兜。将药肚兜穿在身上，紧贴肚脐处。药蕊每隔 15 ~ 30 日更换 1 次，更换 3 个药蕊为 1 个疗程。

使用禁忌 | 阴虚火旺者及孕妇忌服。不宜过量或久服。

硫黄

龙骨

LONGGU

傣 药 名 | 鲁那。

别　　名 | 生龙骨、煅龙骨、布如格瑞。

来　　源 | 本品系古代多种大型哺乳动物，如三趾马、犀类、鹿类、牛类、象类等的骨骼化石。五花龙骨为象类门齿的化石，质优。

识别特征 | 古代哺乳动物如象类、犀牛类、牛类、三趾马、鹿类、骆驼类、羚羊类等的骨骼化石，习称"龙骨"。象类门齿的化石习称"五花龙骨"。龙骨呈骨骼状或破碎块状，大小不一。表面白色、灰白色或浅棕色，多较平滑，有的具棕色条纹和斑点。质较酥、体轻，断面不平坦、色白、细腻，骨髓腔部分疏松，有多数蜂窝状小孔。吸湿性强，以舌舔之有吸力。无臭、无味。五花龙骨：呈不规则块状，大小不一，也可见圆柱状或半圆柱状，长短不一，直径 6 ~ 25 cm。全体呈淡灰白色或淡黄白色，或淡黄棕色，夹有蓝灰色及红棕色深浅粗细不同的花纹，偶有不具花纹者。表面光滑，时有小裂隙。质硬，较酥脆，易片状剥落，吸湿性强，以舌舔之有吸力。无臭，无味。以体轻、质脆、分层，有蓝、灰、红、棕等色的花纹，吸湿性强者为佳。一般习惯认为以五花龙骨为优。无吸湿性，烧之发烟有异臭者不可药用。

生境分布 | 分布于山西、内蒙古、河南、河北、陕西、甘肃等地。

采收加工 | 全年均可采挖，除去泥土和杂质，置干燥处。生用或煅用。

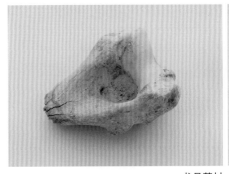

龙骨药材

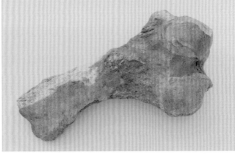

龙骨药材

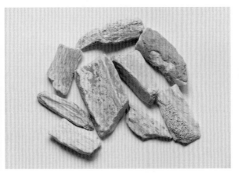

龙骨药材

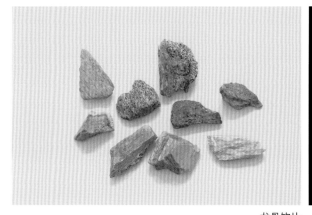

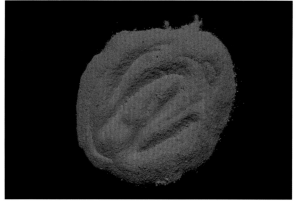

龙骨饮片　　　　　　　　　　　　　　　　　　　　　　　　　龙骨粉

药材鉴别｜ 本品呈不规则碎块。表面淡黄白色或青灰色，断面粗糙，具棕色条纹和斑点，或可见蜂窝状小孔。质硬，吸湿性强，舌舔之有吸力，易风化剥落。气微，味淡。煅龙骨灰褐色，表面显粉性，质较松脆，易碎。

性味归经｜ 甘、涩，平。归心、肝、肾经。

功效主治｜ 镇静安神，平肝潜阳，收敛固涩。本品质重沉降，味甘则补，入心、肝则补血，故能镇静而安心神，平肝以潜降肝阳；味涩则收敛固涩。

用法用量｜ 15～30 g，煎服，入汤剂宜先煎。外用：适量。收敛固涩宜煅用。

精选验方｜

1. 高血压 生龙骨、生牡蛎、牡丹皮、桃仁、当归、川芎各15 g，川牛膝20 g，车前子10 g。煎汤服用。

2. 心肾两虚的尿频 龙骨、龟甲各15 g，石菖蒲、远志各6 g，桑螵蛸、当归、人参各9 g，茯神12 g。研为细末，睡觉时人参汤调下6 g。

3. 梦遗、早泄 生龙骨、生芡实、生牡蛎、生莲子各30 g，知母、麦冬各20 g，五味子15 g；夫妻分居或未婚者，加滑石30 g，淡竹叶10 g。以引火从小便出；肝肾不足者，加炒黄柏10 g，生杭芍20 g；精关不固较重者，加生山药45 g，菟丝子20 g。水煎2次，每次约50 min，两次煎液混合，每日分3次温服，每日1剂。

4. 伤口不愈 龙骨（制）、儿茶各5 g，轻粉、滑石各2.5 g，冰片0.25 g。研细，取适量涂于伤口。

5. 伤风咳嗽，胃脘胀满，巴达干包如症，血热痛 龙骨（制）、土木香、栀子、悬钩木、苦参、楝子、山奈、诃子、绵羊颅骨（制）、地格达、吉勒泽、胡黄连各等量。制成煮散剂，每次3～5 g，每日2～3次，水煎服。

使用禁忌｜ 湿热积滞者不宜使用。

龙葵
LONGKUI

傣 药 名 | 帕点郎。

别　　名 | 苦葵、山海椒、天茄菜、野辣椒、老鸦眼睛草。

来　　源 | 为茄科植物龙葵 *Solanum nigrum* L. 的全草。

识别特征 | 一年生草本植物，高 25 ～ 100 cm。茎直立，有棱角或不明显，近无毛或稀被细毛。叶互生；叶柄长 1 ～ 2 cm；叶片卵形，先端短尖，基部楔形或宽楔形并下延至叶柄，通常长 2.5 ～ 10 cm，宽 2.5 ～ 5.5 cm，全缘或具不规则波状粗锯齿，光滑或两面均被稀疏短柔毛。蝎尾状聚伞花序腋外生，由 3 ～ 10 朵花组成；花梗长 1 ～ 2.5 cm；花萼小，浅杯状，外疏被细毛 5 浅裂；花白色，萼筒形，5 深裂，裂片卵圆形，长约 2 mm；雄蕊 5，着生花冠筒口，花丝分离，花药黄色，顶孔向内；雌蕊 1，球形，子房 2 室，花柱下半部密生白色柔毛，柱头圆形。浆果球形，有光泽，直径约 8 mm，成熟时黑色；种子多数扁圆形。花、果期 9 ～ 10 月。

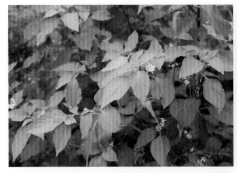 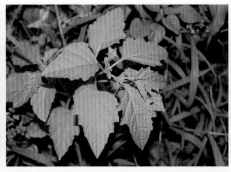 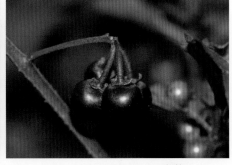

龙葵　　　　　　　　　　　　龙葵　　　　　　　　　　　　龙葵

生境分布 | 生长于田边、路旁或荒地。全国各地均有分布。

采收加工 | 夏、秋二季采收，鲜用或晒干。

药材鉴别 | 茎圆柱形，多分枝，长 30 ～ 70 cm，直径 2 ～ 10 cm，表面黄绿色，具纵皱纹。质硬而脆，断面黄白色，中空。叶皱缩或破碎，完整者呈卵形或椭圆形，长

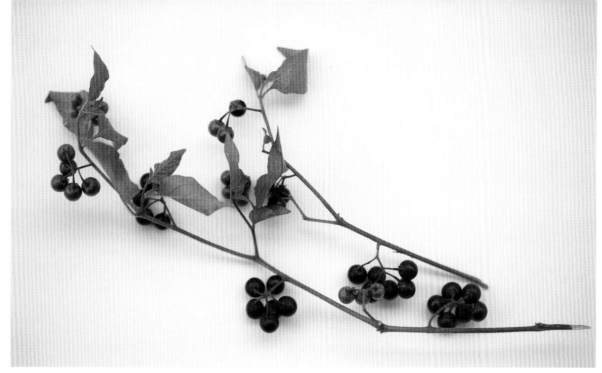

龙葵药材

2 ~ 2 cm，宽 2 ~ 6 cm，先端锐尖或钝，全缘或
有不规则波状锯齿，暗绿色，两面光滑或疏被短柔
毛。聚伞花序蝎尾状，花多脱落，花萼棕褐色，花
冠棕黄色。浆果球形，黑色或绿色，皱缩。种子多
数，棕色。气微，味淡。以茎叶色绿、带果者为佳。

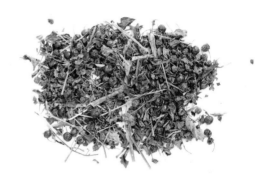

龙葵饮片

性味归经| 味苦，性冷；有小毒。归热经。

功效主治| 清热解毒，活血消肿。主治疔疮，
痈肿，丹毒，跌仆扭伤，慢性气管炎，肾炎水肿。

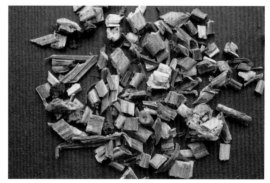

龙葵饮片

用法用量| 内服：煎汤，15 ~ 30 g。外用：
适量，捣烂外敷或水煎洗。

精选验方|

1. 恶疮和痈肿　龙葵全草适量。捣烂敷。

2. 毒蛇咬伤　龙葵、六月雪鲜叶各 30 g。捣
烂取汁内服，药渣外敷，连用 2 日。

3. 血崩不止　龙葵 30 g，佛指甲 15 g。水煎服。

4. 癌症胸腹水　鲜龙葵 500 g（或干品 120 g）。水煎服，每日 1 剂。

5. 妇女湿热带下症　霜后龙葵全株适量。洗净切寸段，用 150 ~ 250 g。白带色见
黄者加国槐鲜枝叶 50 ~ 100 g。白带色见红夹出血者，加凤眼草 50 ~ 100 g。上药加水
1500 ~ 2000 ml，炉火煮开 20 min。先熏局部，待温后再洗。每日 1 剂，熏洗 2 次。

龙
葵

芦荟
LUHUI

傣 药 名 雅郎。

别 名 牙浪、油葱、象鼻草、象鼻莲、罗帏草、草芦荟、罗苇、象胆。

来 源 为百合科梢物斑纹芦荟 *Aloe vera* L. var. *chinensis*（Haw.）Berger 的叶。

识别特征 多年生肉质草本。根系须状。短茎或无茎。叶簇生，螺旋状排列；直立，肥厚；狭披针形，长 10 ～ 20 cm，宽 1.5 ～ 2.5 cm，厚 5 ～ 8 mm，先端渐尖，边缘有刺状小齿，基部阔而包茎。花茎单生或分枝，高 60 ～ 90 cm；总状花序，疏散；花被长约 2.5 cm，黄色或有紫色斑点，具膜质苞片，花被筒状，6 裂，裂片稍向外弯；雄蕊 6，有时突出，花药 2 室，背着生；子房上位，3 室，花柱线形。蒴果三角形，长约 8 mm。花期 7 ～ 8 月。

生境分布 生长于海拔 300 ～ 400 m 的干热河谷、路边、灌丛中，分布于广东、广西、福建、四川和云南等地，全国温暖地区有栽培。

采收加工 全年可采，用鲜品。

化学成分 叶含芦荟苦素（aloesin），芦荟宁（aloenin），月桂酸（lauric acid），肉豆寇酸（myristic acid），棕榈酸（palmitic acid），棕榈油酸（palmitoleic acid），硬脂酸（stearic acid），十六碳二烯酸（hexadecadienoic acid），油酸（oleic acid），亚油酸（linoleic acid），亚麻酸（linolenic acid），葡萄糖酸（gluconic acid），β－胡萝卜素（β-carotene），维生素（vitamin）B_1、B_2、C、D、E、PP。另含代号为 A60、A90a、A90b 的三种多糖。其相对分子量分别为 12000、47000、12000，A60 系甘露聚糖，A90b 为葡萄甘露聚糖，其中葡萄糖与甘露糖的摩尔比为 3 ：4，又含芦荟多糖（aloeferan）。

药理作用

1. 对免疫系统的影响： 斑纹芦荟多糖 A60 溶液可以促进 C57BL/6 纯系雄性小鼠的淋巴细胞转化功能，对以 ^{3}H-TdR 掺入 DNA 为指标的小鼠腹腔巨噬细胞增殖也有促进作用。

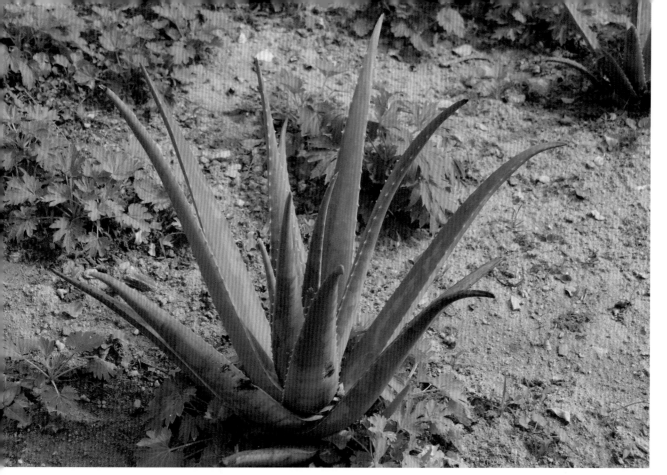

芦荟

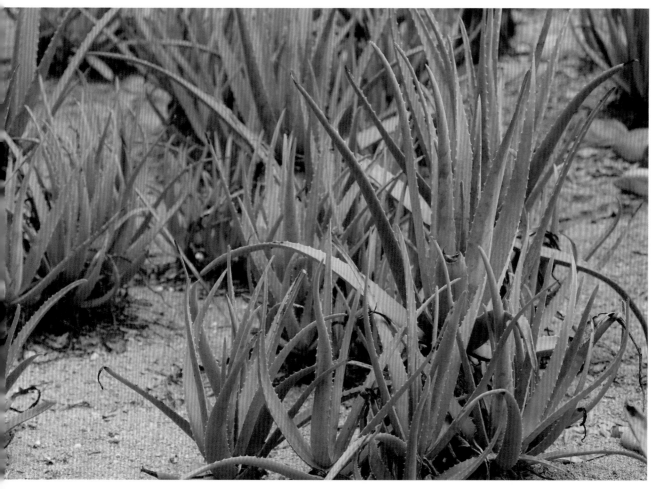

芦荟

芦荟

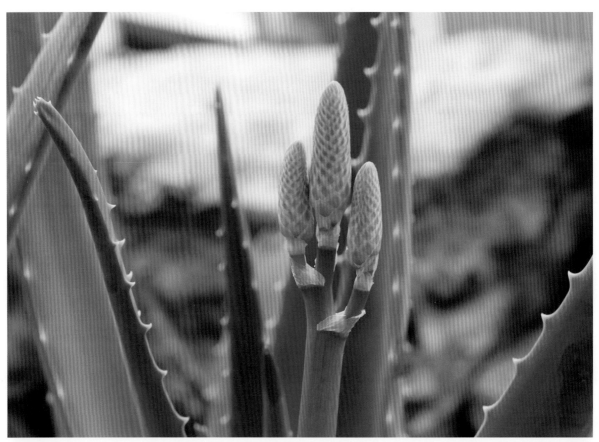

芦荟

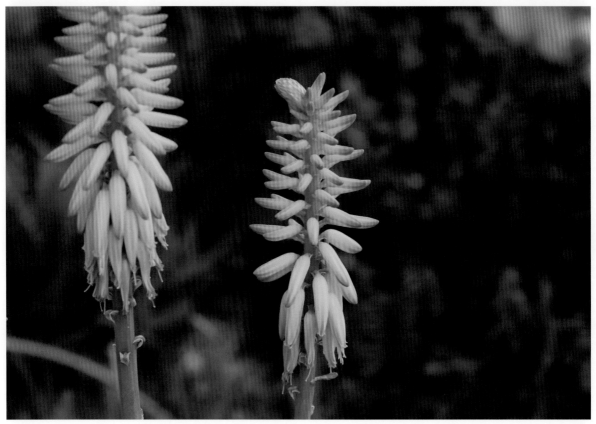

芦荟

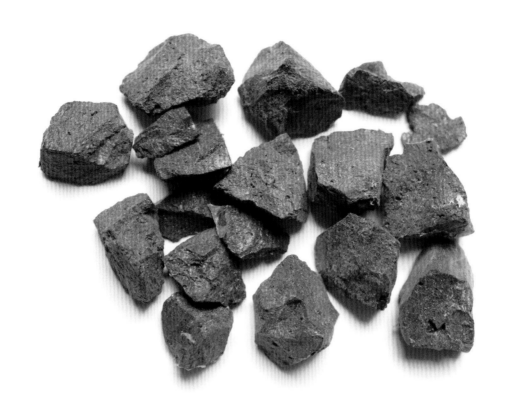

芦荟药材

2. 抗肿瘤作用 斑纹芦荟醇提取物灌胃或腹腔注射对小鼠 ESC 实体瘤、S180 实体瘤、B16 黑色素瘤、HepS 均有抑制作用。腹水瘤中只有腹腔注射醇提取物对 HepA 有效。腹腔注射芦荟苦素 50 mg/kg，连续 7 ~ 10 d，对小鼠 S180 肉瘤抑瘤率为 52.3%，对小鼠 ESC 实体瘤抑瘤率达 42.9%，对 HepS 抑瘤率为 45.0%。

3. 其他作用 斑纹芦荟注射液、芦荟总苷及从总苷中得到的结晶Ⅲ给小鼠腹腔注射，能显著降低由四氯化碳或硫代乙酰胺引起的谷丙转氨酶升高。以总苷灌胃同样有效。芦荟注射液及总苷给大鼠腹腔注射，还能降低氨基半乳糖引起的谷丙转氨酶升高。斑纹芦荟的提取物芦荟多糖给小鼠灌胃，对拘束水浸应激性胃溃疡有抑制作用；对乙醇及吲哚美辛造成的胃溃疡也有较好的抑制作用，给小鼠静脉注射同样剂量多糖，抑制效果更明显。

性味归经 | 味苦，性凉。归水、土塔。

功效主治 | 清火解毒，消肿止痛。主治水火烫伤，毒虫咬伤，腹内痉挛剧痛。

用法用量 | 内服：鲜汁 3 ~ 5 滴，开水冲服。外用：适量，鲜叶捣汁涂搽。

精选验方 |

1. 水火烫伤，毒虫咬伤 芦荟鲜叶适量。捣汁，涂搽。

2. 腹内痉挛剧痛 芦荟鲜叶汁 3 ~ 5 滴。开水冲服。

鹿茸
LURONG

傣 药 名 | 保光。

别 名 | 鹿茸片、鹿茸粉、鹿茸血片。

来 源 | 为鹿科动物梅花鹿 *Cervus nippon* Temminck 雄鹿未骨化密生茸毛的幼角。

识别特征 | 一种中型的鹿。体长约 1.5 m，肩高约 90 cm。雄鹿有角，生长完全的共有四叉，眉叉斜向前伸；第二叉与眉叉相距较远，主干末端再分一叉。雌鹿无角。眶下腺明显，呈裂缝状。耳大直立。颈细长，颈和胸部下方有长毛。尾短，臀部有明显白斑。四肢细长，后肢外侧踝关节下有褐色腺体，名为跖腺；主蹄狭尖，侧蹄小。冬毛厚密，棕灰色或棕黄色，有白色斑点，夏季白斑更明显。腹部毛白色，四肢毛色较淡，背部有深棕色的纵纹。

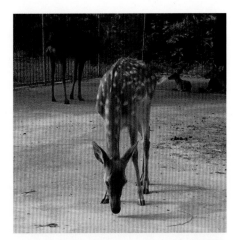

梅花鹿

生境分布 | 分布于吉林、辽宁、黑龙江、新疆、甘肃等地。

采收加工 | 分锯茸和砍茸两种方法。锯茸：一般从第三年的鹿开始锯茸。二杠茸每年可采收两次，第一次在清明后 45 ～ 50 日（头茬茸），采后 50 ～ 60 日再采第二次（二茬茸），三茬茸则采 1 次，在 7 月下旬。锯时应迅速将茸锯下，伤口敷上止血药。将锯下的鹿茸立即进行烫炸等加工，至积血排尽为度，阴干或烘干。砍茸：将鹿头砍下，再将茸连颅顶骨锯下，刮净残肉，绷紧脑皮，进行烫炸等加工，阴干。

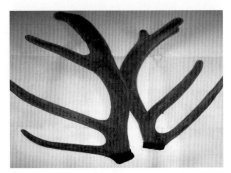

鹿茸药材

药材鉴别 | 本品为圆形或类圆形厚片。表面粉白色或浅棕色，中间有蜂窝状细孔，外皮无骨质或略具骨质，周边粗糙，红棕色或棕色。质坚脆。气微腥，味微咸。

性味归经 甘、咸，温。归肾、肝经。

功效主治 壮肾阳，补精髓，强筋骨，调冲任，托疮毒。主治肾虚，头晕，耳聋，目黯，阳痿，滑精，宫冷不孕，羸瘦，神疲，畏寒，腰脊冷痛，筋骨痿软，崩漏带下，阴疽不敛及久病虚损等症。

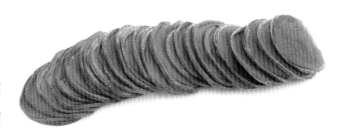

鹿茸药材

药理作用 鹿茸的粉、精、酊均有强壮作用，可使家兔红细胞、血色素增加，使小白鼠体重增加，促进物质代谢，增进食欲。所含的氨基酸有使人体强壮等作用。

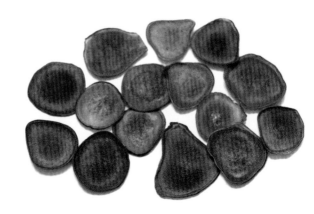

鹿茸饮片

用法用量 1～3 g，研末服；或入丸、散。

精选验方

1. 精血耗涸 鹿茸（酒蒸）、当归（酒浸）各 50 g。焙为末，乌梅肉煮膏捣为丸如梧桐子大，每次饮服 50 丸。

2. 饮酒成泄 嫩鹿茸（酥炙）、肉苁蓉（煨）各 50 g，生麝香 1.5 g。研为末，陈白米饮丸如梧桐子大，每米服下 50 丸。

3. 病久体虚 鹿茸、人参各 30 g，续断、骨碎补各 60 g。研细冲服，每日 2 次，每次 3～5 g。

4. 腰脚痛 鹿茸不限多少。搽酥炙紫色，为末，温酒调下 5 g。

5. 老人腰痛及腿痛 鹿茸（炙）、山楂各等份。研为末，加蜜做成丸子，如梧桐子大，每次 100 丸，每日 2 次。

6. 血栓闭塞性脉管炎疼痛较剧者 鹿茸、大蒜各 5 g，全蝎 3 g，蜈蚣 4 条，白酒 100 ml。前 4 味放入白酒中浸泡并密封，14 日后即成。饮酒，每次热饮 40 ml，15 日为 1 个疗程。

7. 阳痿 鹿茸（去毛，涂酥，炙令微黄）60 g，羊踯躅（酒拌，炒令干）、韭菜子（微炒）、附子（炮裂，去皮、脐）、桂心、泽泻各 30 g。捣研为极细末，装瓶备用。空腹服用，每次用粥汤送服 6 g。

使用禁忌 本品甘温助阳，肾虚有火者不宜。阴虚阳亢，血分有热，胃火炽盛，肺有痰热，外感热病均忌用。本品宜从小剂量开始，缓缓增加，不宜骤用大量，以免风阳升动、头晕目赤、或伤阴动血。高血压、肝炎、肾炎忌用。不宜与降糖药、水杨酸类药合用。

鹿茸

落地生根

LUODISHENGGEN

傣 药 名 | 晚菲。

来　　源 | 为景天科植物落地生根 *Bryophyllum pinnatum*（L. f.）Oken 的全株或根。

识别特征 | 多年生肉质草本，高 40 ～ 150 cm。茎圆柱状，节明显，中空，有分枝，上部紫红色，下部灰色稍木质化。叶对生，单叶或羽状复叶，肉质，小叶 3 ～ 5 片，具短柄，卵形、长方形或椭圆形，长 5 ～ 10 cm，两端圆钝，边缘有粗圆齿，齿凹部分常生不定芽，芽长大后落地即成新苗，故名"落地生根"。花淡红色或淡紫色，下垂，圆锥聚伞花序顶生，花梗细而下垂；花萼筒状，长达 4 cm，4 浅裂；花冠管状，长达 5 cm，4 浅裂；雄蕊 8 个，内含；心皮 4 个，分离，各有 1 细长花柱、蓇葖果包在花萼及花冠内；种子多数，细小。花期 2 ～ 5 月，果期 3 ～ 6 月。

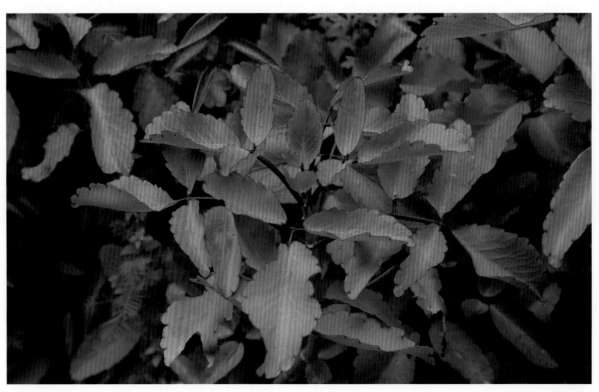

落地生根

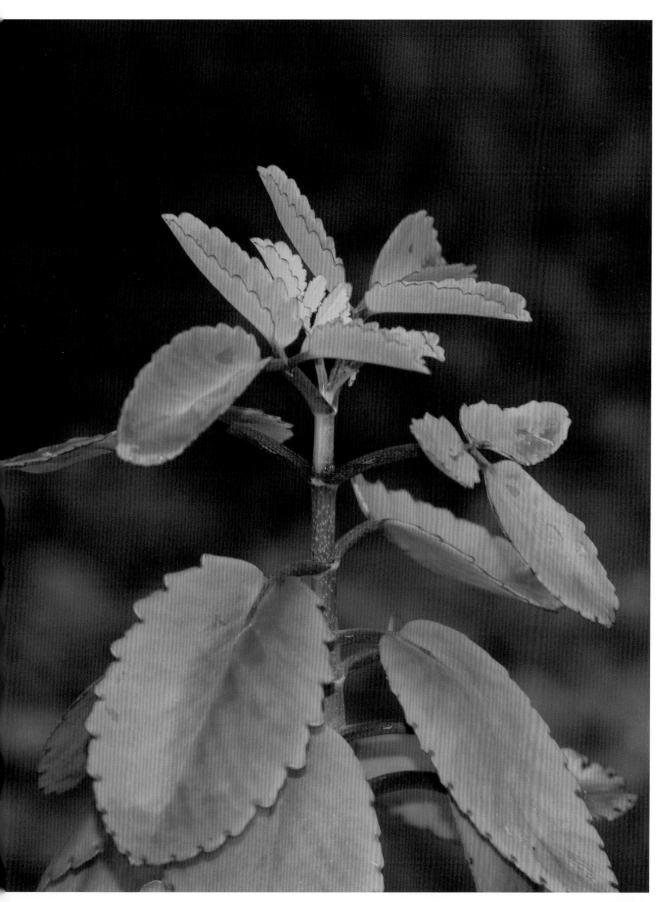

落地生根

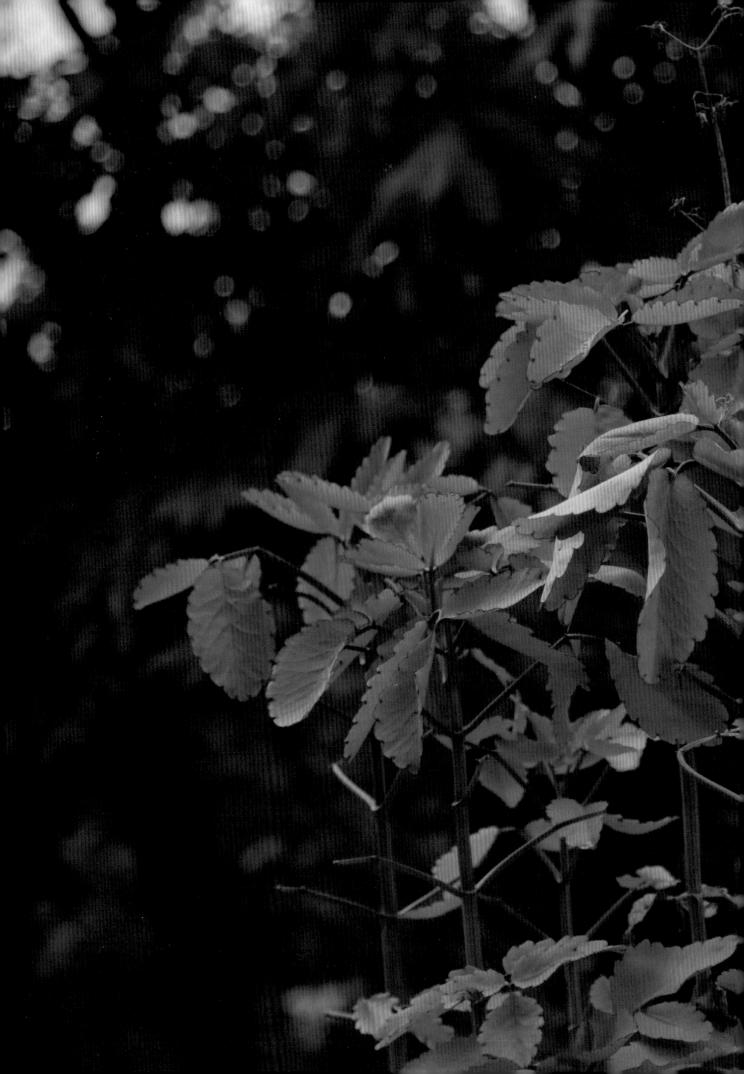

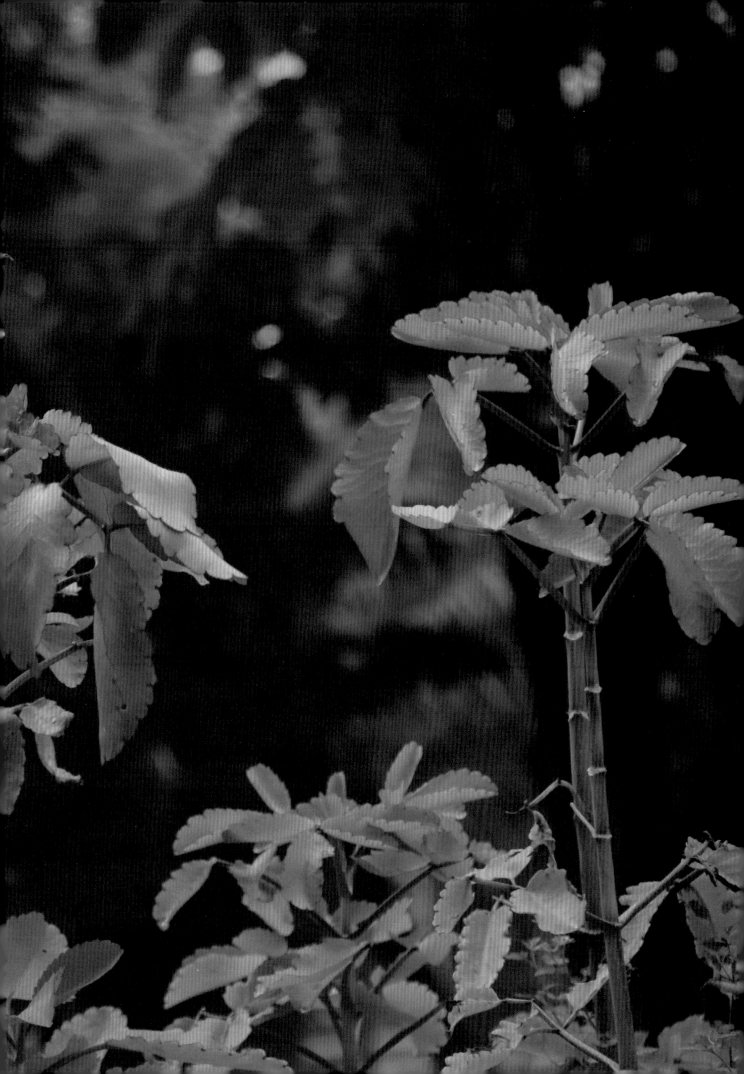

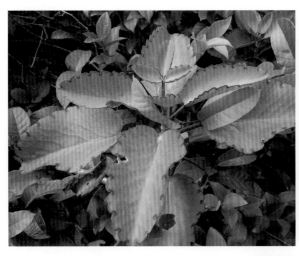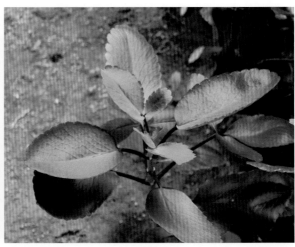

落地生根   落地生根

生境分布 | 生长于海拔 200 ~ 2300 m 的向阳、湿润河畔。分布于福建、湖北、台湾、广西、广东、海南、四川和云南等地。庭院、温室有栽培。

采收加工 | 全年可采，用鲜品。

化学成分 | 叶含顺乌头酸（cis-aconitic acid）、抗坏血酸（ascorbic acid）、对香豆酸（P-coumaric acid）、阿魏酸（ferulic acid）、丁香酸（syringic acid）、咖啡酸（coffeic acid）、对羟基苯甲酸（P-hydroxybenzoic acid）等有机酸。又含槲皮素（quercetin），山奈酚（kaempferol），槲皮素 -3- 双阿拉伯糖苷（qucrcetin-3-diarabinoside），山奈酚 -3- 葡萄糖苷（kaempferol-3-glucoside），18α- 齐墩果烷（18α-oleanane），φ- 蒲公英甾醇（φ-taraxasterol），β- 香树脂醇乙酸酯（β-amyrinacetate），24- 乙基 -25 羟基胆甾醇（24-ethyl-25-hydroxycholesteroI），α- 香树脂醇、β- 香树脂醇（amyrin），落地生根甾醇（bryophyllol），落地生根酮（bryophyllone），落地生根烯酮（bryophyllenone），落地生根醇（bryophynol）。全草还含 β- 谷甾醇（β-sitosterol），槲皮素 -3- 鼠李糖 - 阿拉伯糖苷（quercetin-3-O-α-rhamnopyranosyla-α-Larabinopyranoside），布沙迪苷元 -3- 乙酸酯（bersaldegenin-3-acetate），落地生根毒素（bryophyllin）A、B。落地生根素 A 即落地生根毒素（bryotoxin）C。

药理作用 | 落地生根叶汁在 5%（V/V）浓度时就对多种革兰氏阳性菌和阴性菌具有广谱杀菌作用，如金黄色葡萄球菌、绿脓链球菌、粪肠球菌、大肠杆菌、变形杆菌、克雷伯杆菌、志贺菌、沙门菌、黏质沙雷菌和铜绿假单胞菌等，包括临床分离出的多种具有抗药性的细菌。

性味归经 | 味酸，性寒。归水塔。

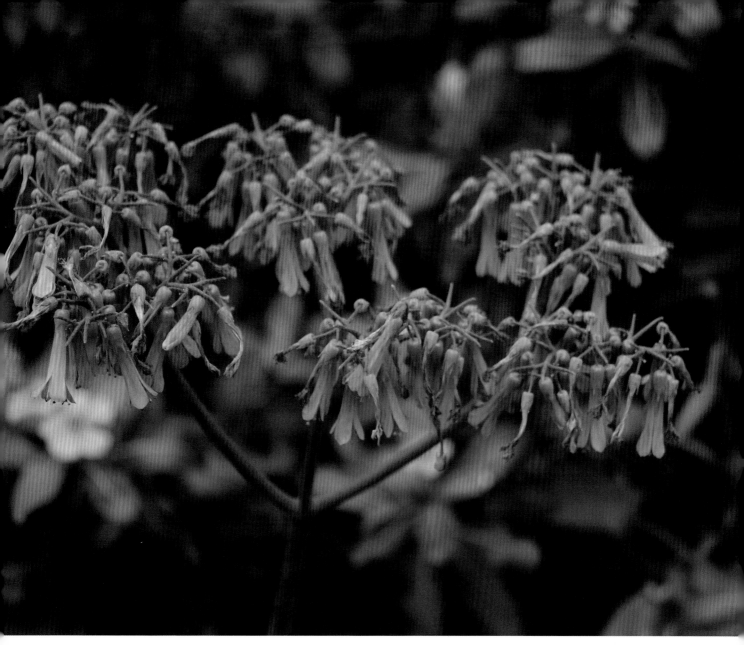

落地生根

功效主治 | 清火解毒，消肿止痛，敛疮收口。主治腹痛腹泻，赤白下痢，风湿热痹证，肢体关节红肿热痛，屈伸不利，跌打损伤，骨折，烫伤，疔疮痈疖脓肿。

用法用量 | 内服：煎汤，30 ～ 40 g。外用：鲜品适量，捣敷；或捣汁调搽。

精选验方 |

1. 腹痛腹泻，赤白下痢 落地生根根 30 g。煎汤内服。

2. 风湿热痹证，肢体关节红肿热痛，屈伸不利，跌打损伤，骨折 落地生根、青牛胆、车前草、除风草鲜品各适量。捣烂包敷患处。

3. 烫伤 鲜落地生根适量。捣取汁，用鸡蛋清调匀搽伤处。

4. 疔疮痈疖脓肿 鲜落地生根适量。捣烂敷患处。

落地生根

落葵

LUOKUI

傣 药 名 | 帕帮。

别   名 | 土三七、喝麻丁罕、怕旺。

来   源 | 为落葵科植物落葵 *Basella alba* L. 的根。

识别特征 | 一年生缠绕草本，全株肉质，光滑无毛。茎长达 3 ~ 4 m，有分枝，绿色或淡紫色。单叶互生，叶柄长 1 ~ 3 cm；叶片卵形或近圆形，长 3 ~ 12 cm，宽 3 ~ 11 cm，先端急尖，基部心形或近心形，全缘。穗状花序腋生，长 5 ~ 20 cm；小苞片 2，呈萼状，长圆形，宿存；萼片 5，淡紫色或淡红色，下部白色，连合成管；无花瓣；雄蕊 5 个，生长于萼管口，和萼片对生；花柱 3，基部合生，柱头长椭圆形。果实卵形或球形，暗紫色，多汁液，为宿存肉质小苞片和萼片所包裹。花期春季至冬初。

生境分布 | 生长于海拔 200 ~ 1900 m 的潮湿肥沃土地。全国各地均有栽培。

采收加工 | 全年可采，挖取根，洗净切断，晒干备用或鲜用。

药理作用 |

1. 解热作用 落葵鲜品榨取的汁液灌胃，对于酵母所致大鼠发热，有明显解热作用。

2. 抗炎作用 落葵鲜汁对大鼠蛋清性足肿、甲醛性足种、醋酸所致小鼠毛细血管通透性增高、羧甲基纤维素（CMC）所致大鼠白细胞游走及大鼠棉球肉芽肿，均有显著抑制作用。

3. 抗病毒作用 本植物叶的水提取物对烟草镶嵌病毒有抑制作用，其有效成分为一种糖蛋白。

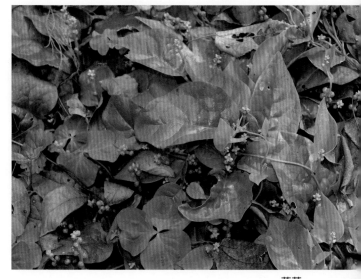

落葵

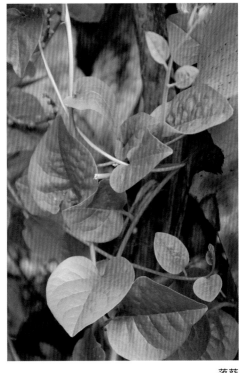
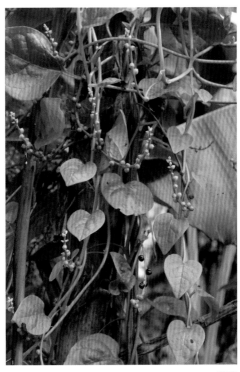
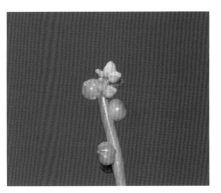
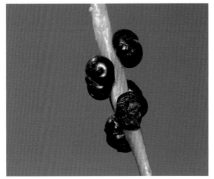

落葵 　　　　　　　　　　落葵 　　　　　　　　　　落葵

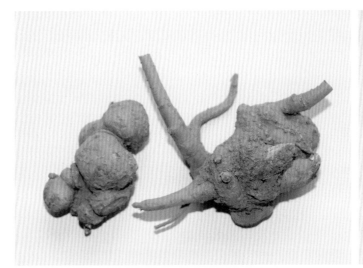
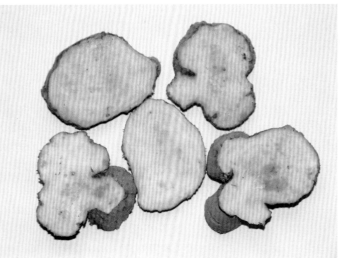

落葵药材 　　　　　　　　　　　　落葵饮片

性味归经 │ 味微酸，性温。归水、土塔。

功效主治 │ 补土健胃，收敛止泻。主治不思饮食，体弱多病，腹痛腹泻，赤白下痢。

用法用量 │ 内服：煎汤，15 ～ 20 g。

精选验方 │

1. **不思饮食，体弱多病** 落葵根 20 g，茴香豆蔻 10 g。煎汤内服。
2. **腹痛腹泻，赤白下痢** 落葵根 20 g，番石榴叶 10 g。煎汤内服。

落葵

马鞭草
MABIANCAO

傣 药 名 | 芽夯燕。

别　　名 | 马鞭洒、奥向阳。

来　　源 | 为马鞭草科植物马鞭草 *Verbena officinalis* L. 的全草。

识别特征 | 多年生草本植物,高30～120 cm。茎直立,多分枝,四棱形,支、节上具硬毛。叶对生,叶片卵圆形至长椭圆形,长3～8 cm,宽1～5 cm,基生叶羽状分裂,茎生叶多为3深裂,裂片圆披针形,裂片边缘具粗齿状裂缺,两面被硬毛。穗状花序顶生或腋生,花小,紫蓝色,花间距随花轴生长由密而疏;苞片1,披针形,花萼筒状,先端5齿,被硬毛;花冠唇形,裂片5,类圆形;雄蕊4,不外露;雌蕊1,子房上位。蒴果柱形,成熟时裂开,内存小坚果4。花期6～8月,果期7～10月。

生境分布 | 生长于山坡、草地或林边。分布于西南、中南及山西、陕西、甘肃、新疆、浙江、江苏、安徽、江西、福建等省区。

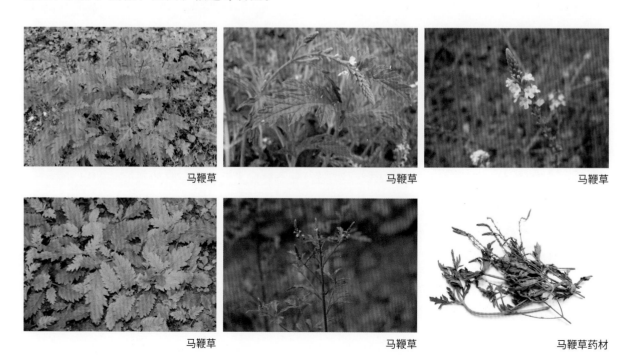

马鞭草　　　　　　　　　　马鞭草　　　　　　　　　　马鞭草

马鞭草　　　　　　　　　　马鞭草　　　　　　　　　　马鞭草药材

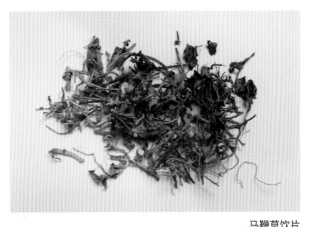

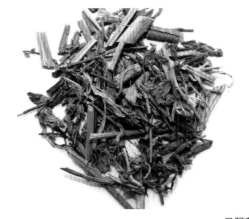

马鞭草饮片　　　　　　　　　　　　　　　马鞭草饮片

采收加工 ｜ 6～9月开花时采收，挖取全草，除净泥土和杂质，晒干。

药材鉴别 ｜ 根茎圆柱形，着生须根多数，土黄色。茎四棱柱形，表面黄绿色或灰绿色，有纵沟，具疏毛；质硬，易折断，断面纤维状，中空或留存白色茎髓。叶对生，多残破，两面具毛，灰绿色或棕黄色。花序穗状，花小密排，花瓣棕色；果序穗状，果实稀排，宿萼灰绿色，内有小坚果4，棕色。气微，味微苦。

性味归经 ｜ 味苦，涩，性冷。归热经。

功效主治 ｜ 清热解毒，活血止痛，利水消肿，截疟。主治外感发热，湿热黄疸，肝炎，泌尿道感染，水肿，咽喉肿痛，月经不调，经闭，腹痛，疟疾，痈肿疮毒，跌打损伤，骨折。

用法用量 ｜ 内服：10～30 g，煎服。外用：适量，捣烂外敷或煎水洗。

精选验方 ｜

1. 流行性感冒 ①马鞭草、板蓝根、车前草各15 g，银花藤20 g，夏枯草10 g，鱼鳅串12 g。水煎服，每日3次。②马鞭草15 g，虎杖、大青叶各10 g。姜、葱为引，水煎服，每日1剂，连服1～3剂。

2. 肝炎 马鞭草、山栀茶各50 g，栀子7颗，车前草25 g。水煎，分3次服，每日1剂。

3. 腹痛 马鞭草15 g。煎水服。

4. 急性胃肠炎 鲜马鞭草60 g，鲜鱼腥草30 g。洗净，捣烂，加冷开水适量，搅匀后，绞取药汁，服药水，每日2次。

5. 腰痛 马鞭草20 g，岩马桑30 g。水煎服。

6. 筋骨疼痛 鲜马鞭草20 g。捣烂敷患处。

7. 黄水疮 马鞭草、地蜂子、花椒、龙衣、对嘴泡根各等量。研末外敷。

8. 霉菌性阴道炎 ①马鞭草30 g。加水煎煮、去渣，温水坐浴，浸泡外阴10 min，同时用手指套以消毒纱布清洗阴道皱褶，每日1次，5次为1个疗程。②马鞭草、紫花地丁各30 g。煎液灌洗外阴及阴道，每日1剂。

马鞭草

马齿苋

MACHIXIAN

傣 药 名 | 帕拨凉。

别　　名 | 霍威、阿莽灭。

来　　源 | 为马齿苋科植物马齿苋 *Portulaca oleracea* L. 的全草。

识别特征 | 一年生草本植物，肥厚多汁，无毛，高 10 ～ 30 cm，茎圆柱形，下部平卧，上部斜生或直立，多分枝，向阳面常带淡褐红色。叶互生或近对生，倒卵形，长圆形或匙形，长 1 ～ 3 cm，宽 5 ～ 15 mm，先端圆钝，有时微缺，基部狭窄成短柄，上面绿色，下面暗红色。花常 3 ～ 5 朵簇生长于枝端；总苞片 4 ～ 5 枚，三角状卵形；萼片 2，对生，卵形，长宽约 4 cm；花瓣 5，淡黄色，倒卵形，基部与萼片同生于子房上；雄蕊 8 ～ 12，花药黄色；雌蕊 1，子房半下位，花柱 4 ～ 5 裂，线形，伸出雌蕊外。蒴果短圆锥形，长约 5 mm，棕色，盖裂；种子黑色，直径约 1 mm，表面具细点。花期 5 ～ 8 月，果期 7 ～ 10 月。

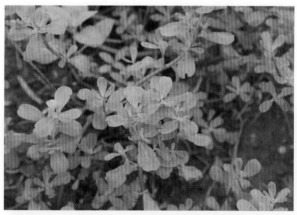

马齿苋

生境分布 | 生长于田野路边及庭园废墟等向阳处。分布于全国各地。

采收加工 | 8 ～ 9 月割取全草，洗净泥土，拣去杂质，再用开水稍烫（煮）一次或蒸，上气后，取出晒或炕干；亦可鲜用。

药材鉴别 | 全草多皱缩蜷曲成团。茎圆柱形，长 10 ～ 25 cm，直径 1 ～ 3 mm，表面黄棕色至棕褐色，有明显扭曲的纵沟纹。叶易破碎或脱落，完整叶片倒卵形，绿褐色，长 1 ～ 2.5 cm，宽 0.5 ～ 1.5 cm，先

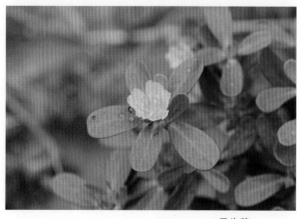

马齿苋

端钝平或微缺，全缘。花少见，黄色，生于枝端。蒴果圆锥形，长约 5 mm，帽状盖裂，内含多数黑色细小种子，气微，味微酸而带黏性。以株小、质嫩、整齐少碎、叶多、青绿色、无杂质者为佳。

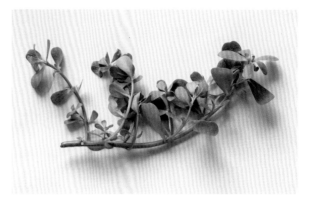

马齿苋药材

性味归经 味酸，性冷，归热经。

功效主治 清热解毒，凉血止痢，除湿通淋。主治热毒泻痢，湿热淋证，尿闭，赤白带下，崩漏，痔血，疮疡痈疖，丹毒，瘰疬，湿癣，白秃。

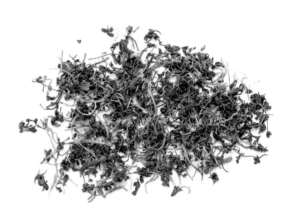

马齿苋饮片

用法用量 内服：煎汤，干品 10 ～ 15 g，鲜品 30 ～ 60 g；或绞汁。外用：适量，捣烂外敷；烧灰研末调敷；或煎水洗。

精选验方

1. 痢疾 ①马齿苋、小贯众各 15 g，青藤香 9 g。煎水服，每日 3 次。②马齿苋 30 g，绿豆适量，便血者加仙鹤草 30 g。煎水服，每日 3 次。

2. 腹泻，腹痛 鲜马齿苋 30 g。水煎服。

3. 中暑吐泻 马齿苋 15 g，加红糖适量。水煎服。

4. 红崩 马齿苋 30 g。蒸甜酒吃。

5. 无名肿毒 鲜马齿苋适量。捣茸包患处。

6. 食物中毒 马齿苋、崩大碗、旱莲草各 30 ～ 50 g，甘草 10 g。水煎服，每日 1 剂。

7. 带状疱疹 鲜马齿苋适量。捣烂外搽患处，每日 5 ～ 6 次。

8. 小儿腹泻 鲜马齿苋 20 g。水煎内服。

9. 痔疮出血 马齿苋 60 g，杨梅树根皮 30 g，椿树皮、土槐树根皮各 15 g。煎水服，每日 3 次。

10. 百日咳 鲜马齿苋 200 ～ 300 g。水煎 2 次浓缩至 100 ～ 150 ml，每日 1 剂，分 3 次口服，7 日为 1 个疗程。

11. 黄蜂蜇伤 马齿苋 150 g（或鲜品 360 g）。水煎服，每日 3 次，并用鲜品捣烂外敷患处。

12. 高血脂症和动脉硬化 去根鲜马齿苋 250 g。用家用搅拌器打成浆，直接饮用。可长期服用，效果良好。

13. 急性尿路感染 马齿苋 120 ～ 150 g 或鲜品 300 g，红糖 90 g。水煎 30 分钟，取药汁约 500 ml，趁热服下并卧床发汗，每日 3 次，每日 1 剂。

使用禁忌 脾虚便溏者及孕妇慎服。

马齿苋

马蓝

MALAN

傣 药 名 | 皇曼。

别　　名 | 哈唤。

来　　源 | 为爵床科植物马蓝 *Baphicacanthus cusia*（Nces）Bremek. 的全株。

识别特征 | 亚灌木，高达 1 m。主根深长，根茎木质，细柱状，有分枝，节膨大，节上生须根，灰褐色，有髓或中空。茎直立，节明显，有钝棱，上部多分枝，幼时有毛。叶对生，两片叶常稍不等大，有短柄，叶片长圆形，长 5 ~ 16 cm，宽 2.5 ~ 6 cm，先端渐尖，基部渐窄下延，边缘有疏钝齿；上面绿色，无毛，下面灰绿色，幼时在脉上被褐色细柔毛，侧脉 5 ~ 6

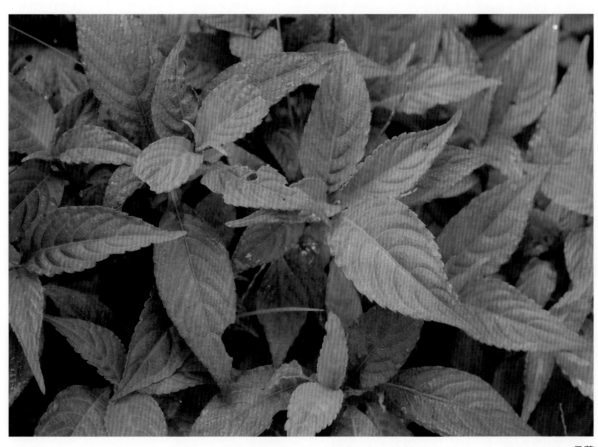

马蓝

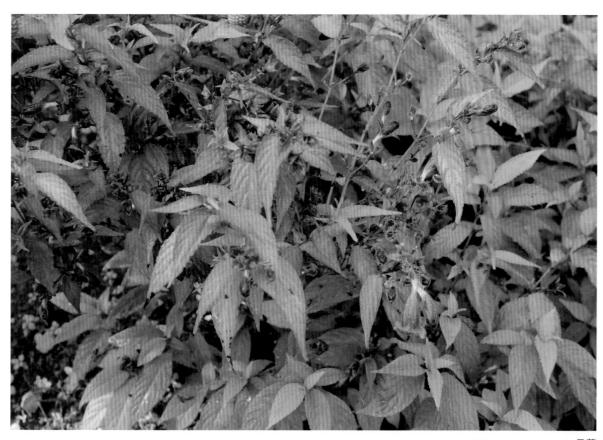

马蓝

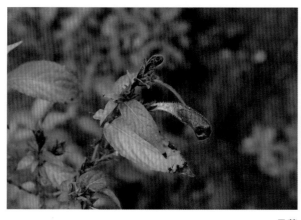

马蓝

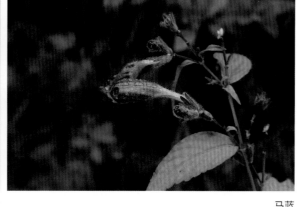

马蓝

对。花大，无梗，2 至数朵集生长于细长小枝的顶部；苞片叶状，长 1 ~ 2 cm，早落，花萼近 5 全裂，裂片条形，1 片最长；花冠淡紫色，管状漏斗形，直径约 2 cm，长约 5 cm，管部甚长，上端有 5 浅裂，裂片近等大，先端微凹；雄蕊 4 个，2 强，子房上位，花柱细长。蒴果棒状，无毛，种子褐色，卵形，扁平。5 月开花。

生境分布 | 生长于山坡、路边、草丛较潮湿的地方。我国南方各地均有分布。野生或栽培。

采收加工 | 每年 12 月采挖全株，洗净切为细段，晒干备用。

马蓝

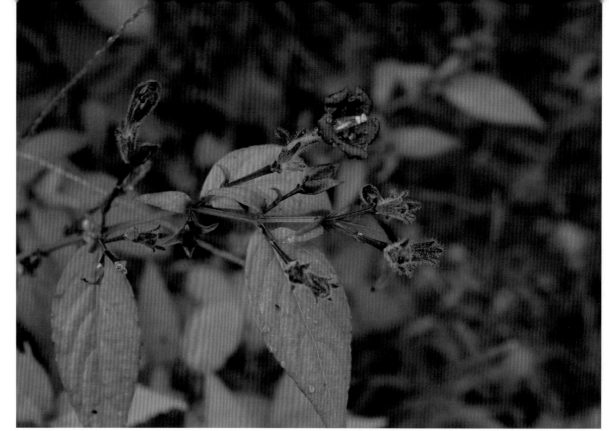

马蓝

药材鉴别 本品多皱缩成不规则团块状，有时带小枝。黑绿色或灰绿色。完整叶片长椭圆形或倒卵状长圆形，长 5 ～ 15 cm，宽 3 ～ 5 cm；叶缘有细小钝锯齿，先端渐尖，基部楔形下延，中脉于背面突出较明显。纸质，质脆易碎。气微弱，味淡。

化学成分 叶含靛苷（indican）、靛玉红（indirubin）、靛蓝（indigo）。根茎含大黄酚（chrysophanol）、靛苷、靛玉红、靛蓝、β－谷甾醇（β-sitosterol）、羽扇豆醇（lupenol）、白桦脂醇（betulin）、羽扇豆酮（lupenone）。全草含羽扇豆醇、白桦脂酮（betulone）、羽扇豆酮、4（3H）－喹唑酮 [4（3H）-quinazolinone] 等。

药理作用

1. 抗肿瘤作用 从马蓝制得的青黛中所含的靛玉红具有抗肿瘤作用，其混悬液皮下和腹腔注射 6 ～ 7 d，对大鼠瓦克癌肉瘤 W256 有明显抑制作用，口服较大剂量也有一定作用；皮下注射可延长腹水型 W256 大鼠生存时间；对小鼠肉瘤 S180 也有一定抑制作用。对白血病 L7212 小鼠的生存时间未见延长。另有报道，靛玉红灌胃给药 100 mg/kg，连续 9 ～ 10 d，对大、小鼠接种的 W256 和 Lewis 肺癌均有显著抑制作用。亦有报道靛玉红能延长淋巴白血病 LT212 小鼠的生存时间。临床上靛玉红对慢性粒细胞性白血病有效，患者外周血白细胞数明显下降时，有大量幼稚细胞肿胀、溶解而坏死，而骨髓中成熟中性粒细胞、红细胞、淋巴细胞及单核细胞无此现象，提示靛玉红对肿瘤细胞的影响有一定选择性。

靛玉红可以抑制慢性粒细胞白血病和急性粒细胞白血病患者的白血病细胞、大鼠 W256 实体瘤、小鼠腹水肝癌及艾氏腹水癌细胞的DNA合成代谢，对RNA合成轻微抑制，对蛋白质合成则无明显影响。靛玉红对染色体DNA无损伤，没有直接破坏核酸大分子的作用。

2. 对免疫功能的影响 小鼠每日皮下注射靛玉红共7d，能提高单核巨噬系统的吞噬功能；灌服7d，对正常小鼠的单核巨噬细胞无明显影响，但能提高荷瘤（W256）小鼠的吞噬功能。慢性粒细胞白血病患者长期大量服用靛玉红后，机体SK-SD迟发超敏反应、E-玫瑰花结试验、IC3-玫瑰花结试验、巨噬细胞吞噬功能等，均可能随病情好转恢复正常。原来体液免疫低下的患者，服药后也可恢复正常。

3. 抗菌作用 青黛煎剂在体外对金黄色葡萄球菌、炭疽杆菌、痢疾志贺菌、霍乱弧菌等具有抗菌作用。

4. 体内过程 小鼠灌胃H-靛玉红可经消化道缓慢吸收，12h血药浓度达高峰，72h血中仍存在。在消化系统中分布较高，骨髓亦有分布，并能通过血脑屏障，消除较慢，生物利用率为46.48%，药物主要在肝、胆代谢，主要随粪便排泄。分布半衰期5.9h，消除半衰期21.0h。

5. 毒性 小鼠一次灌胃靛玉红25g/kg、靛蓝32g/kg，不引起死亡，腹腔注射的LD50分别为1.11g/kg和2.20g/kg。大鼠灌服靛玉红每日500mg/kg、每日1000mg/kg，连续1个月，体重、血常规、骨髓象、肝肾功能、心电图均未见异常。犬灌服靛玉红20～40mg/kg、80～100mg/kg，200mg/kg，每日1次，连续2～6个月，小剂量组未有任何中毒反应；中剂量组体重稍下降，均出现稀便，个别便血，血清谷丙转氨酶上升，肝切片个别出现肝灶性坏死；大剂量组普遍食欲降低，除上述变化外普遍出现中毒性肝炎。

性味归经 | 味苦，性凉。入水塔。

功效主治 | 清火退热，凉血解毒。主治高热不退，腮腺、颌下淋巴结肿痛，咽喉肿痛，咯血，痔疮肿痛出血，尿崩症。

用法用量 | 内服：10～20g，煎汤；或泡服。外用：鲜叶适量，捣敷。

精选验方 |

1. 高热不退 马蓝根15g。冷开水泡服；取马蓝叶、旱莲草、火焰花鲜品各适量。捣烂，包敷手、足心。

2. 腮腺、颌下淋巴结肿痛，咽喉肿痛，咯血 马蓝根15g，粉葛根15g，苦藤10～15g。水煎服。

3. 痔疮肿痛出血 马蓝鲜叶适量。捣烂，包敷患处。

4. 尿崩症 马蓝15g，灯台叶根30g，大枇杷根30g，石菖蒲20g，胡椒7粒，牛奶15ml。用淘米水150ml煎服。

马蓝

马蹄金

MATIJIN

傣 药 名 | 帕糯。

别　　名 | 小金钱草。

来　　源 | 为旋花科植物马蹄金 *Dichondra repens* Forst. 的全草。

识别特征 | 多年生小草本，长约 30 cm。茎多数，纤细，丛生，匍匐地面，节着地可生出不定根。单叶互生，具柄，长 2 ~ 5 cm，被疏柔毛；叶片圆形或肾形，直径 0.6 ~ 1.6 cm，很少达 2.5 cm，先端圆形，有时微凹，基部深心形，形似马蹄，故名马蹄金，全缘，上面绿色，光滑，下面浅绿色，无毛或有疏柔毛，基出脉 7 ~ 9 条。花小，单生长于叶腋，花梗短于叶柄，花萼 5 裂，裂片卵形，长不及 1 mm，绿色，呈覆瓦状排列，宿存；花冠短钟状，黄色；子房上位，2 室，为 2 个分离的心皮组成，花柱 2 叉。蒴果膜质，近球形，径约 2 mm。种子 2 粒。花期夏季。

生境分布 | 生长于田边、沟边湿润草地。分布于长江流域至我国南部、西南部各地。

采收加工 | 全年可采，洗净，晒干，或鲜用。

药理作用 | 抗菌作用：马蹄金煎剂和酊剂在体外对白喉杆菌高度敏感，对金黄色葡萄球菌中度敏感，对溶血性链球菌、枯草杆菌和大肠杆菌轻度敏感。临床用于治疗和预防白喉有一定疗效。

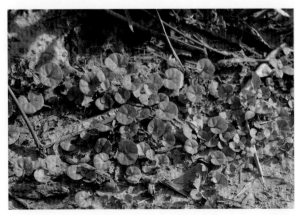
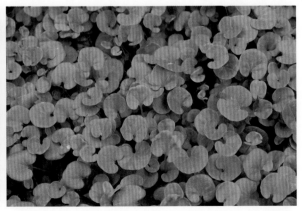

马蹄金　　　　　　　　　　　　　　　　　　　　　　　　　马蹄金

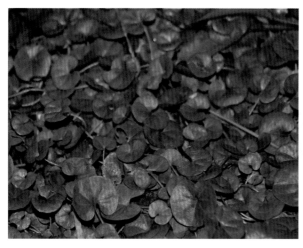
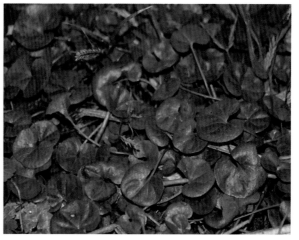

马蹄金   马蹄金

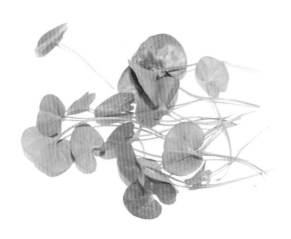
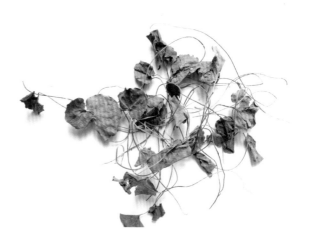

马蹄金药材   马蹄金饮片

性味归经 味微苦、甜，性凉。归水、风塔。

功效主治 清火解毒，利水退黄，通气血止痛。主治小便热涩疼痛，腹泻腹痛，赤白下痢，黄疸，高热不语，疟疾，咽喉肿痛，牙龈肿痛，出血，目赤肿痛，口舌生疮。

用法用量 内服：10～30 g，煎汤；或捣烂，开水冲服。

精选验方

1.小便热涩疼痛，腹泻腹痛，赤白下痢 马蹄金、车前草、马鞭草根各15 g，豨莶草10 g。水煎服。

2.黄疸 马蹄金30 g，葫芦茶、白茅根、草决明根各15 g，板蓝根20 g。水煎服。

3.高热不语 马蹄金、黑甘蔗芽眼各20 g，葫芦尖15 g，石菖蒲10 g。水煎服。

4.疟疾 马蹄金30 g。煎汤，加少许盐内服。

5.咽喉肿痛，牙龈肿痛，出血，目赤肿痛，口舌生疮 马蹄金15 g。捣烂，开水冲服。

买麻藤

MAIMATENG

傣 药 名 | 嘿麻梅。

来　　源 | 为买麻藤科植物买麻藤 *Gnetum montanum* Markgr. 的根和茎皮。

识别特征 | 常绿木质缠绕藤木，长 10 ～ 15 m 或更长，常缠绕大树而上。茎枝圆形，皮灰褐色或暗褐色，具明显的节。叶对生，革质，长 10 ～ 20 cm，宽 4.5 ～ 11 cm，叶形多变。花小，绿色；雌雄异株，穗状花序顶生或腋生；雄球花一至二回三出分枝，具总苞 9 ～ 13 轮，每轮有雄花 20 ～ 40 朵，花被管微呈四棱状盾形，雄花序先端有一轮不育雌花；雌花序生长于老枝上，通常分枝，每轮总苞有花 3 ～ 5 朵。种子核果状，成熟假种皮黄褐色或红褐色，常被银色鳞斑。花、果期夏、秋二季。

生境分布 | 生长于海拔 500 ～ 2200 m 的林缘藤灌木丛中。分布于福建、广东、海南、广西和云南等地。

采收加工 | 全年可采，洗净切片，晒干备用，或用鲜品。

化学成分 | 茎含 2，3- 二苯基吡咯（2，3-diphenylpyrrole），N，N- 二甲基乙醇胺（N，N-dimethylethanolamine），3，4'- 二羟基 -4- 甲氧基二苄醚（3，4'-dihydroxy-4-methoxydibenzylether）等。

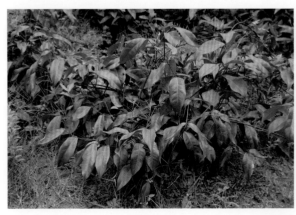 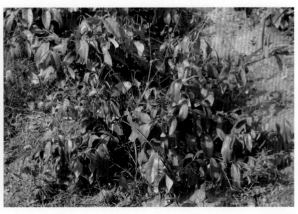

买麻藤　　　　　　　　　　　　　　　　　　　　　　买麻藤

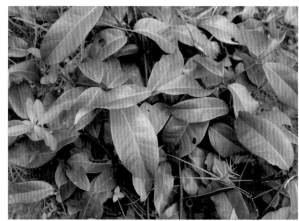

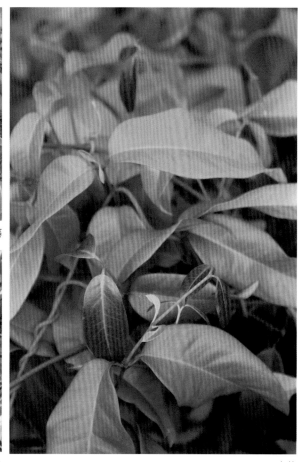

买麻藤

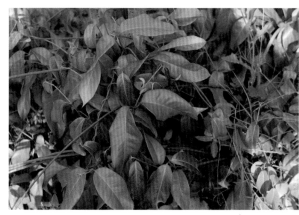

买麻藤

买麻藤

药理作用 | 在试管内买麻藤 100% 煎剂对甲型溶血性链球菌、金黄色葡萄球菌、奈瑟卡他球菌、溶血性嗜血杆菌、流感杆菌、大肠杆菌、伤寒杆菌及福氏痢疾杆菌均有不同程度的抑制作用。

性味归经 | 味微苦，性平。归风、土塔。

功效主治 | 补土健胃，消食，活血散瘀，消肿止痛，止痒，止咳平喘，明目。主治不思饮食，恶心呕吐，风热感冒咳嗽，咽喉肿痛，哮喘，视物不清，毛虫刺伤，跌打损伤。

用法用量 | 内服：煎汤，30 ~ 50 g，外用：鲜品适量，捣烂敷；或泡水洗。

精选验方 |

1. 不思饮食，恶心呕吐 买麻藤根 20 g。煎汤内服。

2. 风热感冒咳嗽，咽喉肿痛 买麻藤 50 ~ 100 g。煎汤，兑红糖内服，每日 1 剂。

3. 哮喘 买麻藤 20 g。煎汤内服。

4. 视物不清 买麻藤 20 g。煎汤内服。

5. 毛虫刺伤 买麻藤根、叶适量。泡水内服、外洗。

6. 跌打损伤 鲜买麻藤适量。捣烂，包敷患处。

买
麻
藤

205

曼陀罗
MANTUOLUO

傣 药 名 | 嘎扎郎。

别　　名 | 洋金花、曼陀罗花、曼陀罗子、曼陀罗叶、曼陀罗根。

来　　源 | 为茄科植物白花曼陀罗 *Datura metel* L. 或毛曼陀罗 *Datura innoxia* Mill 的花、叶、种子和根。

识别特征 | 一年生草本，高 0.5 ~ 2 m，全体近于无毛。茎上部呈二歧分枝。单叶互生，上部常近对生，叶片卵形至广卵形，先端尖，基部两侧不对称，全缘或有波状短齿。花单生于枝的分叉处或叶腋间；花萼筒状，黄绿色，先端 5 裂，花冠大漏斗状，白色，有 5 角棱，各角棱直达裂片尖端；雄蕊 5 枚，贴生于花冠管；雄蕊 1 个，柱头棒状。蒴果表面具刺，斜上着生，成熟时由顶端裂开，种子宽三角形。花常干缩成条状，长 9 ~ 15 cm，外表面黄棕或灰棕色，花萼常除去。完整的花冠浸软后展开，呈喇叭状，顶端 5 浅裂，裂开顶端有短尖。质脆易碎，气特异，味微苦。花期 6 ~ 10 月，果期 7 ~ 11 月。

生境分布 | 生长于山坡草地或住宅附近。多为栽培，也有野生。白曼陀罗的花称南洋金花，分布于江苏、福建、广东。毛曼陀罗的花称北洋金花，分布于河北、山东、河南。

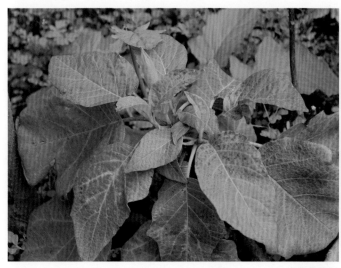

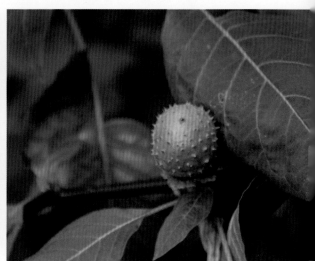

白花曼陀罗　　　　　　　　　　　　　　　　白花曼陀罗

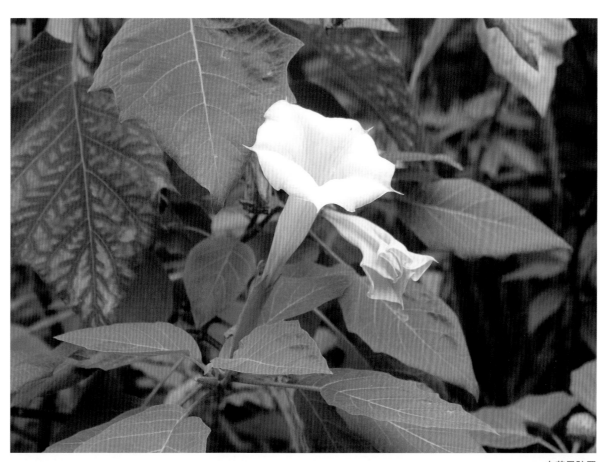

白花曼陀罗

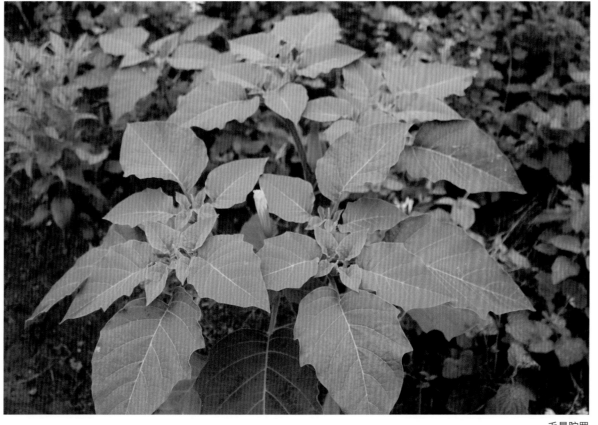

毛曼陀罗

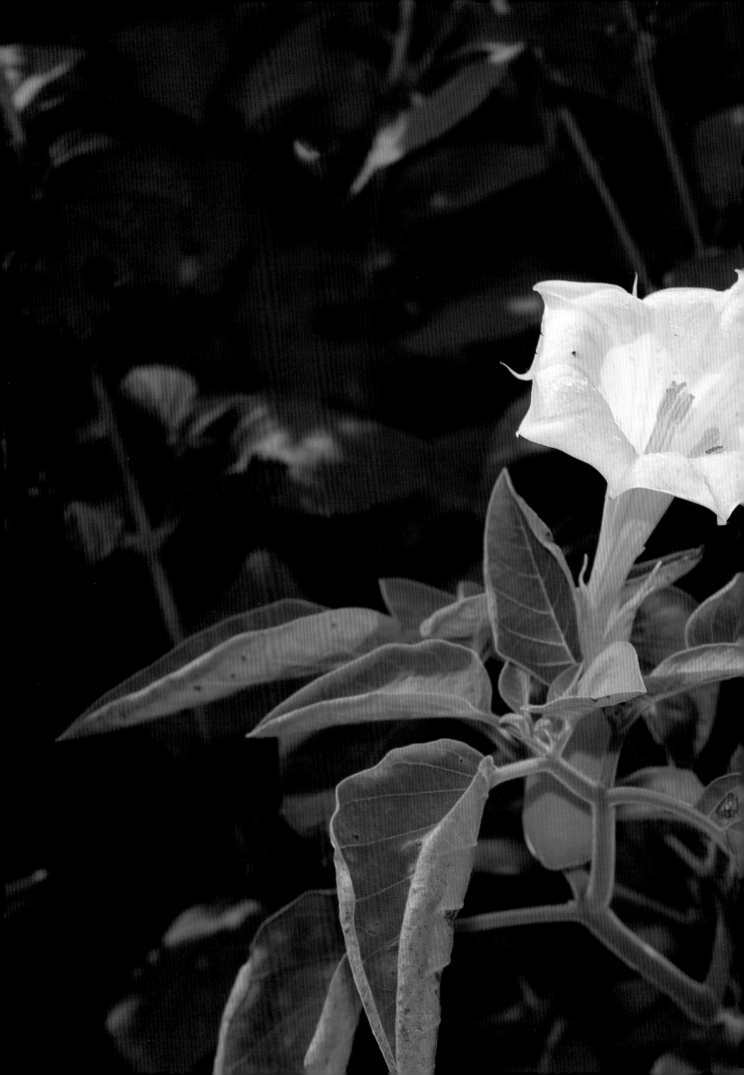

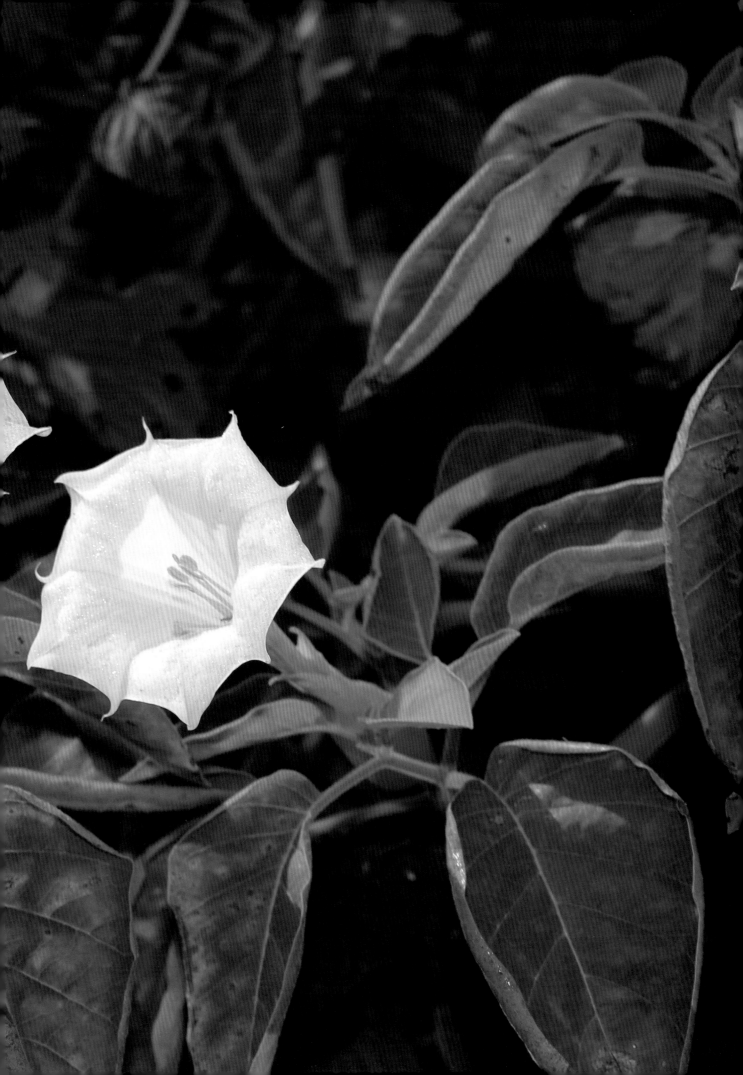

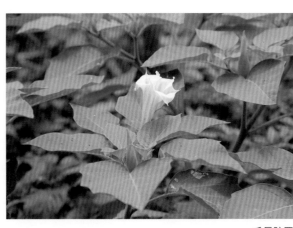

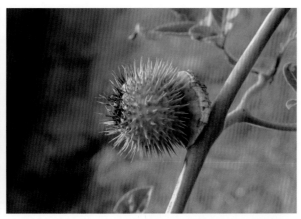

毛曼陀罗　　　　　　　　　　　　　　　毛曼陀罗

采收加工 ｜ 8～11月间，花初开放时采下，阴干、晒干或烘干；采叶多在7～8月间，晒干或烘干；采种子多在夏、秋果实成熟期。

药材鉴别 ｜ 白花曼陀罗子，蒴果近球形或扁球形，直径约3 cm，茎部有浅盘状宿萼及短果柄。表面黄绿色，疏生粗短刺。果皮木质化，成熟时作不规则4瓣裂。种子多数，扁平，三角形，宽约3 mm，淡褐色。气特异，味微苦。有毒。毛温陀罗子，蒴果近珠形或卵球形，直径3～4 cm，基部宿萼略呈五角形，向处刺细而有韧性。果皮由上部作不规则形裂。种子扁肾形，长约5 mm，宽约3 mm，淡褐色。以果实饱满、种子数多、成熟者为佳。

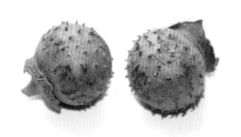

白花曼陀罗果药材

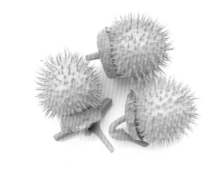

毛曼陀罗果药材

性味归经 ｜ 辛，温；有毒。归心、肺、肝、脾经。

功效主治 ｜ 平喘，祛风，止痛。主治喘咳，惊痫，风寒湿痹，泻痢，脱肛，跌打损伤。

药理作用 ｜ 本品有显著的中枢镇静作用，可使动物进入麻醉状态，但对呼吸中枢则有兴奋作用。

用法用量 ｜ 花0.3～0.6 g，果实0.9～2.4 g，根1.5～3 g，煎服；入丸、散或酒剂时酌减。外用：适量。

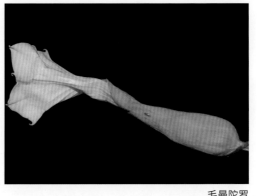

毛曼陀罗

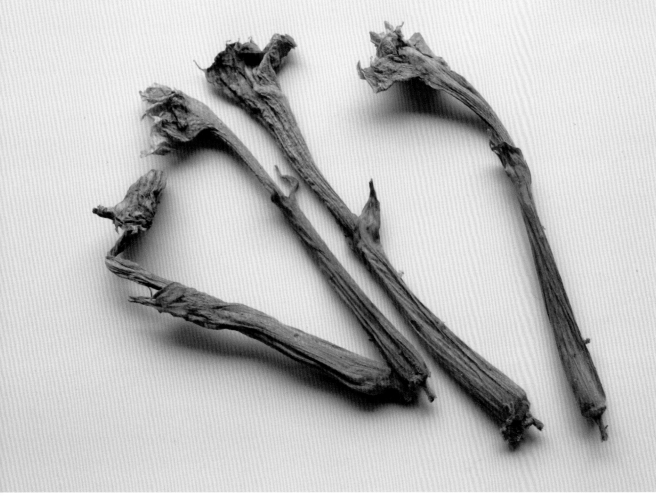

毛曼陀罗花药材

精选验方 |

1. 慢性气管炎　曼陀罗花 0.15 g,金银花、远志、甘草各 0.8 g（每丸含量）。共研细末,加适量蜂蜜制成蜜丸。每次服 1 丸,每日 2 次,连服 30 日。

2. 哮喘　曼陀罗花（洋金花）、烟叶各等份。搓碎,作烟吸,喘止即停。此法限于成年人、老年人哮喘。作为临时平喘用,用量为 0.01 ～ 0.04 g,不可过量,以防中毒。儿童忌用。

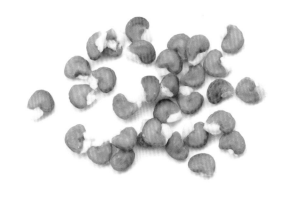

毛曼陀罗子药材

3. 风湿性关节痛　曼陀罗花 5 朵,白酒 500 ml。泡半个月,一次饮半小酒盅,每日 2 次。

4. 骨折疼痛、关节疼痛　曼陀罗全草适量。晒干研末,每服 0.05 g 或配伍用。

使用禁忌 |
本品剧毒,应严格控制剂量。青光眼患者忌用;心脏病、高血压、体弱、孕妇、表证未解、热痰咳嗽、咯痰稠黏不利者慎用。

曼陀罗

211

蔓荆子

MANJINGZI

傣 药 名 | 管底。

别　　名 | 京子。

来　　源 | 本品为马鞭草科植物单叶蔓荆 *Vitex trifolia* L. var. *simplicifolia* Cham. 或蔓荆 *Vitex trifolia* L. 的干燥成熟果实。

识别特征 | 为落叶灌木，高约 3 m，幼枝方形，密生细柔毛。叶为 3 小叶，小叶倒卵形或披针形；叶柄较长。顶生圆锥形花序；花萼钟形；花冠淡紫色。核果球形，大部分为宿萼包围。花期 7 月，果期 9 ~ 11 月。

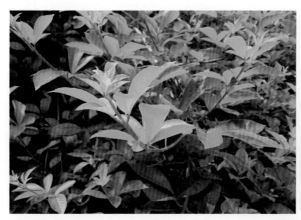
蔓荆

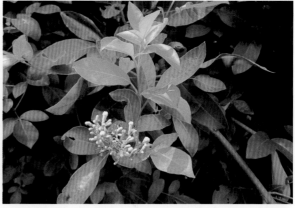
蔓荆

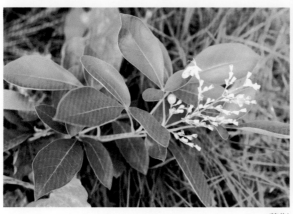
蔓荆

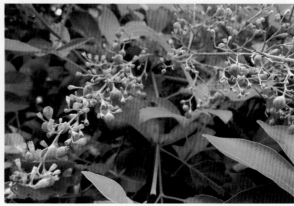
蔓荆

生境分布 生长于海边、河湖沙滩上。分布于山东、江西、浙江、福建等省。

采收加工 秋季果实成熟时采收，除去杂质，晒干。

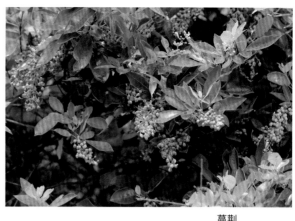
蔓荆

药材鉴别 本品呈圆球形，表面黑褐色有纵浅沟4条，基部有果柄痕。质坚韧，体轻，不易破碎。气香，味淡，微辛。

性味归经 辛、苦，微寒。归膀胱、肝、胃经。

功效主治 疏散风热，清利头目。本品味辛质轻，行于表，走于头，善于发散；其性寒，能清热，故有疏散风热、清利头目之功效。

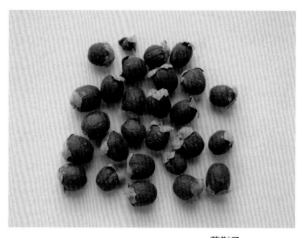
蔓荆子

用法用量 5～10g，煎服。

精选验方

1. 风寒侵目，肿痛出泪，涩胀畏光 蔓荆子15g，荆芥、白蒺藜各10g，柴胡、防风各5g，甘草2.5g。水煎服。

2. 头屑 蔓荆子、侧柏叶、川芎、桑白皮、细辛、旱莲草各50g，菊花100g。水煎去渣滓后洗发。

3. 急性虹膜炎 蔓荆子、决明子、菊花各10g，木贼6g。水煎2次，混合后分上、下午服，每日1剂。

4. 劳役饮食不节，内障眼病 蔓荆子10.5g，黄芪、人参各50g，炙甘草40g，白芍药、黄柏各15g（酒拌炒4遍）。上几味药捣散为末，每服15～25g，水煎服。

5. 急、慢性鼻炎 蔓荆子15g，葱须20g，薄荷6g。加水煎，取汁即可，代茶饮用，每日1剂。

6. 上呼吸道感染 蔓荆子、青蒿、黄芩、牛蒡子、柴胡、芦根各12g，金银花、蒲公英、连翘、菊花各15g，桔梗、荆芥各10g，板蓝根20g，甘草6g。加水煎取药汁600ml，每日1剂，分3次服用。

7. 内耳性眩晕 半夏、蔓荆子各12g，柴胡、枳壳、龙胆草、竹茹、苍耳子、栀子、青皮各9g，黄芩、大青叶各15g。加水煎2次，混合两煎所得药汁，每日1剂。

使用禁忌 青光眼患者禁服。

蔓荆子

芒硝

MANGXIAO

傣 药 名 | 借蒿。

别　　名 | 朴硝、皮硝、杂瓦卡惹。

来　　源 | 本品为含有硫酸钠的天然矿物芒硝 *Mira bilite* 经精制而成的结晶体。

识别特征 | 芒硝是一种分布很广泛的硫酸盐矿物，经加工精制而成的结晶体。单斜晶系。晶体为短柱状，通常为致密粒状、被膜状。无色透明，但常带浊白、浅黄、淡绿等色。条痕为白色。玻璃样光泽。断口贝壳状，硬度 1.5 ～ 2。比重 1.5。性脆，形成于含钠离子和硫酸根离子饱和溶液的内陆盐湖中。

生境分布 | 分布于河北、河南、山东、山西、江苏及安徽等省的碱土地区。

采收加工 | 在秋冬之季，碱质地面出现白霜，扫集后用锅煮炼，溶解后过滤，除去泥沙及不溶性杂质，将滤液放冷析出结晶，通称"皮硝"。再取萝卜洗净切片，置锅内加水与皮硝共煮，取上层液，放冷析出结晶，即芒硝。

药材鉴别 | 本品为棱柱状长方形，或不规则块状、粒状。类白色半透明或无色透明。质脆易碎，断面呈玻璃样光泽。气微，味咸。

性味归经 | 咸、苦，寒。归胃、大肠经。

功效主治 | 泻热通便，润燥软坚，清热消肿。本品味咸苦而性寒，咸以软坚，苦以降泄，寒能清热，故能泻热通便、润燥软坚，为治实热积滞、大便燥结之要药。

用法用量 | 10 ～ 15 g，冲入药汁或开水溶化后服。外用：适量。

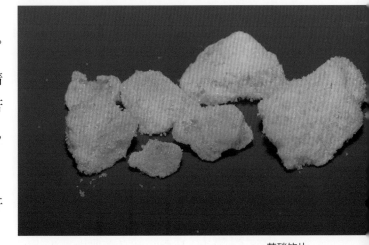

芒硝饮片

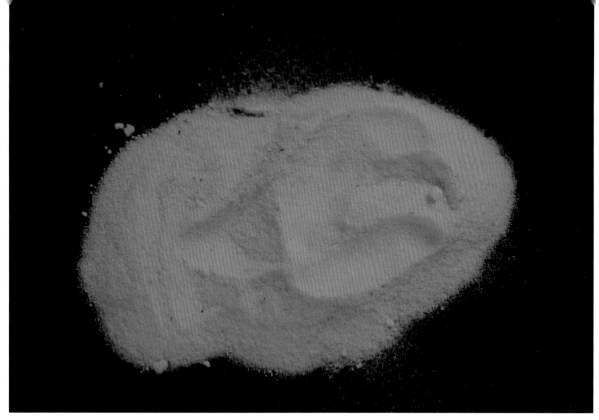

芒硝饮片

精选验方 |

1. 急慢性肾炎水肿、少尿　芒硝 60 g，大蒜 120 g。共捣烂呈泥糊状，外敷于双侧肾区。每日敷药 2 ~ 4 h，3 日为 1 个疗程，连续敷药 2 ~ 3 个疗程。一般敷药 12 h 后，尿量即开始增多，7 日后水肿消退。

2. 咽喉肿痛，口舌生疮　以芒硝置西瓜中制成的西瓜霜外用。

3. 目赤肿痛　可用芒硝置豆腐上化水或用玄明粉配制眼药水，外用滴眼。

4. 乳痈初起　芒硝化水或用纱布包裹外敷。

5. 肠痈初起　芒硝与大蒜、大黄同用。捣烂外敷。

6. 痔疮肿痛　芒硝适量。煎汤外洗。

7. 大小便不通、胀满欲死　芒硝 90 g。纸裹三四层，炭火烧之，另放入 200ml 汤中，服完，吐出后，再服之。

8. 湿疹，荨麻疹　芒硝、白矾各 30 g。开水溶化，趁热洗疹块，洗时应谨避风寒，以免疹毒内闭。

9. 肛门刺痛，脓血便　芒硝、阿魏、石榴、干姜、荜茇、沙棘、光明盐各等量。制成散剂，每次 1.5 ~ 3 g，每日 2 次，温开水送服。

10. 胃脘痞，子宫痞，血痞　芒硝、光明盐、硇砂、赭娘萨、角盐、紫硇砂、人造香盐、肉桂、灰盐各 50 g，干姜、诃子、荜茇、栀子、胡椒、川楝子各 150 g。制成糊丸，每次 1.5 ~ 3 g，每日 2 次，温开水送服。孕妇禁服。

使用禁忌 |　孕妇及哺乳期妇女忌用或慎用。不宜与三棱同用。

芒
硝

杧果核

MANGGUOHE

傣 药 名 | 麻蒙。

别　　名 | 沙巴来、阿巴来。

来　　源 | 为漆树科植物杧果 *Mangifera indica* L. 的种子。

识别特征 | 常绿乔木，高 12 ~ 27 m。树皮厚，呈灰褐色鳞片状脱落。单叶丛生于枝顶，叶片革质，长椭圆状针形，长 10 ~ 40 cm，宽 3 ~ 9 cm，先端短尾尖，基部广楔形，边缘常呈波浪形；叶柄长 4 ~ 6 cm。圆锥花序顶生，有柔毛；花小，杂性，芳香，黄色或带红色；萼片 5，有柔毛；花瓣 5，长约为萼的 2 倍；花盘肉质，5 裂；雄蕊 5，仅 1 枚发育，果核椭圆形或肾形，微扁，长 5 ~ 10 cm，熟时黄色，内果皮坚硬，具纵沟，被黄褐色毛。

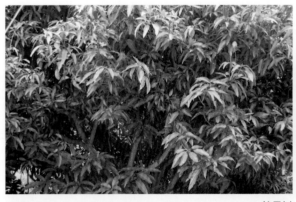
杧果树

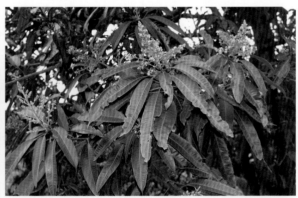
杧果树

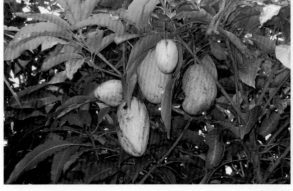
杧果树

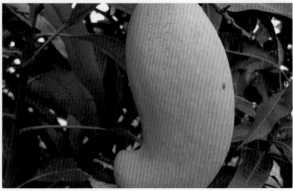
杧果

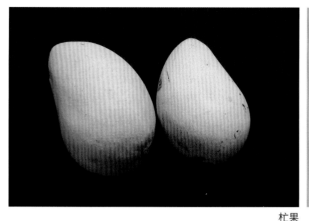
杜果

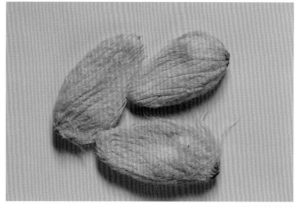
杜果核药材

生境分布 | 多为栽培。分布于云南、福建、台湾、广东、海南、广西。

采收加工 | 7～8月间果熟时采收，收集果核，干燥而成。

药材鉴别 | 杜果核呈扁长椭圆形，一端略细而微弯，长4～7 cm，宽3～4.5 cm，厚1～1.5 cm；表面黄白色，有数条略弯的浅沟纹，疏被长2～5 mm的柔性毛状纤维，外面为厚2～4 mm的硬核，内含种仁1枚，摇之发响，种皮浅灰绿色，内为大型子叶2片，乳白色。气微，味淡，油样。以饱满者为佳。

性味归经 | 味甘、酸，性温。

功效主治 | 滋阴补肾。主治肾虚。

用法用量 | 内服：研末，3～6 g；或入丸、散。

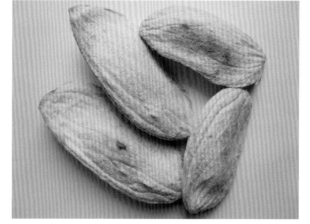
杜果核饮片

精选验方 |

1.腰部疼痛及肾脏病 杜果核、荜茇、蒲桃、大托叶云实、肉桂、螃蟹各5 g，石榴40 g，肉豆蔻30 g。共研为细末，每日2～3次，每次5 g。

2.肾寒症，石淋尿闭，肾腰疼痛，白带过多 杜果核、蒲桃、大托叶云实各9 g，小豆蔻30 g，干姜24 g，光明盐、荜茇各15 g，麝香0.3 g，螃蟹壳3 g，冬葵子12 g。共研为细末，以白糖为引，每日3次，每服3 g。

3.小便癃闭 杜果核、蒲桃、大托叶云实、螃蟹壳、火硝、田螺壳、小豆蔻各10 g，白硇砂、荜茇、各种盐类各3 g，金礞石、白芸香各7.5 g，冬葵子15 g，麝香2.5 g，干姜、胡椒各5 g。共研为细末，以酒及白糖为引送入，每日3次，每次3 g。

4.肾寒肾虚 杜果核5 g，白豆蔻25 g，干姜、荜茇、白硇砂、蒲桃子、大托叶云实、蜀葵各10 g，螃蟹40 g，麝香2.5 g。制成散剂，每次1.5～3 g，每日1～2次，温开水送服。

墨旱莲
MOHANLIAN

傣 药 名 | 皇旧。

别　　名 | 鳢肠、旱莲草、墨斗草。

来　　源 | 为菊科植物鳢肠 *Eclipta prostrata*（L.）L. 的全草。

识别特征 | 一年生草本植物，高 10 ～ 60 cm，全株被白色粗毛，折断后流出的汁液数分钟后即呈蓝黑色。茎直立后基部倾伏，着地生根，绿色后红褐色。叶对生，叶片线状椭圆形至披针形，长 3 ～ 10 cm，宽 0.5 ～ 2.5 cm，全缘或稍有细齿，两面均被白色粗毛。头状花序腋生或顶生，总苞钟状，总苞片 5 ～ 6 片，花托扁平，托上着生少数舌状花及多数管状花；瘦果黄黑色，无冠毛。花期 7 ～ 9 月，果期 9 ～ 10 月。

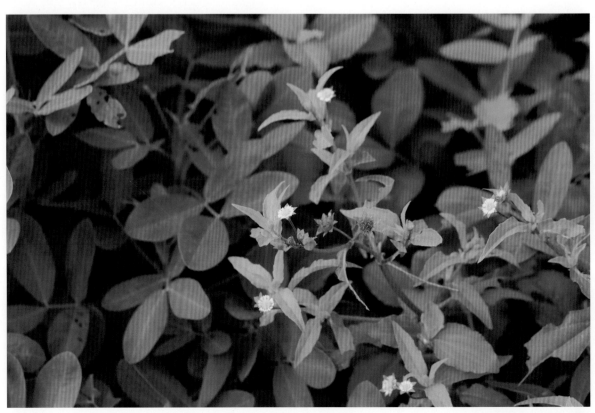

鳢肠

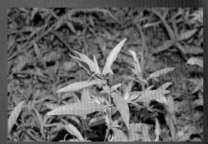
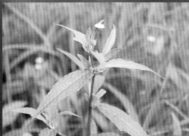
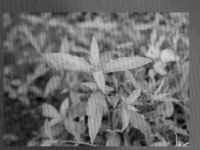

鳢肠 鳢肠 鳢肠

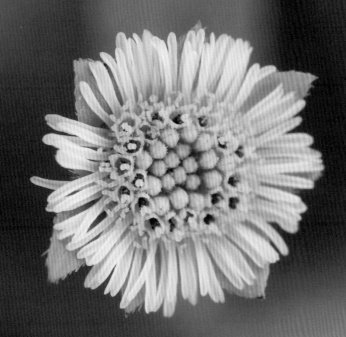

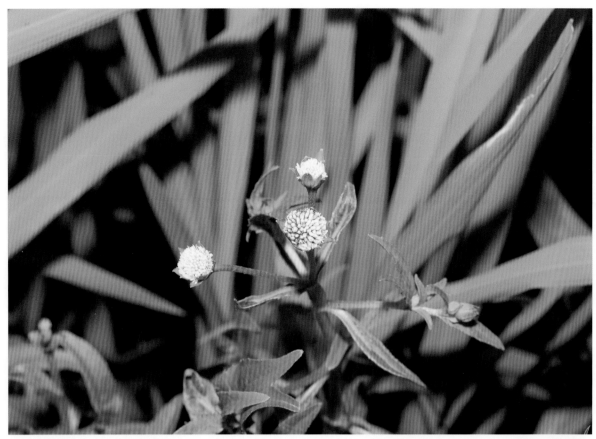

鳢肠（墨旱莲）

生境分布 | 生长于路边、湿地、沟边或田间。全国各地均有分布。

采收加工 | 夏、秋二季割取全草，洗净泥土，去杂质，晒干或阴干。鲜用可随时取用。

药材鉴别 | 带根或不带根全草，全体被白色粗毛。根须状，长 5～10 cm。茎圆柱形，多分枝，直径 2～7 mm，表面灰绿色或稍带紫色，有纵棱，质脆，易折断，断面黄白色，中央为白色疏松的髓部，有时中空。叶对生，多蜷缩或破碎，墨绿色，完整叶片展平后呈披针形，长 3～10 cm，宽 0.5～2.5 cm，全缘或稍有细齿，近无柄。头状花序单生于枝端，直径 6～11 mm，总花梗细长，总苞片 5～6 片，黄绿色或棕褐色，花冠多脱落。瘦果扁椭圆形，棕色，表面有小瘤状突起。气微香，味淡、微咸涩。以色墨绿、叶多者为佳。

性味归经 | 味酸，性冷。归热经。

功效主治 | 补益肝肾，凉血止血。主治肝肾不足，头晕目眩，须发早白，吐血，咯血，衄血，便血，血痢，崩漏，外伤出血。

用法用量 | 内服：煎汤，9～30 g；或熬膏；或捣汁；或入丸、散。外用：适量，捣烂外敷；或捣茸塞鼻；或研末敷。

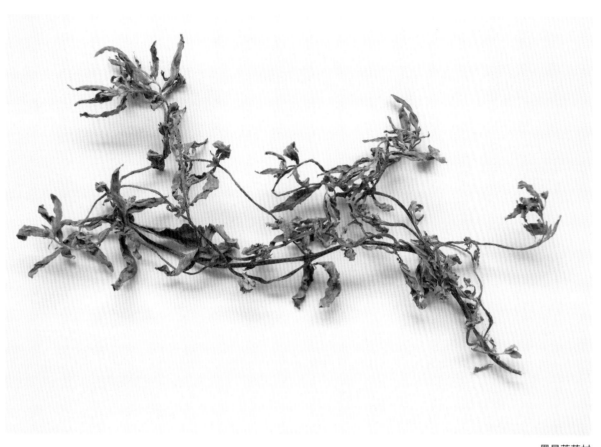

墨旱莲药材

精选验方 |

1. 刀伤出血　墨旱莲适量。研末外敷。

2. 稻田性皮炎　墨旱莲1把。搓手足患处，搓至皮肤发黑，干后即下田。

3. 刀伤出血　鲜墨旱莲适量。捣烂敷伤处；干者研末，撒伤处。

4. 肿毒　墨旱莲、苦瓜各适量。同捣烂，敷患处。

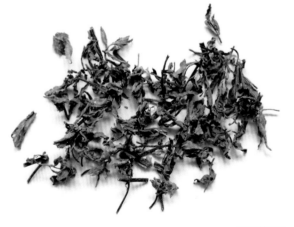

墨旱莲饮片

5. 妇女阴道痒　墨旱莲120 g。水煎服；或另加钩藤根少许，并煎汁，再加白矾少许外洗。

6. 胃出血　墨旱莲15 g，万年乔9 g。水煎服。

7. 冠心病、心绞痛　旱莲草浸膏口服。每日2次，每次15 g（含生药30 g），1个月为1个疗程。

使用禁忌 |　脾、肾虚寒者慎用。

墨旱莲

221

木槿

MUJIN

傣 药 名 | 罗埋亮龙。

来　　源 | 为锦葵科植物木槿 *Hibiscus syriacus* L. 的根。

识别特征 | 落叶小灌木或小乔木，高 3 ～ 6 m。树皮灰褐色，无毛。嫩枝上有绒毛。叶互生；菱状卵形或卵形，长 4 ～ 7 cm，宽 2.5 ～ 5 cm。具有深浅不同的 3 裂或不裂，叶基楔形，边缘具圆钝或尖锐的齿，主脉 3 条明显，两面均疏生星状毛，后变光滑；叶柄长 1 ～ 2 cm，光滑或被有绒毛或星状毛。花单生长于叶腋；小苞片 6 ～ 7，线形，长约为花萼之半；萼片 5 裂，卵状披针形，有星状毛和细短软毛；花瓣 5，淡红色、白色或紫色；雄蕊多数，花丝联合成筒状；子房 5 室，花柱 5 裂，柱头头状。蒴果长椭圆形，先端具尖嘴，全体被绒毛。种子黑褐色，背部有长棕色毛。花期 6 ～ 7 月。

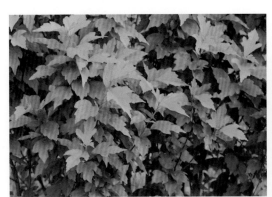

木槿

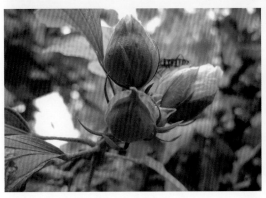

木槿

木槿花

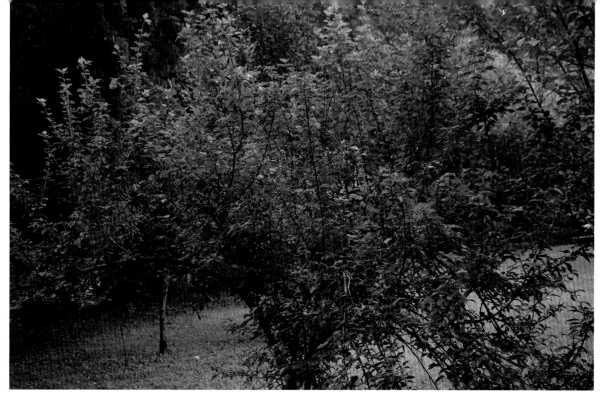

木槿

生境分布｜ 生长于林边、荒地及田间向阳处。全国各地均有栽培。

采收加工｜ 秋冬季采挖，洗净切片，晒干备用。

化学成分｜ 木槿根皮含鞣质、黏液质。

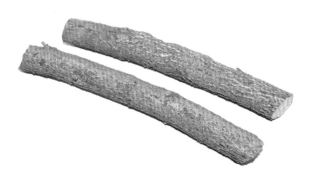

木槿药材

药理作用｜ 根与茎的乙醇浸液在试管内能抑制革兰氏阳性菌、痢疾杆菌及伤寒杆菌。

性味归经｜ 味涩，性平。归水塔。

功效主治｜ 除风解毒，通血止痛。主治腹痛腹泻，赤白下痢，月经失调，痛经，经闭。

用法用量｜ 内服：煎汤，15～50 g；或泡酒饮。

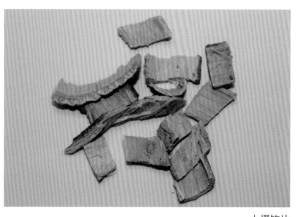

木槿饮片

精选验方｜

1. 腹痛腹泻，赤白下痢 木槿根、使君子根各50 g，山芝麻根20 g，青葙根25 g。煎汤内服。

2. 月经失调，痛经，经闭 木槿根、云南五味子藤、白花臭茉莉根、赪桐根各30 g，红花5 g，苏木15 g。煎汤服或泡酒饮。

木槿

木棉花
MUMIANHUA

傣 药 名 | 埋牛。

别　　名 | 格萨、白玛扎、赛瓦、纳嘎布西、鲁格萨。

来　　源 | 为木棉科植物木棉 *Bombax malabaricum* DC. 的花。

识别特征 | 落叶大乔木，高达 25 m。幼树的干或老树的枝条有短粗的圆锥状硬刺；侧枝平展，掌状复叶，小叶 5 ~ 7 片，近革质，长圆形、卵圆形或椭圆状披针形，长 10 ~ 16 cm，宽 4 ~ 5.5 cm，顶端渐尖，基部广楔形，全缘，两面均无毛，中脉向上突起，侧脉羽状；叶柄长 12 ~ 18 cm，小叶柄长 1.5 ~ 3 cm；托叶小。花簇生于枝端，先叶开放，直径

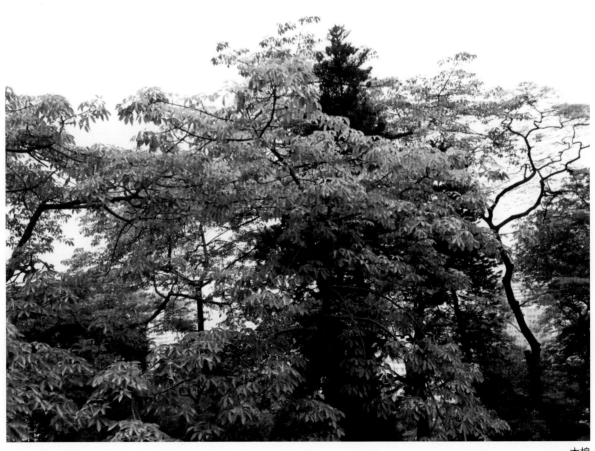

木棉

约 10 cm；花萼杯状，长 3 ～ 4.5 cm，厚肉质，常 5 浅裂，外面光滑，内面被绢毛，花瓣 5，红色或橙红色，肉质，长圆形，长 8 ～ 10 cm，两面被星状柔毛，内面较稀；雄蕊多数，花丝合生成短管，排成 3 轮，最外轮的集生成 5 束，中间 10 枚较短，不分叉，最内轮 5 枚的花丝顶端分叉；子房上位，5 室，花柱比雄蕊长，柱头 5 裂。蒴果长 10 ～ 15 cm，木质，裂为 5 瓣，内面有棉毛；种子倒卵形，光滑，藏于绵毛内。花期 2 ～ 5 月，果期 4 ～ 6 月。

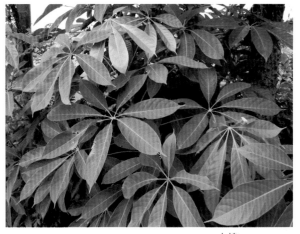

木棉

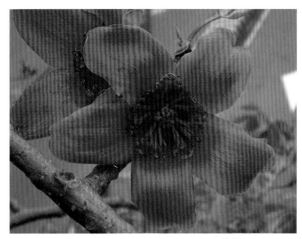

木棉花

生境分布 ｜ 生长于山地阳坡、村边、路旁或栽种于庭园。分布于西藏门巴、云南、四川、贵州、广西等地。

采收加工 ｜ 春季采收花，阴干。

药材鉴别 ｜ 本品常皱缩成团。花萼厚，杯状，3 或 5 浅裂，裂片钝圆形，反卷，外表面棕褐色，有细皱纹，内表面灰黄色，密被有光泽的绢毛，花瓣 5，椭圆状倒卵形或披针状椭圆形，长 6 ～ 8 cm，宽 2.5 ～ 3.5 cm，外表面灰褐色，密被短星状毛，内表面紫棕色，有疏毛，雄蕊多数，卷曲。花柱稍粗，略长于雄蕊，质脆。气微，味淡、微涩。

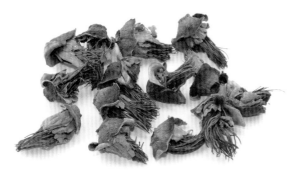

木棉花药材

性味归经 ｜ 味涩、微苦，消化后味苦，性糙。

功效主治 ｜ 清肺热，心热及肝热。主治血热引起的背痛，心痛。

用法用量 ｜ 内服：研粉，3 ～ 6 g；或入丸、散。

精选验方 ｜

1. 肺、肝病，调经 木棉子 10 g，草红花 20 g，银朱、熊胆各 5 g。混合碎成细粉，加水制成糊状，每次 2 勺，每日 2 次。

2. 脾热病 木棉花 20 g，甘松香、冰片、石灰华各 5 g，单红花、麻黄各 10 g。以上六味药混合，粉碎成细粉，内服，每次 5 g，每日 1 ～ 2 次。

木棉花

225

南瓜子

NANGUAZI

傣药名 | 麻巴罕。

别　名 | 南瓜仁、白瓜子、金瓜米、窝瓜子、倭瓜子。

来　源 | 为葫芦科植物南瓜 *Cucurbita moschata*（Duch.）Poiret 的种子。

识别特征 | 一年生蔓生草本植物，茎长达 2 ～ 5 m，常节部生根，密被白色刚毛。单叶互生；叶柄粗壮，长 8 ～ 19 cm，被刚毛；叶片宽卵形或卵圆形，有 5 角或 5 浅裂，长 12 ～ 25 cm，宽 20 ～ 30 cm，先端尖，基部深心形，上面绿色，下面淡绿色，两面均被刚毛和茸毛，边缘有小而密的细齿。卷须稍粗壮，被毛，三至五歧。花单性，雌雄同株；雄花单生，花萼筒钟形，长 5 ～ 6 cm，裂片条形，长 10 ～ 15 cm，被柔毛，上部扩大成叶状，花冠黄色，钟状，长 8 mm，5 中裂，裂片边缘反卷，雄蕊 3，花丝腺体状，长约 5 ～ 8 mm，药室折曲；雌花单生，子房 1 室，花柱短，柱头 3，膨大，顶端 2 裂。果梗粗壮，有棱槽，长 5 ～ 7 cm，瓜蒂扩大成

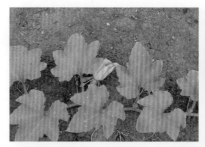
南瓜

南瓜

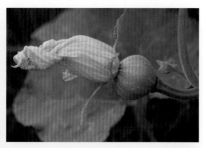
南瓜

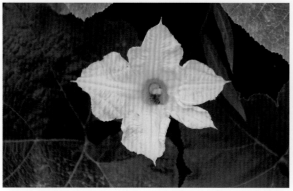
南瓜花

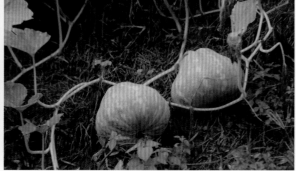
南瓜

喇叭状，瓠果形状多样，外面常有纵沟。种子多数，长卵形或长圆形，灰白色。花期6～7月，果期8～9月。

生境分布 | 全国各地普遍栽培。

采收加工 | 夏、秋二季食用南瓜时，收集成熟种子，除去瓤膜，洗净，晒干。

药材鉴别 | 种子扁圆形，长1.2～1.8 cm，宽0.7～1 cm。表面淡黄白色至淡黄色，两面平坦而微隆起，边缘稍有棱，一端约尖，圆端有珠孔。种脐稍突起或不明显。除去种皮，有黄绿色薄膜状胚乳。子叶2枚，黄色，肥厚。有油性。气微香，味微甘。以颗粒饱满、色黄白者为佳。

性味归经 | 味甜，性冷。归热经。

功效主治 | 杀虫，下乳，利水消肿。主治绦虫、蛔虫、血吸虫、钩虫、蛲虫病，产后缺乳，产后手足浮肿，百日咳，痔疮。

用法用量 | 内服：煎汤，30～60 g；研末或制成乳剂。外用：适量，煎水熏洗。

精选验方 |

1. 小儿蛔虫 南瓜子、韭菜叶各30 g，水竹沥60 g。开水冲服。

2. 绦虫病 南瓜子30～150 g（有大剂量用至200～300 g），槟榔40～150 g（亦有大剂量用至300 g）。晨起空腹嚼食南瓜子或冲服南瓜子粉，半小时后再服槟榔煎剂，再过0.5～2小时服硫酸镁50～150 ml，小儿用量减半。

3. 血吸虫病 ①用去油粉剂，每日240～300 g，10岁以下减半，10～16岁服60～200 g。②水浸膏（每1 ml相当于生药4 g），急性病每日180 ml，慢性病每日60 ml，儿童酌减。均以30日为1个疗程。

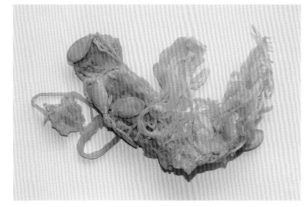
南瓜子药材

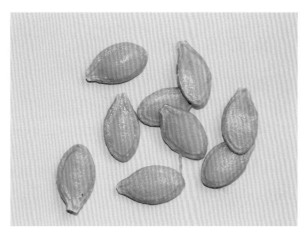
南瓜子药材

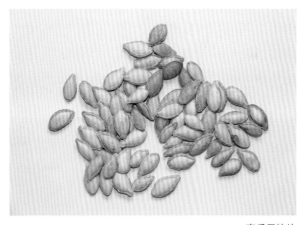
南瓜子饮片

南瓜子

227

柠檬

NINGMENG

傣 药 名 | 麻脑。

别　　名 | 麻爬。

来　　源 | 为芸香科植物柠檬 *Citrus limon* （L.）Burm. f. 的果实或根。

识别特征 | 常绿小乔木，有坚硬的棘刺。叶互生，革质，有半透明的油点；叶片小，长椭圆形至椭圆状卵形，长 7 ~ 11 cm，宽 3 ~ 4 cm，先端尖，边缘微呈钝齿状，基部圆形；叶柄短，叶翼狭长，几与叶片连结而突出。花单生或丛生长于叶腋，长 1 ~ 2 cm，有香气；萼杯状，5 裂齿；花冠 5 瓣，长椭圆形，质厚，外面粉红色，内面白色；雄蕊 20 或更多；雌蕊 1，子房 8 ~ 10 室，花柱粗，常早落，柱头头状。柑果长椭圆形或卵圆形，先端有乳头状突起，长 9 ~ 13.5 cm，宽 4 ~ 7 cm，黄色有光泽，果皮微粗，瓤囊 8 ~ 10 瓣，味极酸，每瓣具种子 3 ~ 4 粒，卵圆形，淡黄色。花期春季。

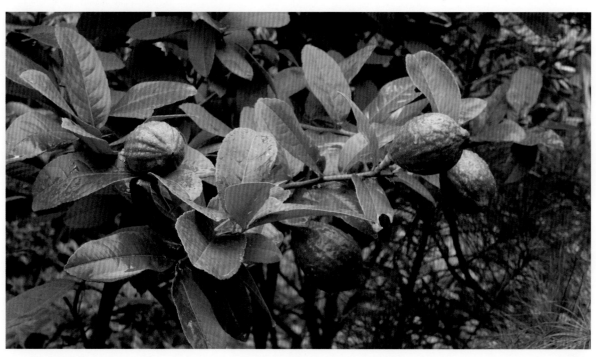

柠檬

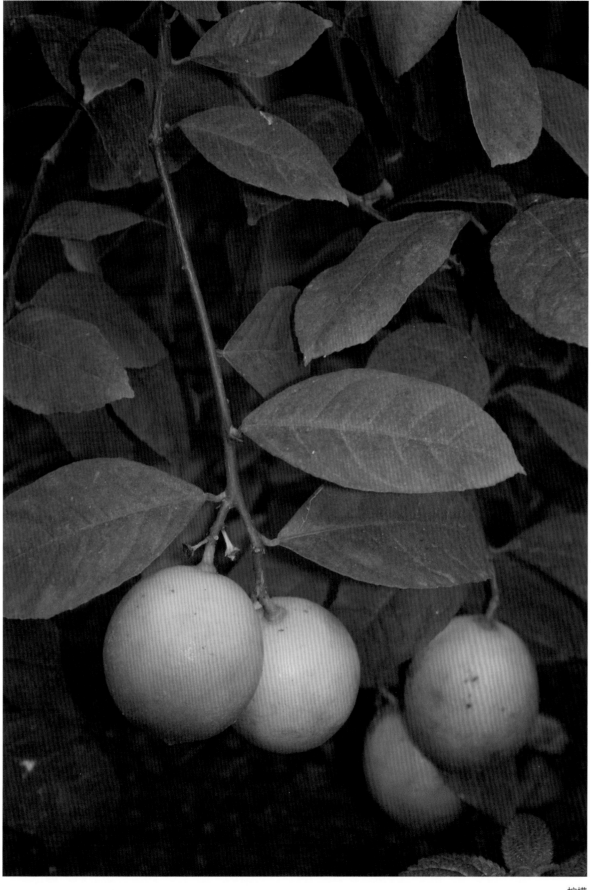

柠檬

柠
檬

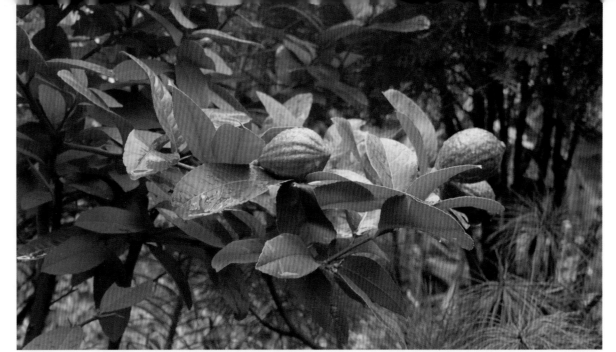

柠檬

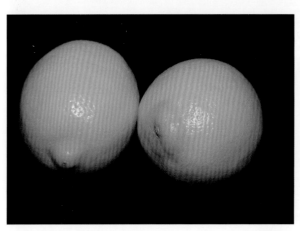

柠檬药材

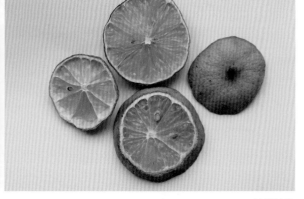

柠檬饮片

生境分布 广东、广西和云南等地有栽培。

采收加工 秋季采收成熟果实，鲜用；根随用随采。

药材鉴别 果实长椭圆形，长 4～6.5 cm，直径 3～5 cm。外表面黄褐色，密布凹下油点。纵剖为两瓣者，瓤囊强烈收缩。横剖者，果皮外翻显白色，瓤囊 8～10 瓣，种子长卵形，具棱，黄白色。质硬，味酸、微苦。

化学成分 果皮含橙皮苷（hesperidin）、香叶木苷（diosmin）、柚皮苷（naringin）、新橙皮苷（neohesperidin）。还含咖啡酸（caffeic acid）。种子含黄柏酮（obacunone）、柠檬苦素（limonin）。

药理作用

1. 抗菌、抗病毒作用 柠檬成分咖啡酸有广泛抗菌作用，在体内被蛋白质灭活，橙皮苷能

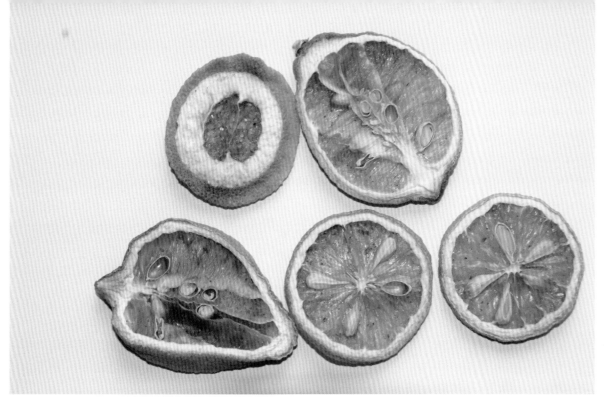

柠檬饮片

预防水疱性口炎病毒及流感病毒。抗病毒活性可被透明质酸酶所清除。

2. 抗炎作用 橙皮苷给予豚鼠能增强维生素 C 的作用。香叶木苷腹腔注射对角叉菜胶所致大鼠足跖水肿有消炎作用。香叶木苷具有维生素 P 样作用，可降低家兔毛细血管渗透性；并具有维生素 C 样作用，能增强豚鼠毛细血管的抵抗力。

3. 止血作用 咖啡酸能收缩、增强毛细血管，降低通透性，提高凝血功能及血小板数量，缩短凝血时间和出血时间 31% ~ 71%。

4. 抗氧化作用 柠檬甲醇提取物对由 NADPH-ADP 诱导的大鼠肝脏微粒体脂质过氧化有抑制作用。咖啡酸灌服能延长亚硝酸钠 (Na_2NO_2) 中毒小鼠和氰化钾 (KCN) 中毒小鼠的存活时间，腹腔注射能对抗脑垂体后叶素引起的大鼠急性心肌缺血。

性味归经 果：味酸，性凉；根：味淡，性凉。归水、风、土塔。

功效主治 清火解毒，消肿止痛，补水滋润，润肺止咳，主治腮腺、颌下淋巴结肿痛，乳房胀痛，中暑，口苦咽干，咽喉肿痛，咳嗽，牙痛。

用法用量 内服：煎汤，根 10 ~ 15 g；或果汁 5 ml。外用：果实适量，舂细搽；或取汁熬膏搽。

精选验方

1. 腮腺、颌下淋巴结肿痛，乳房胀痛 柠檬（去皮）、瓜子金各适量。舂细，外搽患处。

2. 中暑，口苦咽干 柠檬果汁 5 ml。用冷开水冲服。

3. 咽喉肿痛，咳嗽，牙痛 柠檬汁 5 ml。兑冷开水含漱或内服。

柠
檬

牛膝

NIUXI

傣 药 名 | 怀哦囡。

别　　名 | 牙怀哦。

来　　源 | 为苋科植物牛膝 *Achyranthes bidentata* Bl. 的根、皮、叶。

识别特征 | 多年生草本，高 70 ~ 120 cm。根圆柱形。茎有棱角，有白色贴生或开展的柔毛，节部膝状膨大，分枝对生。叶对生，卵形至椭圆形或椭圆状披针形，先端尾尖，长 4.5 ~ 12 cm，两面有柔毛；叶柄长 0.5 ~ 3 cm，有柔毛。花两性，穗状花序腋生或顶生，花后总花梗伸长，花向下折而贴近总花梗；苞片宽卵形，先端渐尖；小苞片贴生长于萼片基部，刺状，基部有卵形小裂片；花被片 5，绿色；雄蕊 5，基部合生，退化雄蕊顶端平圆，波状。胞果长圆形，长 2 ~ 2.5 mm。种子长圆形，长约 1 mm，黄褐色。花期 7 ~ 9 月，果期 9 ~ 10 月。

生境分布 | 生长于屋旁、山坡林下。分布于全国各地，野生或栽培。

采收加工 | 秋、冬二季挖取根，洗净晒干备用。鲜叶、鲜皮随用随采。

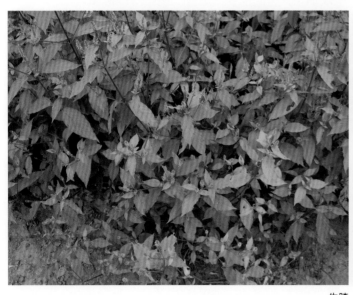

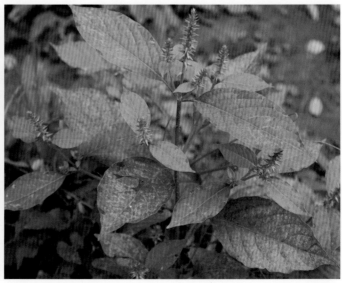

牛膝　　　　　　　　　　　　　　　　　　　　　　　牛膝

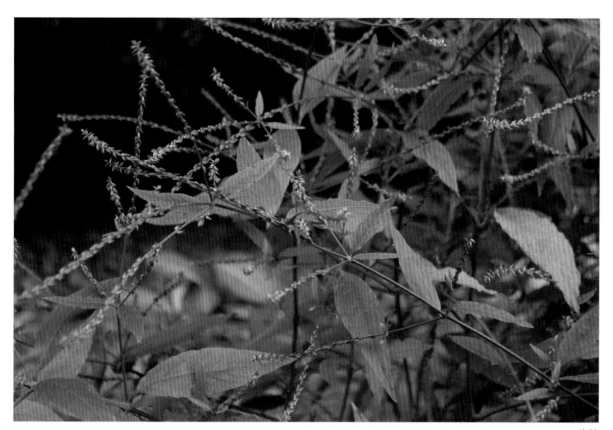

牛膝

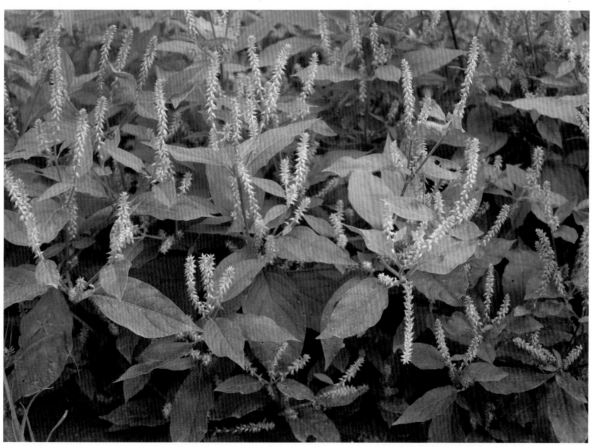

牛膝

牛膝

233

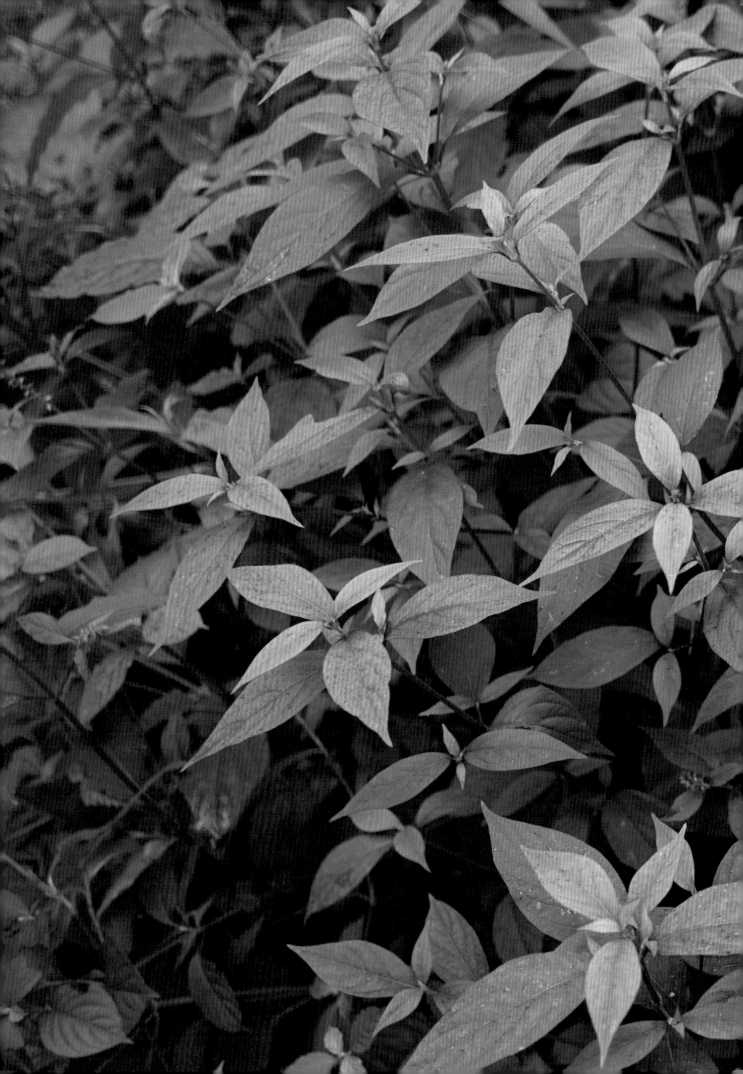

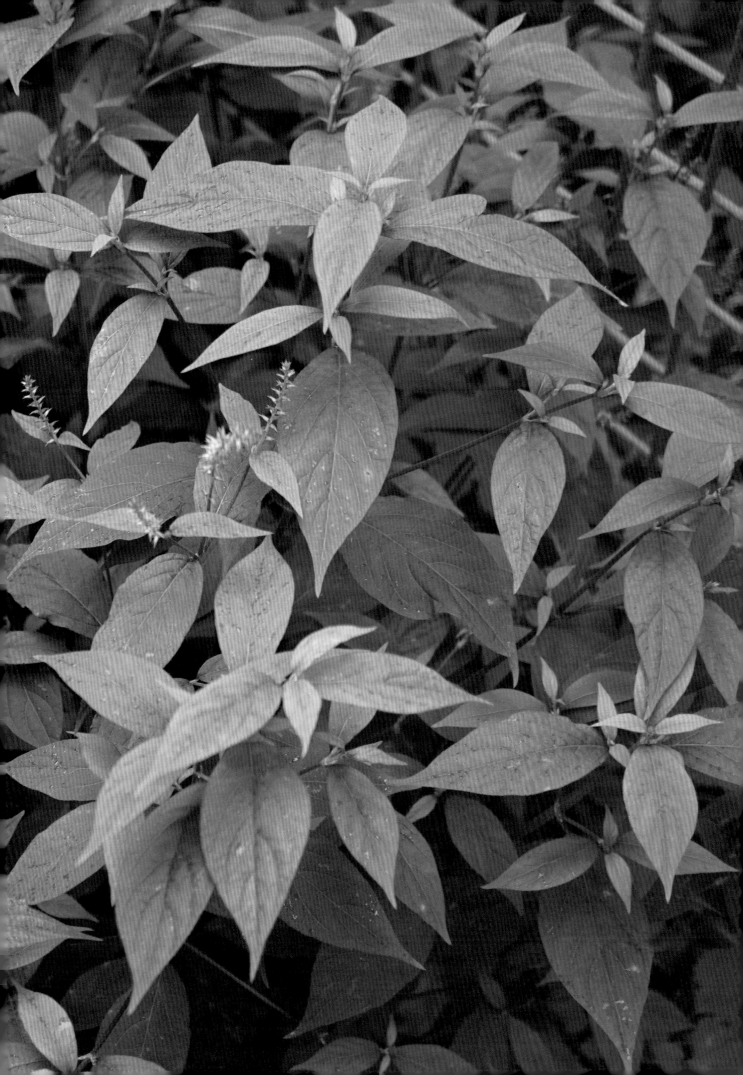

药材鉴别 | 根呈细长圆柱形，有的稍弯曲，上端稍粗，下端较细，长 15 ～ 50 cm，最长可达 90 cm，直径 0.4 ～ 1 cm。表面灰黄色或淡棕色，有略扭曲而细微的纵皱纹、横长皮孔及稀疏的细根痕。质硬而脆，易折断，受潮则变柔软，断面平坦，黄棕色，微呈角质样而油润，中心维管束木部较大，黄白色，其外围散有多数点状的维管束，排列成 2 ～ 4 轮。气微、味微甜而稍苦涩。

化学成分 | 根含蜕皮甾酮（ecdysterone）、牛膝甾酮（inokosterone）、红苋甾酮（rubrosterone）。又含多种氨基酸和多糖，还含三萜皂苷：齐墩果酸 α-L- 吡喃鼠李糖基 - β -D- 吡喃半乳糖苷（oleanolic acid α-L-rhamnopyranosyl- β -D-galactopy-ranoside）。叶也含蜕皮甾酮，牛膝甾酮。

药理作用 |

1. 镇痛作用 牛膝煎剂 25 g/kg 灌胃，对小鼠醋酸扭体反应有极显著的抑制作用。

2. 抗炎作用 其乙醇制剂每日 5 g/kg，连续 5d 灌胃，能明显促进大鼠甲醛性关节炎的消退；其皂苷 2 g/kg 能显著促进蛋清性关节炎的消退。

3. 抗生育作用 其总皂苷 125 ～ 1000 mg/kg 灌胃，对妊娠 1 ～ 10d 的小鼠，有显著的剂量依赖性抗生育作用。

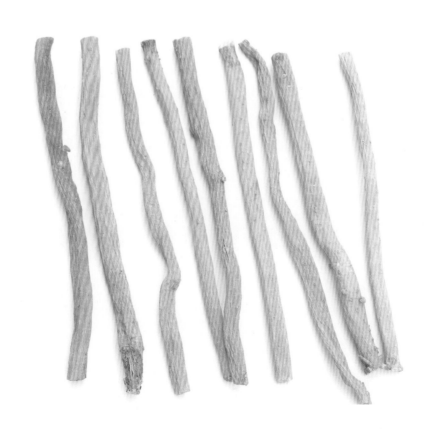

牛膝药材

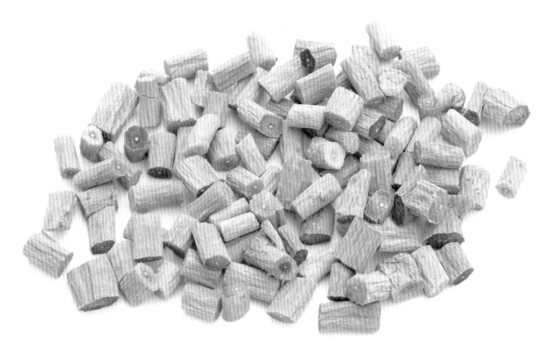

4. 对血液流变性的影响　煎剂 10 g/kg 灌胃，对正常大鼠的全血黏度切变率升高、血细胞比容、红细胞聚集指数均有显著的改善作用。

5. 降血糖作用　蜕皮甾酮和牛膝甾酮，0.1 ～ 10 mg/kg 腹腔注射，或 1 ～ 100 mg/kg 灌胃，对高血糖素所致大鼠高血糖有明显降血糖作用。

6. 降脂作用　牛膝所含蜕皮甾酮能明显抑制兔肝总脂、总胆固醇及三酰甘油的升高。

7. 对免疫功能的影响　牛膝对免疫功能低下或正常的动物均具有免疫增强作用，可增强细胞免疫及体液免疫功能。

性味归经｜味甘、苦、酸、微腥，性平。归风、水、土塔。

功效主治｜熟用：调补水血，强筋壮骨。生用：散瘀消肿，清火解毒。主治尿血，中风偏瘫，半身不遂，肢体麻木疼痛，性病，腰痛，肢体痉挛抽搐，闭经。

用法用量｜内服：煎汤，根、皮 15 ～ 25 g；或嫩尖叶捣烂压汁；或浸酒。外用：鲜品适量，捣烂敷。

精选验方｜

1. 尿血，性病　牛膝 20 g。水煎服。

2. 中风偏瘫，半身不遂，肢体麻木疼痛，腰痛，肢体痉挛抽搐，闭经　牛膝、土牛膝各 20 g。煎汤，送服亚洲宝药 1 丸。

牛膝

糯稻根

NUODAOGEN

傣 药 名 | 哈毫糯。

来　　源 | 为禾本科植物糯稻 *Oryza sativa* L. var. *glutinosa* Matsum. 的根茎及须根。

识别特征 | 一年生草本。秆直立，丛生，高约 1 m，中空，有节，有分蘖。叶具叶鞘，无毛，与节等长或下部者较长；叶舌膜质而较硬，披针形，基部两侧下延与叶鞘边缘相结合，长 0.8 ~ 2.5 cm，幼时具明显的叶耳；叶片线形，扁平，长 30 ~ 60 cm，宽 0.6 ~ 1.5 cm，粗糙，叶脉明显。圆锥花序疏松，成熟时向下弯垂，分枝具角棱，常粗糙；小穗长圆形，通常带褐紫色，长 6 ~ 8 mm，每小穗仅具 1 可育花，不育花外稃锥刺状，无毛；可育花外稃硬纸质，具 5 脉，遍被细毛或稀无毛，无芒或有芒；内稃 3 脉，亦被细毛；鳞被 2 枚，卵圆形，长约 1 mm；雄蕊 6，花药长约 2 mm，花丝细弱；子房长圆形，光滑，花柱 2，柱头羽毛状。颖果长圆形，饱满，平滑。种子白色，具明显的线状种脐。煮熟后黏性较大。花期 7 ~ 8 月，果期 8 ~ 9 月。

生境分布 | 我国南方各地均有栽培。

采收加工 | 夏、秋季糯稻成熟收割后，挖取根茎及须根，洗净，晒干备用。

药材鉴定 | 全体集结成疏松的团块。上端有多数分离的残茎，茎圆柱形，中空，长

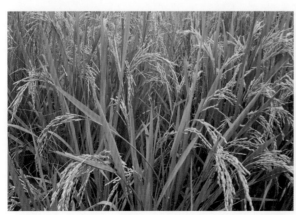

糯稻

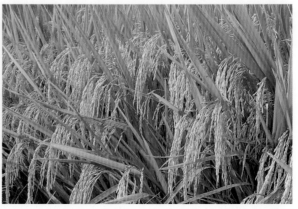

糯稻

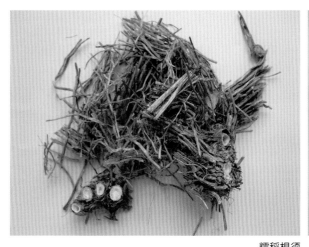
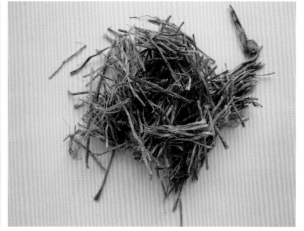

糯稻根须　　　　　　　　　　　　　　　　　　　　糯稻根饮片

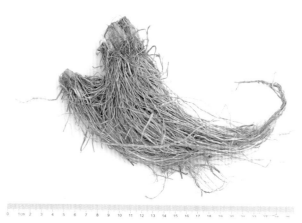
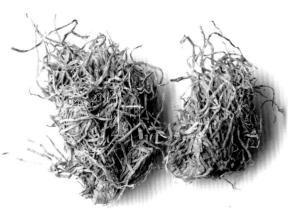

糯稻根药材　　　　　　　　　　　　　　　　　　　糯稻根药材

2.5 ～ 6.5 cm，外包数层灰白色或黄白色的叶鞘；下端簇生多数须根。须根细长而弯曲，直径约 1 mm，表面黄白色至黄棕色，表皮脱落后显白色，略具纵皱纹。体轻、质软。气微，味淡。

性味归经 ┃ 味甜，性凉。归水、土塔。

功效主治 ┃ 调补水土，清火解毒，消肿止痛，凉血止血。主治不思饮食，咽喉肿痛，口舌生疮，牙龈肿痛，出血，疔疮痈疖脓肿。

用法用量 ┃ 内服：煎汤，根 20 ～ 30 g。外用：适量，烧炭研末，调敷。

精选验方 ┃

1. 不思饮食 糯稻根 20 g。煎汤内服。

2. 咽喉肿痛，口舌生疮，牙龈肿痛，出血 糯稻根 30 g，水林果根 20 g。煎汤内服。

3. 疔疮痈疖脓肿 糯稻根适量。烧炭研粉，水调敷患处。

糯稻根

七叶一枝花

QIYEYIZHIHUA

傣 药 名 | 芽赶庄。

来　　源 | 为百合科植物七叶一枝花 *Paris polyphylla* Smith 的根茎。

识别特征 | 多年生直立草本,全株光滑无毛,高 30 ~ 100 cm。根茎肥厚,黄褐色,结节明显,具鳞片状叶及众多须根。茎单一,青紫色或紫红色,直径约 1 cm。基部有膜质叶鞘抱茎,叶轮生长于茎顶,4 ~ 9 片,通常为 7 片,长椭圆形或椭圆状披针形,长 9 ~ 23 cm,宽 2.5 ~ 7 cm,先端渐尖或短尖,全缘,基部楔形;基出脉 3 条。花单生长于顶端,花梗青紫色或紫红色,外列被片绿色,叶状,4 ~ 7 片,长卵形至卵状披针形,长 3 ~ 5 cm,宽 1 ~ 1.5 cm,先端渐尖,内列被片与外列同数,黄色或黄绿色,线形,一般短于外列被片;雄蕊数与花被片同,花丝扁平,长 3 ~ 5 mm,花药线形,金黄色,纵裂,长于花丝 2 ~ 3 倍,药隔在药上稍延长,或无;子房上位,具 4 ~ 6 棱,花柱短,先端 4 ~ 7 裂,向外反卷。蒴果球形,熟时黄褐色,3 ~ 6 瓣裂,直径 2 ~ 2.4 cm,内含多数鲜红色卵形种子。花期 4 ~ 7 月,果期 8 ~ 11 月。

生境分布 | 生长于海拔 1300 ~ 2900 m 的灌木林下阴湿处。分布于西藏东南部、四川、贵州、云南等地。

采收加工 | 夏、秋二季采挖,洗净切片,晒干备用。

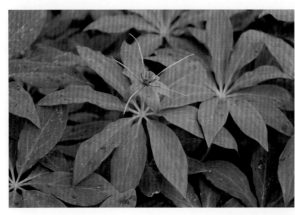
七叶一枝花

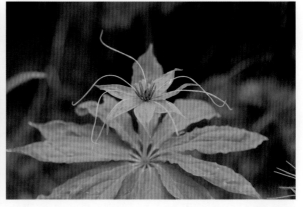
七叶一枝花

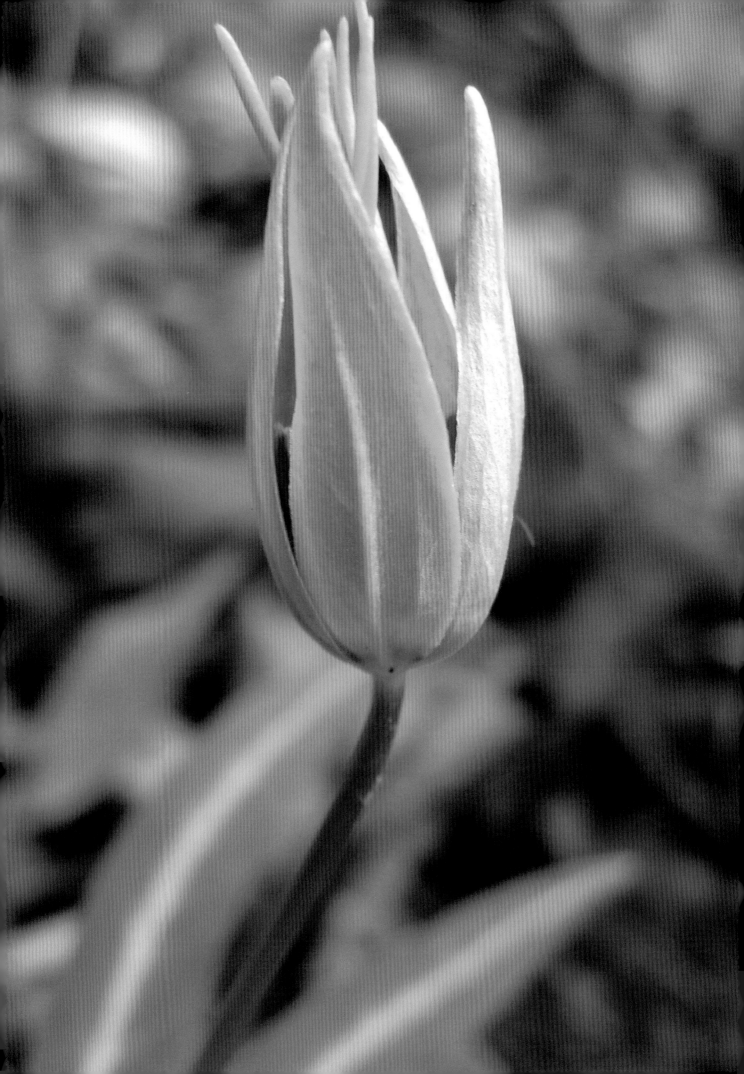

药材鉴别 ｜ 根茎圆柱形略扁，呈结节状，长 2 ~ 12 cm，直径 1 ~ 3 cm，表面黄棕色或棕褐色。密具层状凸起的粗环纹，一面结节明显，结节上具椭圆形凹陷茎，另一面有疏生的须根及疣状须根痕。顶端具茎的残基及鳞叶，质坚实，折断面平坦，灰白色或浅棕色，粉性或角质状，气微，味微苦、麻。

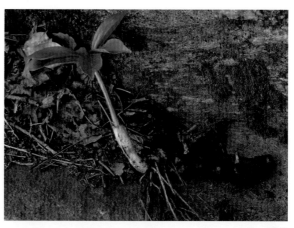

七叶一枝花

药理作用 ｜

1. 抗菌作用 七叶一枝花水浸剂和煎剂在体外对伤寒杆菌、甲型副伤寒杆菌、志贺和福氏痢疾杆菌均有抑制作用，生药水浸剂比煎剂抗菌作用强。

2. 杀精子作用 七叶一枝花 70% 乙醇提取物对大鼠、小鼠和人的精子有杀精作用。其提取物兔阴道给药，每只 100 mg 时有 60% 的抑制受精作用。

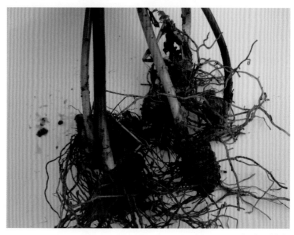

七叶一枝花

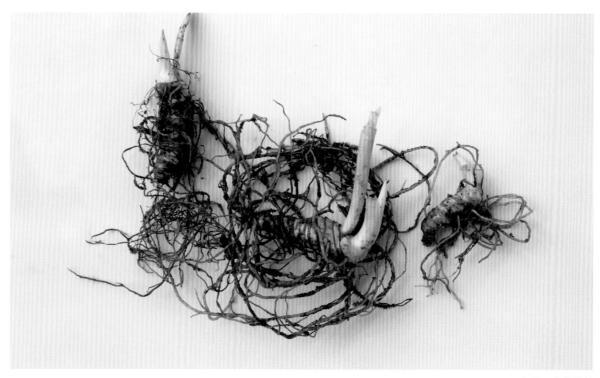

七叶一枝花药材

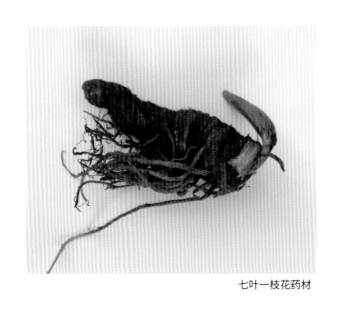

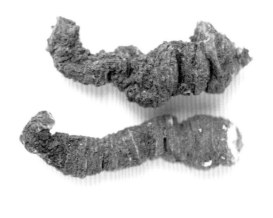

七叶一枝花药材   七叶一枝花饮片

3. 镇静、镇痛作用　醇提取物给小鼠灌胃，可减少小鼠自发活动，有明显的镇静作用；用电刺激法及热板法测定，均有明显的镇痛作用。

性味归经｜味微苦、麻，性凉，有小毒。归水、风塔。

功效主治｜清火解毒，消肿止痛，补气调血。主治产后诸疾，月经不调，痛经，闭经，咽喉肿痛，腮腺、颌下淋巴结肿痛，乳痈，腹部包块，疗疮痈疖脓肿，跌打损伤，水火烫伤，毒蛇、毒虫咬伤。

用法用量｜内服：煎汤，10～30 g；研粉 3～5 g。外用：根茎鲜品，适量，捣敷。

精选验方｜

1. 产后诸疾　鲜七叶一枝花 30 g，猪排骨、鸡肉（或猪蹄）各适量。同煮熟，喝汤食肉。

2. 月经不调，痛经，闭经　七叶一枝花 20 g。煎汤，加少许白酒内服。

3. 咽喉肿痛　七叶一枝花、旋花茄根、甜菜根各等量。晒干，研细，混匀，每次 3～5 g，温开水送服。

4. 腮腺、颌下淋巴结肿痛，乳痈，腹部包块　七叶一枝花、马蓝叶、灯台叶、鲜旱莲草各适量。同捣烂，外包患处。

5. 疗疮痈疖脓肿，跌打损伤　七叶一枝花鲜品适量。捣烂，外敷患处。

6. 水火烫伤　七叶一枝花鲜品适量。捣烂。取汁外搽。

7. 毒蛇、毒虫咬伤　七叶一枝花 5 g。晒干研粉，温开水送服；或鲜品 10 g。捣烂，外敷伤口。

使用禁忌｜本品有小毒，过量可致恶心呕吐，头目昏胀。

七叶一枝花

243

千年健
QIANNIANJIAN

傣 药 名 | 芒荒。

别　　名 | 香芋、团芋、假芋芋。

来　　源 | 为天南星科植物千年健 *Homalomena occulta* （Lour.）Schott 的根茎。

识别特征 | 多年生草木。根茎匍匐，粗约 1.5 cm。肉质根圆柱形，粗 3 ~ 4 mm，密被淡褐色短绒毛，须根稀少，纤维状。常具高 30 ~ 50 cm 的直立地上茎。鳞叶线状披针形，长 15 ~ 16 cm，基部宽约 2.5 cm，向上渐狭，锐尖。叶柄长 25 ~ 40 cm，下部具宽 3 ~ 5 mm 的鞘，叶片膜质至纸质，箭状心形至心形，长 15 ~ 30 cm，宽 10 ~ 28 cm，先端骤狭渐尖，Ⅰ级侧脉 7 对，Ⅱ、Ⅲ级侧脉多数，细弱，花序 1 ~ 3，生长于鳞叶腋，序柄短于叶柄，长 10 ~ 15 cm；佛焰苞绿白色，长圆形至椭圆形，长 5 ~ 6.5 cm，花前席卷成纺锤形，粗 3 ~ 3.2 cm，盛花时上部略展开成短舟状，具长约 1 cm 的喙；肉穗花序具短梗或无，长 3 ~ 5 cm；雌花序长 1 ~ 1.5 cm，粗 4 ~ 5 mm，雄花序长 2 ~ 3 cm，粗 3 ~ 4 mm；子房长圆形，3 室，种子褐色，基部一侧具假雄蕊 1 枚，柱头盘状。花期 7 ~ 9 月。

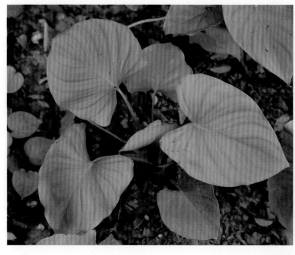 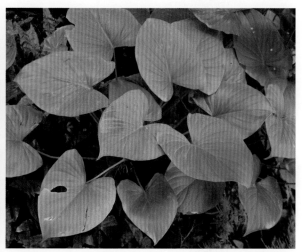

千年健　　　　　　　　　　　　　　　　　　　　千年健

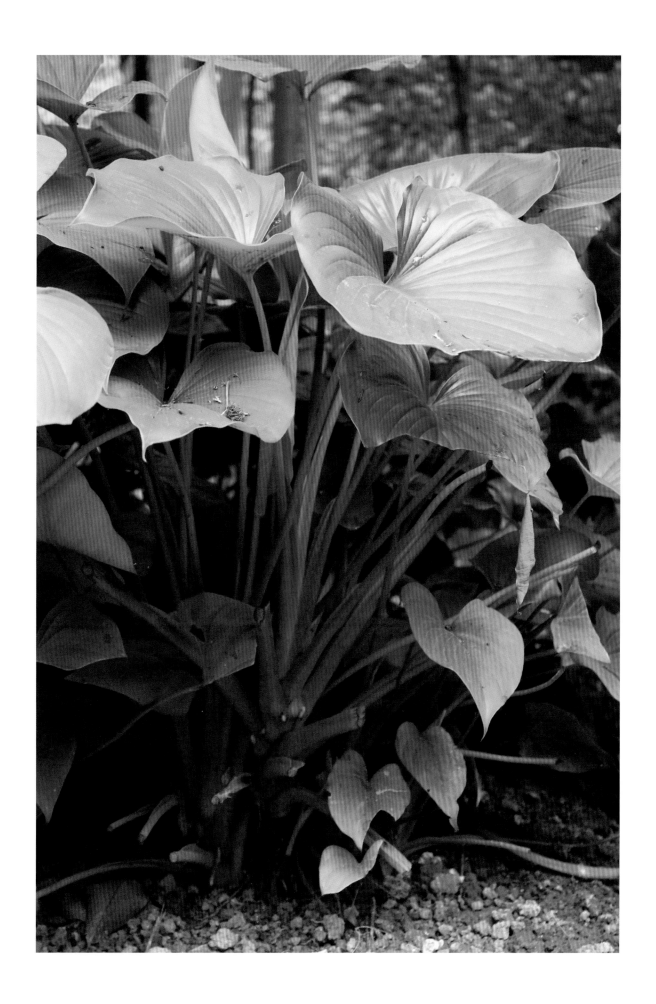

千年健

生境分布｜生长于海拔 100 ～ 1000 m 的山谷、溪河边、林下。分布于海南、广西和云南等地。

采收加工｜春、秋二季采收，洗净，用水稍浸，捞出，切片，晒干，鲜品随用随采。

药材鉴别｜根茎呈圆柱形，稍弯曲，有的略扁，长 15 ～ 40 cm，直径 0.8 ～ 1.5 cm。表面黄棕色至红棕色，粗糙，有多数扭曲的纵沟纹、圆形根痕及黄色针状纤维束。质硬而脆，折断面红褐色，黄色针状纤维束多而明显，相对另一断面呈多数针眼状小孔及有少数针状纤维束，气香，味辛、微苦。

化学成分｜根茎含挥发油 0.79%，其中主要成分为芳樟醇（linalool）（60%）、松油烯 –4– 醇（terpinen-4-ol）（7.85%）、月桂烯醇（myrcenol）（2.46%）、4– 荜澄茄烯（cadinene）（2.41%）、雪松醇（centdarol）（2.01%）、α – 松油醇（a-terpineol）（1.00%）等。

药　　理｜

1. 抗菌、抗病毒作用　本品所含挥发油有抑制布氏杆菌（牛 544A 菌株、羊 16M 菌株、猪 1330S 菌株）的作用。采用原代人胚肌皮单层细胞组织培养技术，在细胞瓶内同时加入千年健水提取物和 I 型单纯疱疹病毒，实验结果表明千年健有一定的抗病毒作用。

2. 气管平滑肌松弛作用　千年健醇提取液对离体豚鼠气管有明显抗组胺作用，能够缓解气管平滑肌痉挛。

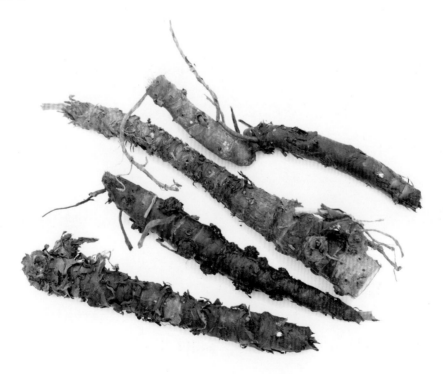

千年健药材

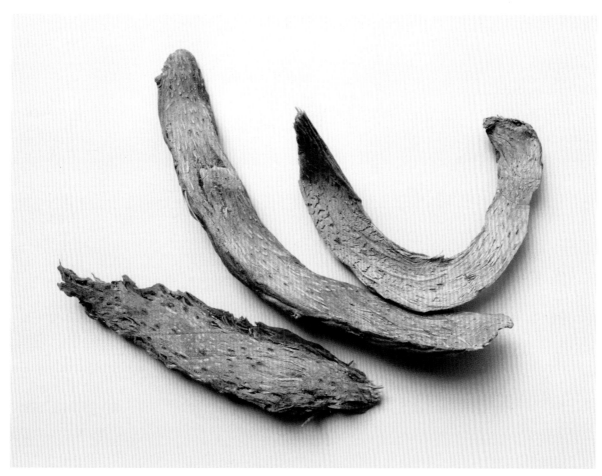

千年健饮片

3. 抗血凝作用 用人血纤维蛋白原试管法测定, 千年健水提取液有明显抗凝血作用。

4. 抗炎、镇痛作用 千年健甲醇提取物能抑制角叉菜胶引起的大鼠炎症水肿, 也能抑制醋酸引起的小鼠扭体反应, 表明本品有抗炎、镇痛作用。

5. 其他作用 千年健提取物能抑制钙通道阻滞剂和血管紧张素Ⅱ受体。

性味归经 味苦、微麻, 气香, 性温。归水、土塔。

功效主治 调补水血, 除风止痛, 续筋接骨。主治心慌心悸, 头痛头晕, 跌打损伤, 骨折, 风寒湿痹证, 肢体关节酸痛, 屈伸不利。

用法用量 内服: 煎汤, 5～15 g。外用: 鲜品适量, 捣敷; 或加酒炒热敷。

精选验方

1. 心慌心悸 千年健、马齿苋、红甘蔗根各10 g。水煎服。

2. 头痛头晕 鲜千年健适量。捣烂, 加五宝药散, 外敷; 或加酒炒热, 外敷。

3. 跌打损伤, 骨折, 风寒湿痹证, 肢体关节酸痛, 屈伸不利 鲜千年健适量。捣烂, 加酒炒热, 外敷。

千张纸

QIANZHANGZHI

傣 药 名 | 锅椤嘎。

别　　名 | 毛敦、玉蝴蝶、千张纸、白千层、云故纸。

来　　源 | 本品为紫葳科植物木蝴蝶 *Oroxylum indicum*（L.）Vent. 的干燥成熟种子。

识别特征 | 叶对生，2～3回羽状复叶，着生于茎的近顶端；小叶多数，卵形，全缘。总状花序顶生，长约25 cm。花大，紫红色，两性。花萼肉质，钟状。蒴果长披针形，扁平，木质。种子扁圆形，边缘具白色透明的膜质翅。花期7～10月，果期10～12月。

生境分布 | 生长于山坡、溪边、山谷及灌木丛中。分布于云南、广西、贵州等地。

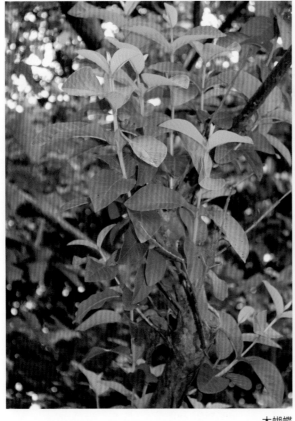

木蝴蝶

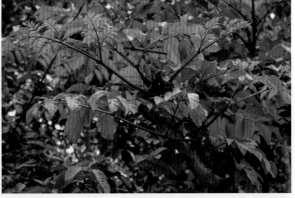

木蝴蝶

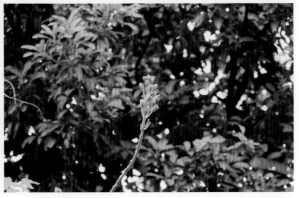

木蝴蝶

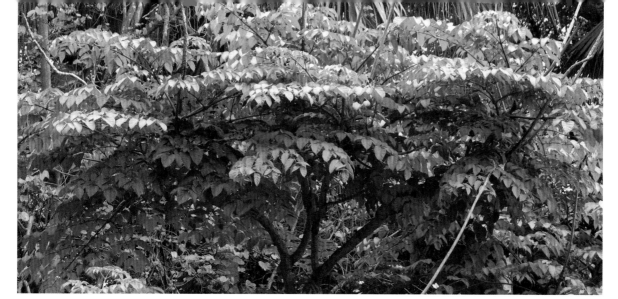

木蝴蝶

采收加工 10 ~ 12 月采摘成熟果实，取出种子，晒干或烘干。

药材鉴别 本品为蝶形薄片。白色半透明，有光泽，上有放射性纹理。质轻易裂，中部较厚，呈椭圆形，淡黄棕色。内有种仁两瓣，略似肾形，淡黄色。味微苦。

性味归经 苦、甘，凉。归肺、肝、胃经。

功效主治 清肺利咽，疏肝和胃。本品苦甘而凉，味苦能泄，性寒胜热。入肺经则能清肺热利咽喉，入肝胃则能清泄肝胃之郁热，故有清肺利咽，疏肝和胃之功效。

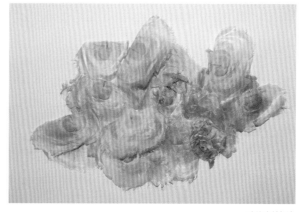

千张纸饮片

用法用量 内服：煎汤，1.5 ~ 3 g；或研末。外用：敷贴。

精选验方

1. 久咳音哑 千张纸、桔梗、甘草各 6 g。水煎服。

2. 胁痛、胃脘疼痛 千张纸 2 g。研细粉，好酒调服。

3. 慢性咽喉炎 千张纸 3 g，金银花、菊花、沙参、麦冬各 9 g。煎水当茶饮。

4. 久咳音哑 千张纸 6 g，玄参 9 g，冰糖适量。水煎服。

5. 干咳、音哑、咽喉肿痛 千张纸、甘草各 6 g，胖大海 9 g，蝉蜕 3 g，冰糖适量。水煎服。

6. 慢性萎缩性胃炎 千张纸、五灵脂、延胡索、草豆蔻、没药、白及各 10 g，人参 15 g。水煎取药汁。饭前半小时温服，每日 1 剂，分 2 次服用，3 个月为 1 个疗程。

7. 膀胱炎 千张纸（鲜品）50 g，黑面神（鲜品）40 g。洗净切片，水煎取药汁，备服，每日 1 剂，分 3 次服用。

使用禁忌 本品苦寒，脾胃虚弱者慎用。

千张纸

茜草

QIANCAO

傣 药 名 | 芽零佘。

别 名 | 茜根、茜草根、茜草炭。

来 源 | 为茜草科植物茜草 *Rubia cordifolia* L. 的干燥根及根茎。

识别特征 | 多年生攀缘草本。根细长，丛生于根茎上；茎四棱形，棱及叶柄上有倒刺。叶 4 片轮生，叶片卵形或卵状披针形。聚伞花序顶生或腋生，排成圆锥状，花冠辐射状。浆果球形，熟时紫黑色。花期 8 ~ 9 月，果期 10 ~ 11 月。

生境分布 | 生长于山坡岩石旁或沟边草丛中。分布于安徽、江苏、山东、河南、陕西等地。

采收加工 | 春、秋二季采挖，除去茎叶，洗净，晒干。

药材鉴别 | 本品为不规则的短段。外皮红棕色或暗棕色，外皮脱落处呈黄红色。切面皮部紫红色，木部粉红色，有多数散在的小孔。无臭，味微苦，久嚼刺舌。

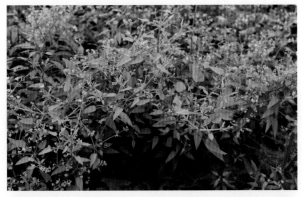

茜草

性味归经 | 苦，寒。归肝经。

功效主治 | 凉血化瘀，止血，通经。本品苦寒清泻，入肝经血分，故有凉血、化瘀、止血、通经之功。

药理作用 | 能缩短凝血时间，有一定的止血作用；茜草素同血液内钙离子结合，有轻度抗凝血效应。水提取物有兴奋子宫作用。茜草提取物及人工合成的茜草双酯，均

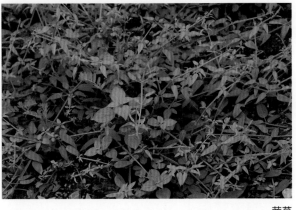

茜草

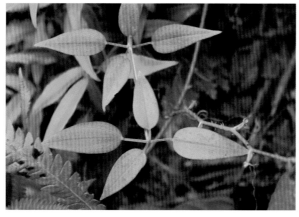
茜草

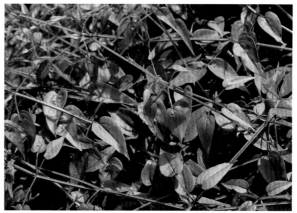
茜草

有升白细胞作用。茜草中的环己肽有抗肿瘤作用。此外，对多种细菌及皮肤真菌有抑制作用，还有明显的止咳和祛痰作用。

用法用量 ┃ 10 ～ 15 g，煎服。止血炒炭用；活血通经生用或酒炒用。

精选验方 ┃

1. 荨麻疹 茜草 25 g，阴地蕨 15 g。水煎，加黄酒 100 g 冲服。

2. 经痛、经期不准 茜草 15 g。另配益母草和红枣各适量，水煎服。

3. 软组织损伤 茜草 200 g，虎杖 120 g。用白布包煮 20 min，先浸洗，温后敷局部，冷后再加热使用，连续用药 5 ～ 7 日。

4. 外伤出血 茜草适量。研细末，外敷伤处。

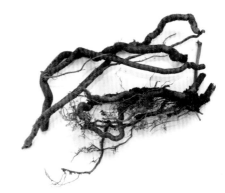
茜草药材

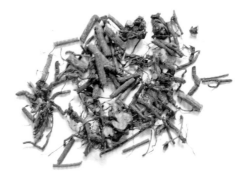
茜草饮片

5. 跌打损伤 茜草 120 g，白酒 750 ml。将茜草置白酒中浸泡 7 日，每次服 30 ml，每日 2 次。

6. 关节痛 茜草 60 g，猪脚 1 只。水和黄酒各半，炖 2 h，吃猪脚喝汤。

7. 阴虚之经期延长 茜草、旱莲草各 30 g，大枣 10 枚。水煎取药汁。代茶饮。

8. 吐血 茜根 50 g。捣成末，每服 10 g，水煎，冷服，用水调末 10 g 服亦可。

9. 妇女经闭 茜根 50 g，煎酒服。

10. 蛊毒（吐血、下血如猪肝） 茜草根、蘘荷叶各 1.5 g。加水 4 升，煮成 2 升服。

11. 脱肛 茜根、石榴皮各 1 把。加酒 1 碗，煎至七成，温服。

使用禁忌 ┃ 脾胃虚寒、无瘀滞者禁用。

茄子

QIEZI

傣 药 名 | 麻禾罕马。

别　　名 | 东风草、麻黑迫。

来　　源 | 为茄科植物茄 *Solanum melongena* L. 的根、果实。

识别特征 | 一年生草本。全株被星状柔毛，茎直立，粗壮，高 60 ~ 100 cm，基部木质化，上部分枝，绿色或紫色，无刺或有疏刺。单叶互生，叶柄长 2 ~ 5 cm；叶片卵状椭圆形，长 6 ~ 18 cm，宽 3.5 ~ 12 cm，先端钝尖，基部常歪斜，叶缘常波状浅裂，表面暗绿色，两面具星状柔毛。聚伞花序侧生，仅含花数朵；花萼钟形，顶端 5 裂，裂片披针形，具星状柔毛；花冠紫蓝色，横径约 3 cm，裂片长卵形，开展，外具细毛；雄蕊 5，花丝短，着生长于花冠喉部，花药黄色，分离，围绕花柱四周，顶端孔裂；雌蕊 1，子房 2 室，花柱圆柱形，柱头小。浆果长椭圆形、球形或长柱形，深紫色、淡绿色或黄白色，光滑；基部有宿存萼。花期 6 ~ 8 月，开花后结果。

生境分布 | 全国大部分地区均有栽培。

采收加工 | 秋冬果熟时采收，切片晒干备用。

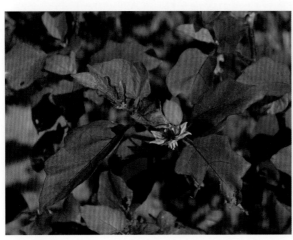 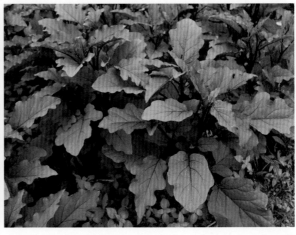

茄　　　　　　　　　　　　　　　　　　　茄

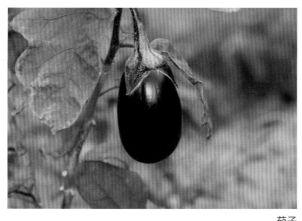
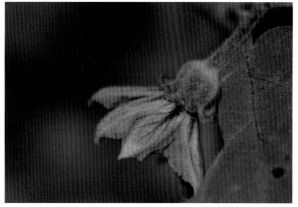

茄子　　　　　　　　　　　　　　　　　　　　茄子花

化学成分 | 果实含胡芦巴碱（trigonelline）、水苏碱（stachydrine）、茄碱（solanine）、飞燕草苷（delphin）、对-香豆酸（p-coumaric acid）、飞燕草素-3-葡萄糖苷（delphinidin-3-monoglucoside）、飞燕草素-3-［4-（对香豆酰）-鼠李糖基（1→6）葡萄糖苷］-5-葡萄糖苷 {delphinidin-3-［4-（p-coumaroyl）-rhamnosyl（1→6）glucoside］-5-glucoside}、紫苏宁（shisonin）、罗必明（lubimin）、β-谷甾醇（β-sitosterol）、豆甾醇（stigmasterol）及绿原酸（chlorogenic acid）等。种子含替告皂苷元（tigogenin）、薯蓣皂苷元（diosgenin）、8-羊毛甾烯-3β-醇（lanost-8-en-3β-ol）、羊毛甾醇（lanosterol）、环木菠萝烷醇（cycloartanol）、羽扇豆醇（lupeol）及β-香树脂醇（β-amyrin）等。

药理作用 |

1. 对血中胆固醇水平的影响　从茄子种子分离出的甾体皂苷，可使高胆固醇血症家兔症状改善，提高胞浆胆碱酯酶活性。

2. 对某些酶的抑制作用　茄子乙醇提取物对胰蛋白酶有不可逆的非竞争性抑制作用。

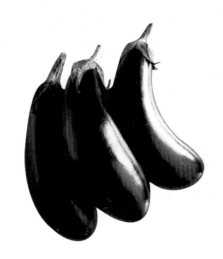

茄子

性味归经 | 味甘、微麻，气腥，性凉。归风、水塔。

功效主治 | 清火解毒，止咳化痰，消肿止痛。主治咽喉肿痛，咳嗽痰多，汗疹，睾丸肿痛。

用法用量 | 内服：煎汤，根20～30g。外用：果实适量，烘热敷，或涂搽。

精选验方 |

1. **咽喉肿痛，咳嗽痰多**　茄子根20g，假烟叶根、艾纳香、大苦凉茶叶各15g。水煎服。

2. **汗疹**　茄子适量。切片，涂上少许硫黄搽患处。

3. **睾丸肿痛**　茄子适量。剖开，去一半籽，加入芝麻油，烘热后敷患处。

茄子

青葙

QINGXIANG

傣 药 名 | 罗来罕马。

来　　源 | 为苋科植物青葙 *Celosia argentea* L. 的根或花序。

识别特征 | 一年生草本，高 30 ~ 90 cm，全株无毛。茎直立，通常分枝，绿色或红紫色，具条纹。单叶互生，具柄；叶片纸质，披针形或椭圆状披针形，长 5 ~ 9 cm，宽 1 ~ 3 cm，先端尖或长尖，基部渐狭且稍下延，全缘。穗状花序单生长于茎顶或分枝顶端，呈圆柱形或圆锥状，长 3 ~ 10 cm；花着生甚密，初为淡红色，后变为银白色；苞片、小苞片和花被片干膜质，

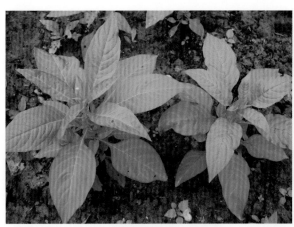
青葙

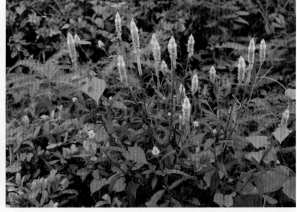
青葙

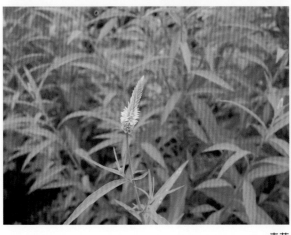
青葙

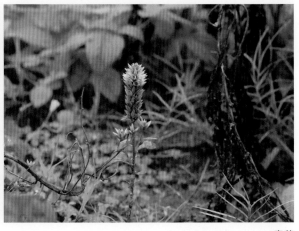
青葙

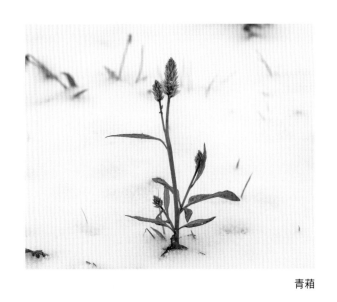

青葙

青葙子药材

光亮；花被片5，披针形；雄蕊5，下部合生成杯状。胞果卵状椭圆形，盖裂，上部作帽状脱落，顶端有宿存花柱。种子肾状圆形，黑色，光亮。花期夏季，果期秋季。

生境分布 生长于海拔100～2700 m的坡地、路边较干燥的向阳处。全国各地均有分布。

采收加工 夏、秋二季挖取根洗净晒干备用。夏季采花序，晒干。

化学成分 全草含草酸（oxalic scid），并含维生素C、二十四烷酸（carnaubic acid）、二十八烷酸（octacosanoic acid）、三十一烷酸（hentriacontanoic acid）、二十六醇（hexacosanol）、硬脂酸（stearic acid）、棕榈酸（palmitic acid）、豆甾醇（stigmasterol）、β－谷甾醇（β-sitosterol）、白桦脂酸（betulic acid）、羽扇豆醇（lupeol）和木犀草素（luteolin）。

性味归经 味苦，性寒。归四塔。

功效主治 调补四塔，养容颜，补益气血，补土健胃，涩肠止泻，利水退黄，活血止痛。主治产后气血虚，面色苍白，体弱多病，早衰，毛发早白，月经失调，痛经，经闭，腹痛腹泻，黄疸，风寒湿痹证，肢体关节酸痛，屈伸不利。

用法用量 内服：煎汤，5～10 g；泡酒，适量。外用：适量，鲜品捣敷；或煎水洗。

精选验方

1. 产后气血虚，面色苍白，体弱多病，早衰，毛发早白，月经失调，痛经，经闭 青葙根10 g，苏木、红花各5 g，五宝药散、亚洲宝丸各15 g。泡酒，每次10～20 ml。

2. 腹痛腹泻 青葙10 g，止泻木15 g。水煎服。

3. 黄疸 青葙根适量。煎汤内服、外洗。

4. 风寒湿痹证，肢体关节酸痛，屈伸不利 青葙根、鸡矢藤鲜品各适量。捣烂，加少许白酒或淘米水包敷患处。

青葙

肉豆蔻

ROUDOUKOU

傣 药 名｜麻尖。

别　　名｜肉果、玉果、煨肉果。

来　　源｜为肉豆蔻科高大乔木植物肉豆蔻树 *Myristica fragrans* Houtt. 的干燥成熟种仁。

识别特征｜高大乔木，全株无毛。叶互生，革质，叶柄长 4 ～ 10 mm，叶片椭圆状披针形或椭圆形，长 5 ～ 15 cm，先端尾状，基部急尖，全缘，上面暗绿色，下面常粉绿色并有红棕色的叶脉。花单性，雌雄异株，总状花序腋生，具苞片。浆果肉质，梨形或近于圆球形，黄棕色，成熟时纵裂成两瓣，露出绯红色肉质的假种皮，内含种子 1 枚，种皮壳状，木质坚硬。花期 4 ～ 5 月，果期 6 ～ 8 月。

生境分布｜在热带地区广为栽培。分布于马来西亚、印度尼西亚；我国广东、广西、云南等省（区）也有栽培。

采收加工｜每年 4 ～ 6 月及 11 ～ 12 月各采 1 次。早晨摘取成熟果实，剖开果皮、剥去假种皮，再敲脱壳状的种皮，取出种仁用石灰乳浸 1 日后，小火焙干。

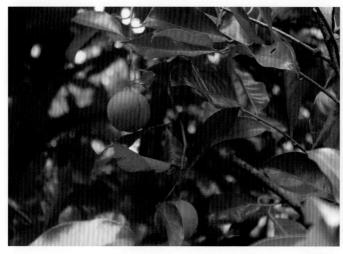

肉豆蔻树

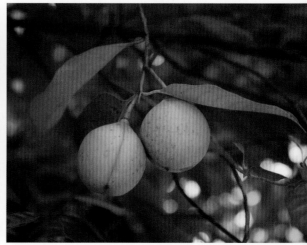

肉豆蔻

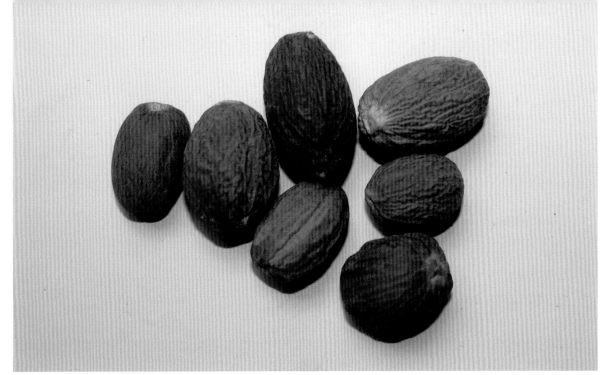

肉豆蔻药材

药材鉴别 本品呈椭圆形或卵圆形。表面灰棕色或棕色，有网状沟纹，附有白色粉霜。种脐位于宽端，呈浅色圆形突起，合点呈暗凹陷。切面有淡棕色与黄白色相间的大理石状花纹，显油脂。质地坚硬，难破碎。气芳香浓烈，味辛辣而微苦。

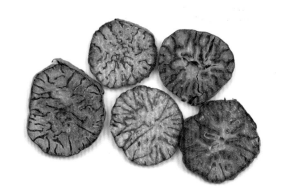

肉豆蔻饮片

性味归经 辛，温。归脾、胃、大肠经。

功效主治 温脾止泻，行气止痛。本品辛香温燥而涩，有涩而不滞，行而不散之特点，既能温脾涩肠止泻，又能行气止痛。

药理作用 肉豆蔻油除有芳香之性外，还具有显著的麻醉性能。对低等动物可引起瞳孔扩大、步态不稳，随之睡眠、呼吸变慢，剂量再大则反射消失。人服 7.5 g 肉豆蔻粉会引起眩晕乃至谵妄与昏睡，曾有服大量肉豆蔻粉而致死的病例报告。

用法用量 3 ~ 9 g，煎服；散剂 1.5 ~ 3 g；煨用可增强温中止泻作用。

精选验方

1.脾虚泄泻、肠鸣不食 肉豆蔻 1 枚。挖小孔，入乳香 3 小块，以面裹煨，面熟为度，去面，碾为细末，每次 5 g，米饮送下，小儿 0.25 g。

2.五更泄泻 肉豆蔻 10 g，吴茱萸、五味子各 6 g，补骨脂 8 g。水煎服。

使用禁忌 凡湿热泻痢者忌用。

肉豆蔻

三丫苦
SANYAKU

傣 药 名 | 郎晚。

别　　名 | 喊刮、三叉苦、三桠苦。

来　　源 | 为芸香科植物三叉苦 *Evodia lepta*（Spreng.）Merr. 的根和叶。

识别特征 | 灌木至小乔木。树皮青灰色或灰色，幼枝光滑无毛，有长圆形皮孔。叶对生，三出复叶，叶柄长 3 ～ 10 cm，叶柄基部通常略增大，小叶片纸质，长圆形，长 7 ～ 12 cm，宽 2.5 ～ 6 cm，先端渐尖或急尖，基部楔形，全缘，有时具不规则浅波状，上面深绿色，下面绿黄色，无毛。伞房状圆锥花序，腋生，花轴及花梗初时被毛，花后逐渐脱落，花 4 基数，细小，白色，略芳香；萼片阔卵形，4 深裂；花瓣卵形至长圆形，长 1.5 ～ 2 cm，有腺点；雄花雄蕊 4，退化子房短小，扁圆形，雌花退化雄蕊 4，较花瓣短，花药存在而不发育，花柱与子房等长或稍短，柱头头状。成熟心皮 2 ～ 5，稀为 1 或 1，外果皮暗黄褐色至红棕色，具腺点。种子卵形，蓝黑色，具光泽。花期 3 ～ 5 月，果期 6 ～ 8 月。

生境分布 | 生长于海拔 500 ～ 1800 m 的疏林、灌木林中。分布于江西、福建、台湾、广东、海南、广西、贵州和云南等地。

采收加工 | 秋、冬二季挖取根，洗净切片，晒干；叶随时可采，多鲜用或阴干备用。

药材鉴别 | 本品根呈圆柱形，直径 0.5 ～ 1.5 cm，表面灰棕色或绿灰色，有细纵皱纹；质硬而脆，易折断，叶三出复叶，对生，叶柄长 3 ～ 5 cm，小叶片多皱缩，完整者展平后呈

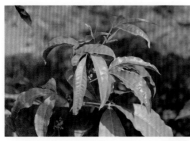
三叉苦

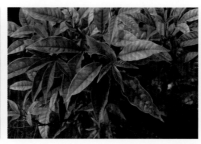
三叉苦

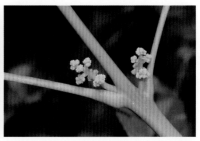
三叉苦

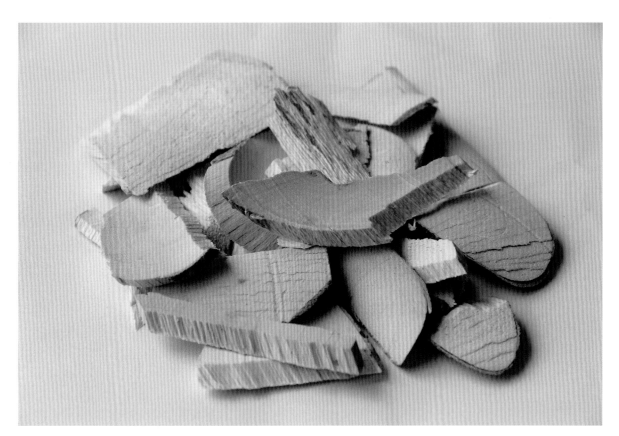

长圆状披针形，长 6 ~ 15 cm，宽 2 ~ 5 cm，先端渐尖，全缘或不规则波状，基部扁偏斜，狭尖延长成短的小叶柄，上表面褐绿色，下表面色较浅，两面光滑无毛，有透明腺点。气嫩，味苦。

药理作用 本品对福氏痢疾杆菌有抑制作用。

性味归经 味苦，气香，性凉。归水、土塔。

功效主治 清热解毒，除风止痒，消肿止痛。主治脘腹灼热疼痛，口干舌燥，口臭，心慌心悸，咽喉肿痛，口舌生疮，小便热涩疼痛，月经过多，产后恶露不尽，皮肤红疹瘙痒。

用法用量 内服：煎汤，叶 10 ~ 15 g；根 10 ~ 20 g。外用：根、叶适量，煎水洗。

精选验方

1. 脘腹灼热疼痛，口干舌燥，口臭 三丫苦干叶 15 g。煎汤内服。

2. 心慌心悸，咽喉肿痛山舌生疮，小便热涩疼痛 三丫苦根 20 g。煎汤内服。

3. 月经过多，产后恶露不尽 鲜三丫苦根 4 片（约 20 g，其中 3 片用火烤熟，1 片生用）。水煎服。

4. 皮肤红疹瘙痒 三丫苦根、小叶臭黄皮、紫色姜、石菖蒲、清明花、炮弹果、长序岩豆树、蝉翼藤各 50 g。煎水外洗。

使用禁忌 性凉，不宜过量服用，以免伤及火塔。

三叶五加

SANYEWUJIA

傣 药 名 | 当该。

别　　名 | 掌鹅方、倒钩刺、三叶刺、三爪风、山花莲、五虎刺。

来　　源 | 为五加科植物白簕 *Acanthopanax trifoliatus* （L.）Merr. 的根、全株或叶。

识别特征 | 蔓性灌木，高 1 ～ 7 m，树皮灰白色，枝条具皮孔，有刺。三出复叶互生，叶柄长 2 ～ 6 cm，常有刺，小叶通常 3 片，少有 5 片，纸质，有短柄；小叶片长卵形或长椭圆形，长 4 ～ 8 cm，宽 2.5 ～ 4.5 cm，先端急尖，基部楔形，边缘有锯齿。伞形花序顶生，常 3 ～ 10 个聚合成总状花序或复伞形花序，单生者少。花萼具 5 小齿，无毛，长约 1.5 mm，花瓣 5 片，白色带浅黄色，三角形，长约 2 mm，雄蕊 5，雌蕊单一，子房下位，2 室，花柱 2，中部以下合生。果球形，稍倾向压扁，长 3 ～ 4 mm，黑色，花期 7 ～ 8 片，果期 11 ～ 12 月。

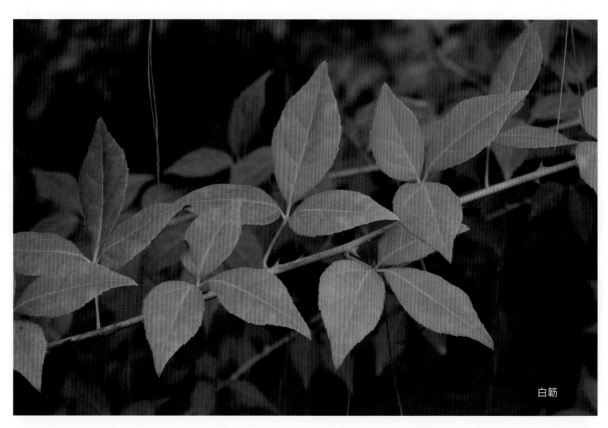

白簕

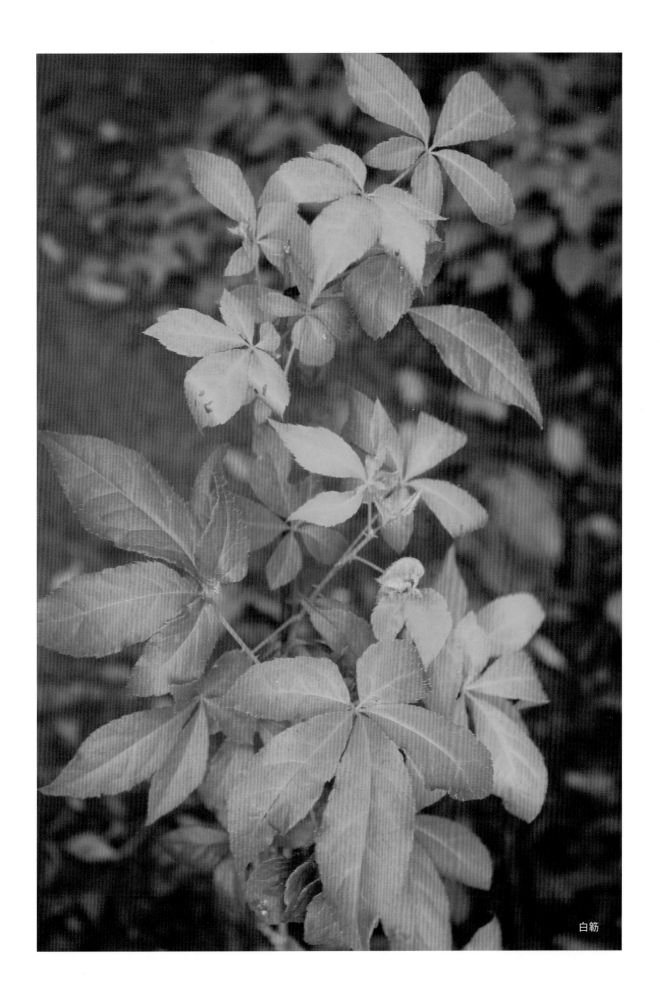

白簕

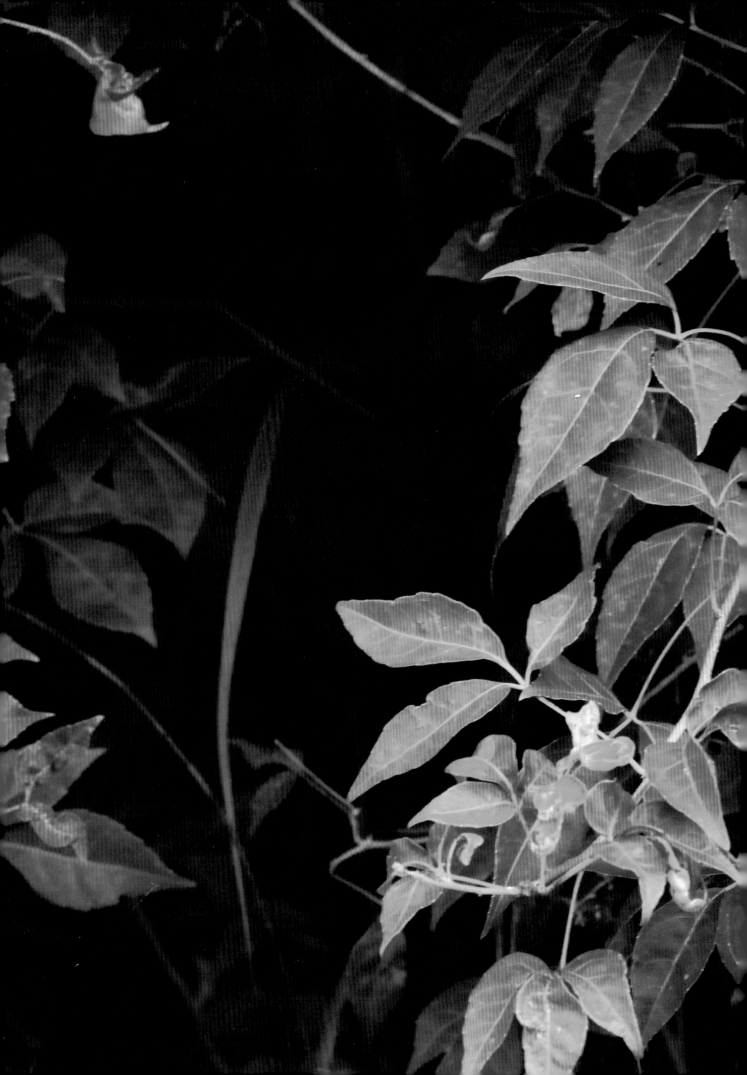

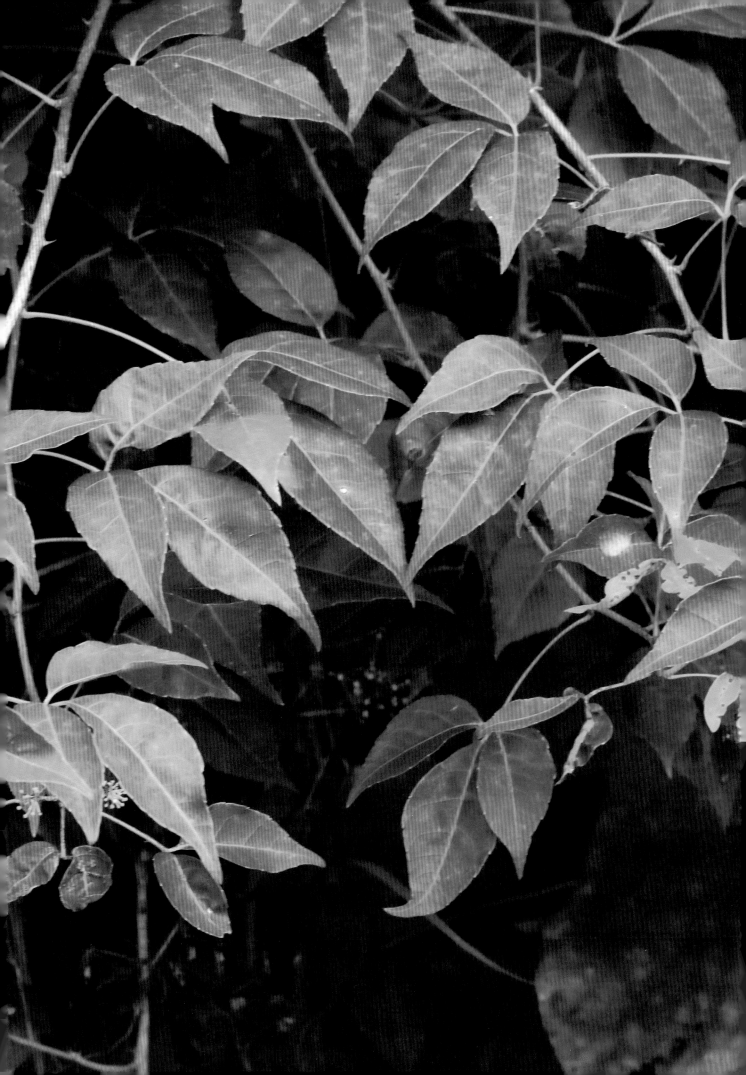

生境分布｜生长于海拔 700 ~ 3200 m 的林缘灌木丛中。分布于我国中部、南部和西南部各地。

采收加工｜根和全株四时可采，晒干备用。叶夏、秋二季采收，鲜用或阴干用。

性味归经｜味微苦、气香，性凉。归水塔。

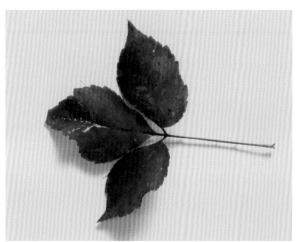

三叶五加药材

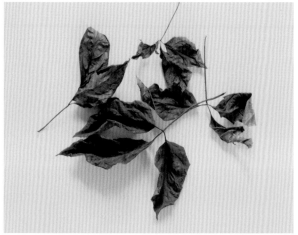

三叶五加药材

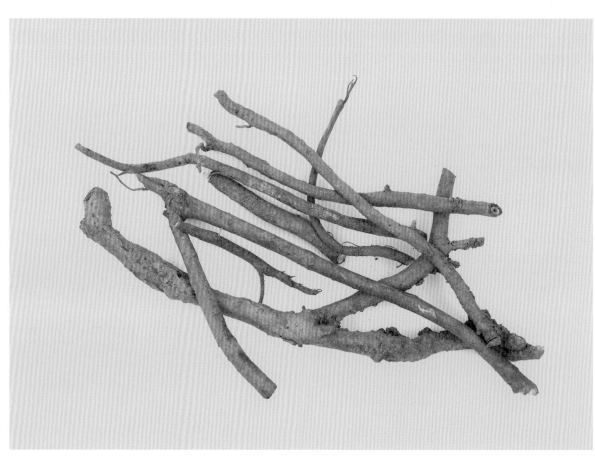

三叶五加药材

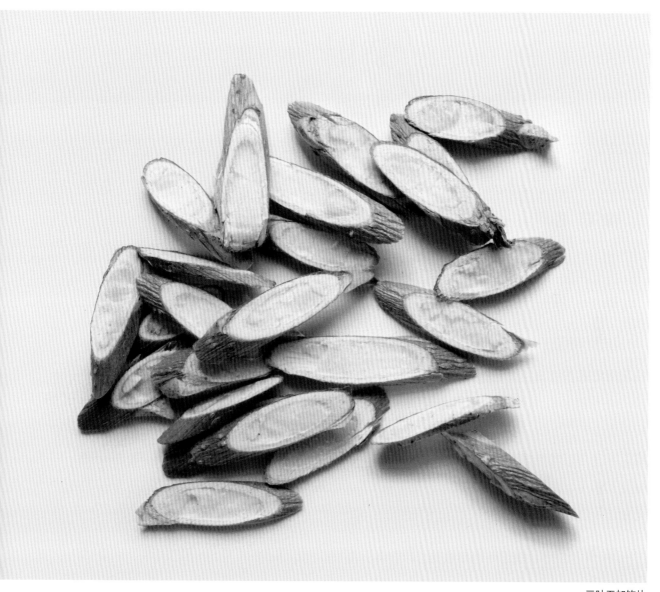

功效主治 | 清火解毒，消肿止痛，除风利涎。主治咽喉肿痛，腮腺、颌下淋巴结肿痛，肌肉麻木，乏力。

用法用量 | 内服：煎服，15 ～ 20 g。外用：鲜叶适量，捣烂包敷。

精选验方 |

1. 咽喉肿痛，腮腺、颌下淋巴结肿痛 三叶五加根、板蓝根各15 g，旱莲草、火焰花、水林果根各10 g。水煎服。

2. 肌肉麻木，乏力 三叶五加、鲜七叶莲叶各适量。捣烂，加酒炒热，包敷患处。

三叶五加

桑叶
SANGYE

傣 药 名 | 摆满帅。

别　　名 | 家桑、桑椹树。

来　　源 | 为桑科植物桑 *Morus alba* L. 的叶、树浆。

识别特征 | 落叶乔木，高 3 ~ 7m 或更高，通常灌木状。植物体含乳液。树皮黄褐色，枝灰白色或灰黄色，细长疏生，嫩时稍有柔毛。叶互生；叶片卵形或椭圆形，长 5 ~ 10 cm，最长可达 20 cm，宽 5 ~ 11 cm，先端锐尖，基部心形或不对称，边缘有不整齐的粗锯齿或圆齿；叶柄长 1.5 ~ 4 cm，托叶披针形，早落。花单性，雌雄异株；花黄绿色，与叶同时开放；雄花成柔荑花序；雌花成穗状花序；萼片 4 裂；雄花有雄蕊 4；雌花无花柱，柱头 2 裂，向外卷。聚花果腋生，肉质，有柄，椭圆形，长 1 ~ 2.5 cm，深紫色或黑色，少有白色。花期 4 ~ 5 月，果期 6 ~ 7 月。

生境分布 | 全国各地有栽培。以江苏、浙江一带为多。

采收加工 | 采叶晒干备用。鲜品随采随用。

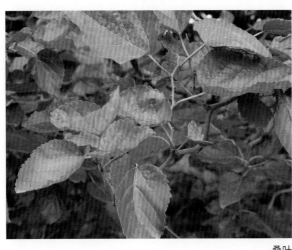
桑叶

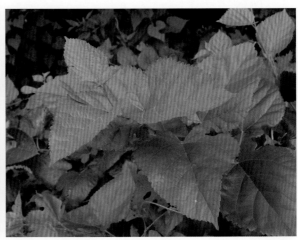
桑叶

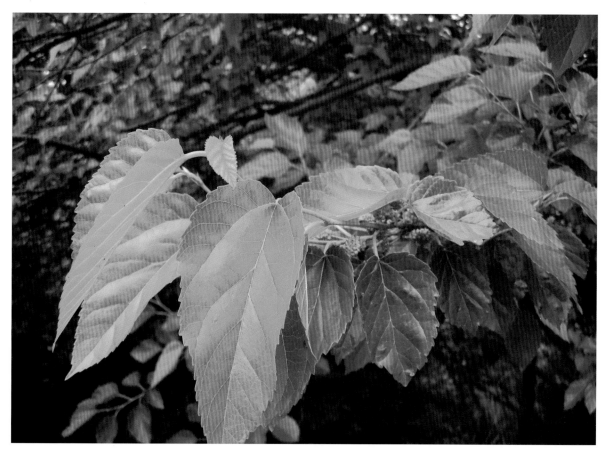

桑叶

药材鉴别 本品多皱缩、破碎。完整者有柄，叶片展平后呈卵形或宽卵形，长 8 ～ 15 cm，宽 7 ～ 13 cm。先端渐尖，基部截形、圆形或心形，边缘有锯齿或钝锯齿，有的 不规则分裂。上表面黄绿色或浅黄棕色，有的有小疣状突起；下表面颜色稍浅，叶脉突出，小 脉网状，脉上被疏毛，脉基具簇毛。质脆。气微，味淡、微苦涩。

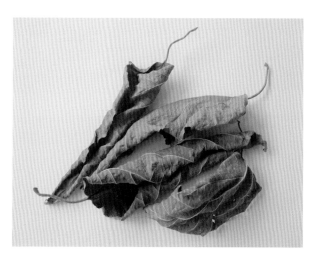

桑叶药材

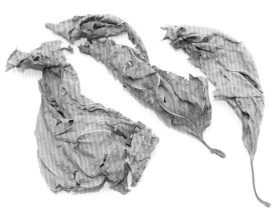

桑叶药材

桑叶

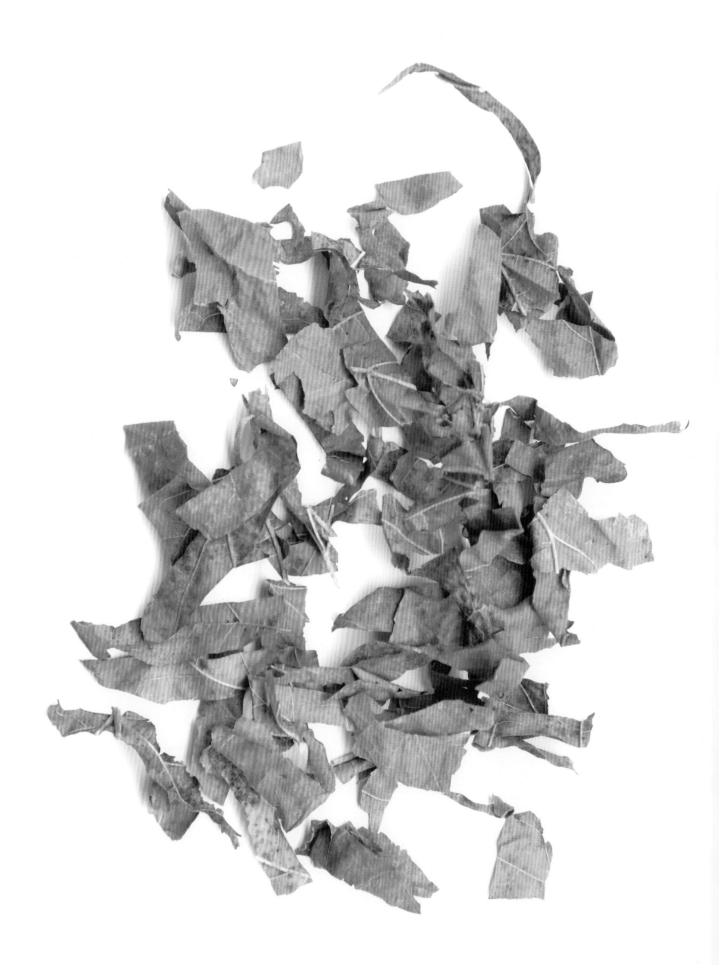

桑叶饮片

化学成分 | 叶含甾体及三萜类化合物：牛膝甾酮（inokosterone），蜕皮甾酮（ecdysterone），豆甾醇（stigmasterol），菜油梧醇（campesterol），羽扇豆醇（lupeol），β－豆甾醇（β-sitosterol）及其乙酰衍生物和β－香树脂醇（β-amyrin）等；含黄酮及其苷类：芸香苷（rutin），槲皮素（quercetin），异槲皮苷（isoquercitrin），桑苷（moracctin），桑黄酮（kuwanon）Ⅰ；含香豆素及其苷类：香苷内酯（bergaten），伞形花内酯（umbelliferone），东莨菪素（scopoletin），东莨菪苷（scopolin），羟基香豆精（hydroxycoumarin），含挥发油：缬草酸（valeric acid），异缬草酸（isovaleric acid），愈创木酚（guaiacol）和丁香油酚（eugenol）等。含氨基酸及肽类：脯氨酸（proline），精氨酸（arginine），门冬酰胺（asparagine），赖氨酸（lysine），谷胱甘肽（glutathione）；含生物碱：腺嘌呤（adenine），胡芦巴碱（trigonelline）。此外，还含绿原酸（chlorogenic acid）等。

药理作用 |

1. 降血糖作用 桑叶和蜕皮甾酮对四氧嘧啶引起的大鼠糖尿病或肾上腺素、胰高血糖素、抗胰岛素血清引起的小鼠高血糖症均有降血糖作用。蜕皮甾酮能够促进葡萄糖转变为糖原。桑叶中含的某些氨基酸能刺激胰岛素分泌，为体内胰岛素分泌和释放的调节因素。

2. 抗菌作用 鲜桑叶煎剂体外试验，对金黄色葡萄球菌、乙型溶血性链球菌、白喉杆菌、炭疽杆菌均有较强抑制作用；对大肠杆菌、伤寒杆菌、痢疾杆菌及铜绿假单胞菌亦有一定抑制作用。高浓度桑叶水煎剂在体外有抗钩端螺旋体作用。

3. 其他作用 蜕皮激素能促进细胞生长，刺激真皮细胞分裂，产生新的表皮使昆虫蜕皮，也能促进人体蛋白质合成。用桑叶乙醇提取物（植物雌激素）喂饲小鼠可减慢其生长速度。

4. 毒性 将10%桑叶注射液注射于兔股四头肌或滴入兔眼结膜囊内，均未发现有局部刺激作用。豚鼠过敏性试验为阴性。对羊红细胞未见溶血反应。

性味归经 |

味微苦，气清香，性凉。归水、风塔。

功能主治 |

清火解毒，止咳化痰，消肿止痛，杀虫止痒。主治风热感冒，咳嗽痰多，咽喉肿痛，疔疮痈疖脓肿。

用法用量 |

内服：煎汤或泡服，10～15g。外用：树浆适量，搽患处。

精选验方 |

1. 风热感冒，咳嗽痰多，咽喉肿痛 桑叶20g，艾纳香、槟榔青嫩叶各15g。开水泡服或煎汤内服。

2. 疔疮痈疖脓肿 桑树浆汁适量。外搽患处。

桑叶

山柰
SHANNAI

傣 药 名 晚荒。

别　　名 嘎札、三柰、山柰根。

来　　源 本品为姜科植物山柰 *Kaempferia galanga* L. 的干燥根茎。

识别特征 多年生宿根草本。块状根茎,单生或数枚连接,淡绿色或绿白色,芳香;根粗壮。无地上茎。叶2枚,几乎无柄,平卧地面上;圆形或阔卵形,长8～15 cm,宽5～12 cm,先端急尖或近钝形,基部阔楔形或圆形,质薄,绿色,有时叶缘及尖端有紫色渲染;叶脉10～12条;叶柄下延成鞘,长1～5 cm。穗状花序自叶鞘中出生,具花4～12朵,芳香;苞片披针形,绿色,长约2.5 cm,花萼与苞片等长;花冠管细长,长2.5～3 cm;花冠裂片狭披针形,白色,长1.2～1.5 cm;唇瓣阔大,径约2.5 cm,中部深裂,2裂瓣顶端各微凹白色,喉部紫红色;侧生的退化雄蕊花瓣状,倒卵形,白色,长约1.2 cm;药隔宽,顶部与方形冠筒连生;子房下位,3室,花柱细长,基部具2细长棒状附属物,柱头盘状,具缘毛。果实为蒴果。花期8～9月。

生境分布 分布于我国台湾、广东、广西、云南等地。

采收加工 冬季采挖,洗净,除去须根,切片,晒干。

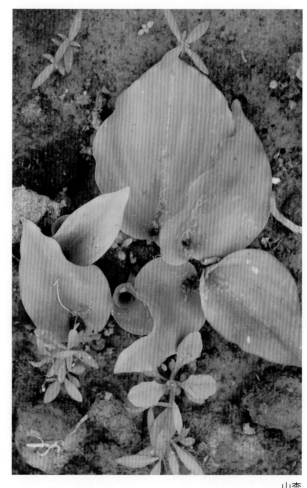

山柰

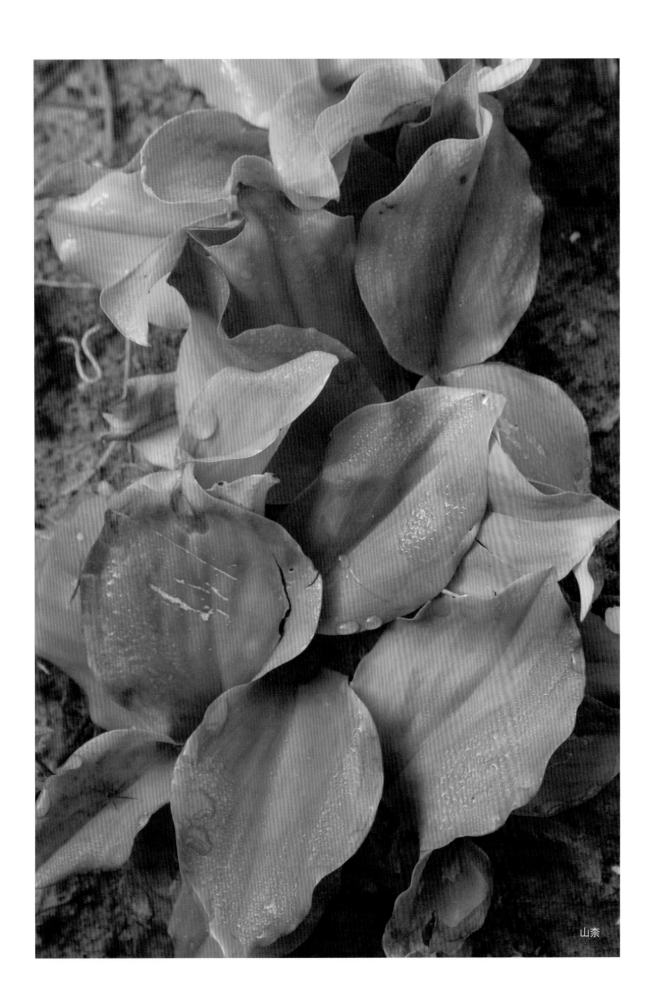

山奈

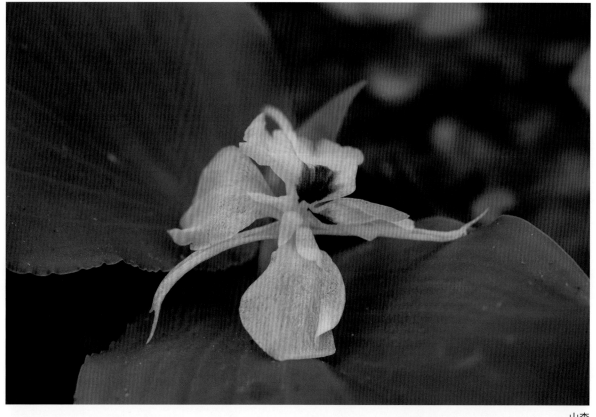

山奈

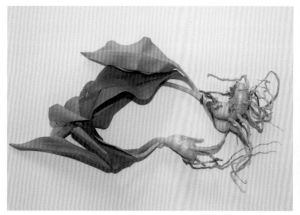

山奈药材

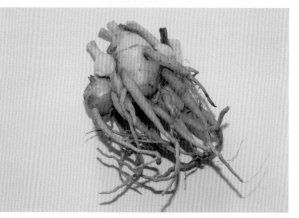

山奈药材

药材鉴别 本品呈圆形或近圆形块状。外皮浅褐色或黄褐色，皱缩，有的有根痕或残存须根。切面类白色，粉性，常鼓凸，质脆。气香特异，味辛辣。

性味归经 辛，温。归胃经。

功效主治 温中行气，健胃止痛。本品辛行温通，专入胃经，故有温中行气、健胃止痛之效。

用法用量 3～6g，煎汤。外用：适量

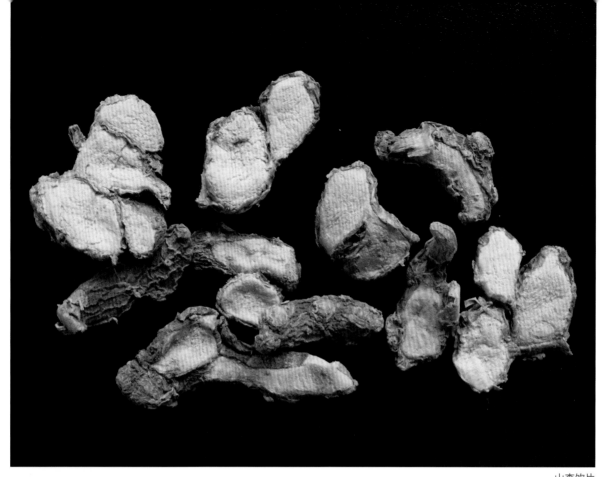

精选验方

1.心腹冷痛　山奈、丁香、当归、甘草各等份。共为细末，醋糊丸，如梧桐子大，每服 30 丸，酒下。

2.感冒食滞、胸腹胀满、腹痛泄泻　山奈 15 g，山苍子根 6 g，南五味子根 9 g，乌药 4.5 g，陈茶叶 3 g。研细末，每次 15 g，开水泡或水煎数沸后取汁服。

3.牙痛　山奈 6 g（用面裹煨熟），麝香 1.5 g。研为细末，每次 1 g，口含温水，搽于牙痛处，漱口吐去。

4.风虫牙痛　山奈、甘松各 3 g，肥皂荚 1 个（去心）。将山奈、甘松内入肥皂荚中，花椒、盐不限量，以塞满肥皂荚为度，用面粉包裹，烧红，研为末，每日擦牙。

5.面上雀斑　山奈子、鹰粪、蜜陀僧、蓖麻子各等份。研匀，以乳汁调之，夜涂旦洗去。

6.胃火衰败，消化不良，胸口巴达干症，铁垢巴达干症　万年灰（制）100 g，山奈、紫硇砂、沙棘、荜茇各 5 g。制成水丸，每次 2 ~ 3 g，每日 1 ~ 2 次，温开水送服。

7.妇女血症，血痞　山奈、木香、沙棘各 5 g，火硝（制）、硼砂（制）各 10 g，贝齿（制）15 g。制成散剂，每次 1.5 ~ 3 g，每日 1 ~ 2 次，温开水送服。

8.闭经　山奈、血竭各 15 g，苏木 20 g，硇砂（制）7.5 g。制成煮散剂，每次 3 ~ 5 g，每日 1 ~ 2 次，水煎服。

使用禁忌　阴虚血亏、胃有郁火者忌用。

山奈

蛇蜕

SHETUI

傣 药 名 | 哈哦。

别   名 | 蛇皮、蛇退、长虫皮、龙衣、蛇壳。

来   源 | 为游蛇科动物乌梢蛇 *Zaocys dhumnades*（Cantor）等蜕下的干燥表皮膜。

识别特征 | 全长可达 2 m 以上。头扁圆，头部和颈部分界不明显。吻鳞从背面可以看到。

鼻间鳞宽大于长，其与吻鳞的缝合线远较与鼻鳞的缝合线为短。前额鳞大，两鳞间的缝合线等于从其前缘至吻端的距离，宽大于长，外缘包至头侧。额鳞前大后小，长与鼻间鳞和前额鳞的和相等。眼上鳞宽大，长与其额鳞前缘至吻端的距离相等。鼻孔椭圆形，位于 2 鼻鳞中间。颊鳞 1 片，与第 2、3 片上唇鳞相接。眼前鳞 2 片，上缘包至头背。眼大，眼后鳞 2 片。颞鳞前后列各 2 片，前列的狭而长。上唇鳞 8 片，第 4、5 两片入眼；第 6 片最大。前颏鳞比后颏鳞短，与前 5 片下唇鳞相接。后颊鳞与第 1 腹鳞间有小鳞 1 对。

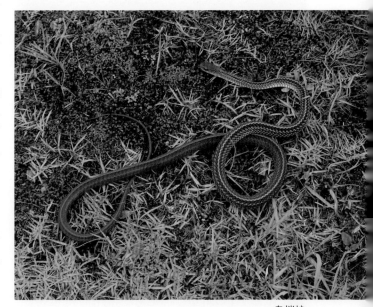

乌梢蛇

下唇鳞 11 片，第 6 片最大。体鳞 16 ～ 14 行，背中央 2 ～ 6 行起棱 . 腹鳞 186 ～ 205 片，肛鳞 2 裂，尾下鳞 101 ～ 128 对。尾部渐细。体呈青灰褐色，各鳞片的边缘黑褐色。背中央的 2 行鳞片呈黄色或黄褐色，其外侧的 2 行鳞片则成黑色纵线。上唇及喉部淡黄色。腹面灰白色。其后半部呈青灰色。

生境分布 | 分布于安徽、江苏、浙江、福建、广东、江西、湖北、四川、云南等地。

采收加工 | 全年皆可收集，但以 3 ～ 4 月间最多。取得后抖去泥沙，晒干或晾干。

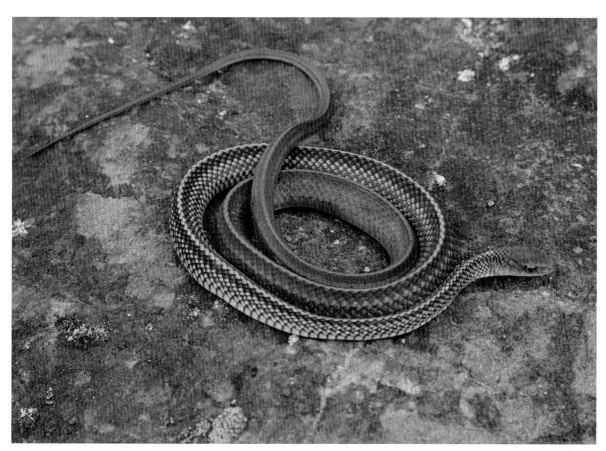

乌梢蛇

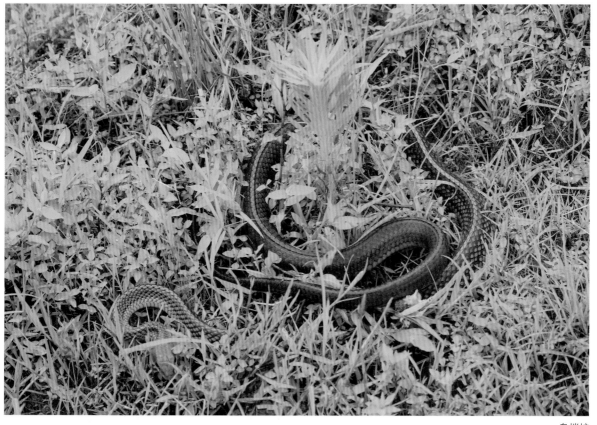

乌梢蛇

药材鉴别 本品呈圆筒形，多压扁而皱缩，完整者形似蛇，长可达 1 米以上。背部银灰色或淡灰棕色，有光泽，鳞迹菱形或椭圆形，衔接处呈白色，略抽皱或凹下；腹部乳白色或略显黄色，鳞迹长方形，呈覆瓦状排列。体轻，质微韧，手捏有润滑感和弹性，轻轻搓揉，沙沙作响。气微腥，味淡或微咸。以润滑感和弹性强者为佳。

性味归经 甘、咸，平；有毒。归肝经。

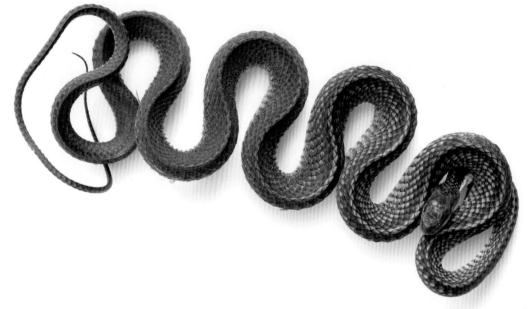

乌梢蛇药材

功效主治 祛风，定惊，退翳，止痒，解毒消肿。主治惊痫抽搐，角膜翳障，风疹瘙痒，喉痹，口疮，龈肿，痈疽，疔毒，瘰疬，恶疮，烫伤。

药理作用 蛇蜕水提取物对实验性大鼠的白细胞游走、足跖浮肿、血管通透性亢进及红细胞热溶血均具有抑制作用，显示较强抗炎作用。急性毒性试验无明显的毒性。

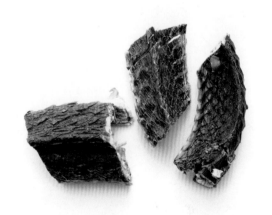

乌梢蛇饮片

用法用量 2 ~ 3 g。内服：煎汤，研末服，0.3 ~ 0.6 g。外用：适量，煎汤洗涤或研末调敷。

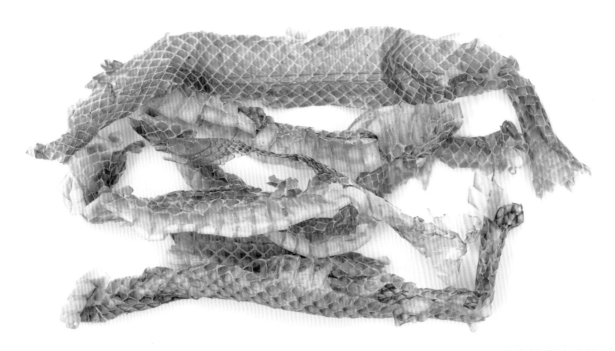

蛇蜕（乌梢蛇）药材

精选验方 |

1. 脑囊虫病 蛇蜕适量。研成细粉，开水送服，每次 3 g，每日 2 次，同时配服大戟汤（槟榔、大戟、木瓜、钩藤）。

2. 流行性腮腺炎 蛇蜕 6 g（成人及 12 岁以上儿童用量加倍）。洗净切碎，加鸡蛋 2 只搅拌，用油炒熟（可加盐），1 次服。

3. 睑腺炎 将完整的蛇蜕置于陈醋内浸泡，数日后取出剪成约 5×8 mm 的小块，贴敷局部，上盖浸有醋的棉片，固定，24 小时换药 1 次，至痊愈为止。

4. 中耳炎 蛇蜕适量。烧成灰研末，调以麻油。同时先以双氧水洗净患耳，擦干后用棉棒蘸药涂于患部，每日或隔日 1 次。

5. 喉癌 蛇蜕、蜂房、全蝎、射干、山豆根、桔梗、石斛各 9 g，麦冬 15 g，北沙参 30 g，玄参 18 g，生甘草 3 g。水煎取药汁，每日 1 剂，分 2 次服用。

6. 热毒蕴结型乳腺癌 蛇蜕、全蝎、蜂蜜各 30 g。晒干或烘干，碾成细粉，混合均匀，瓶装备用，口服，每日 3 次，每次 6 g。

使用禁忌 | 孕妇忌服。

蛇
蜕

射干
SHEGAN

傣 药 名 | 芽竹毫。

别　　名 | 扁竹、老君扇、鲤鱼尾。

来　　源 | 为鸢尾科植物射干 *Belamcanda chinensis*（L.）DC. 的根茎。

识别特征 | 多年生草本植物，高达 80 cm。根茎横走，略呈结节状，外皮鲜黄色。叶 2 列，嵌叠状排列，宽剑形，扁平，长达 60 cm。茎直立。伞房花序顶生，二歧状，苞状膜质；花橘黄色，花被 6，基部合生成短筒，外轮开展，散生暗红色斑点，内轮与外轮相似；雄蕊 3，着生于花被基部；花柱棒状，顶端 3 浅裂，被毛。蒴果倒卵圆形，熟时 3 裂，果瓣向内弯曲。种子近球形，黑色，有光泽。花期 7 ~ 9 月，果期 8 ~ 10 月。

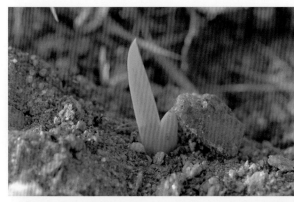
射干

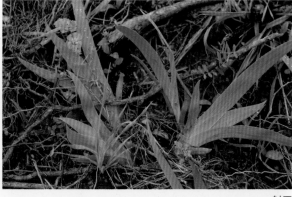
射干

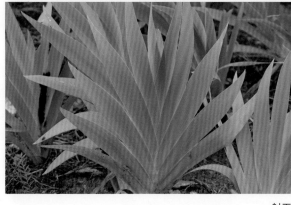
射干

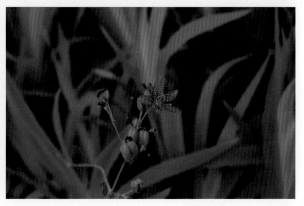
射干

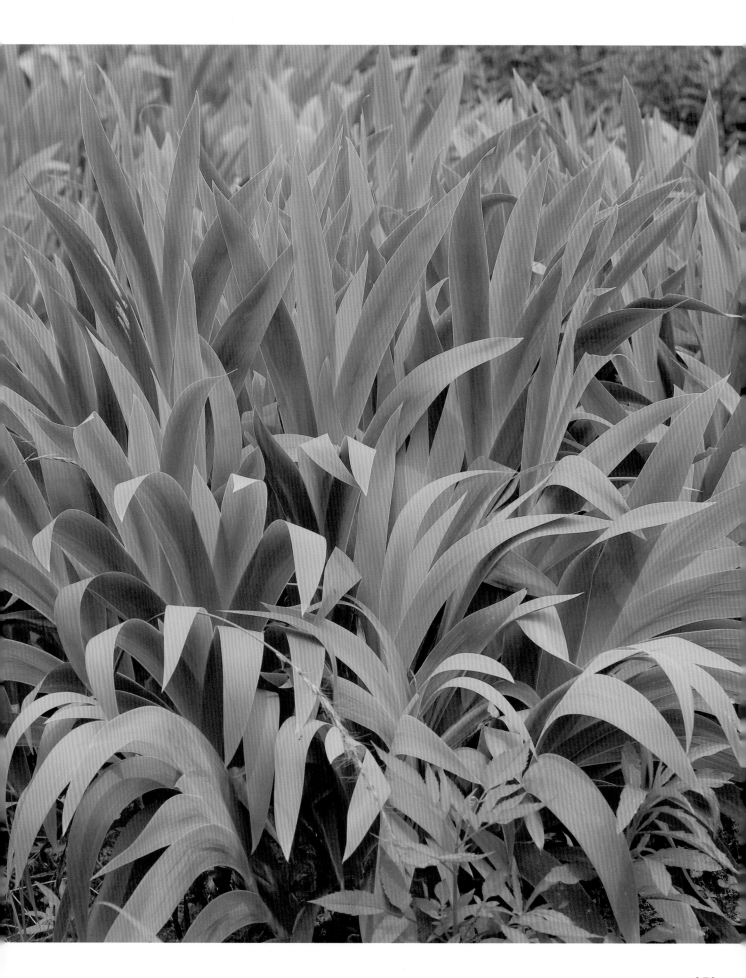

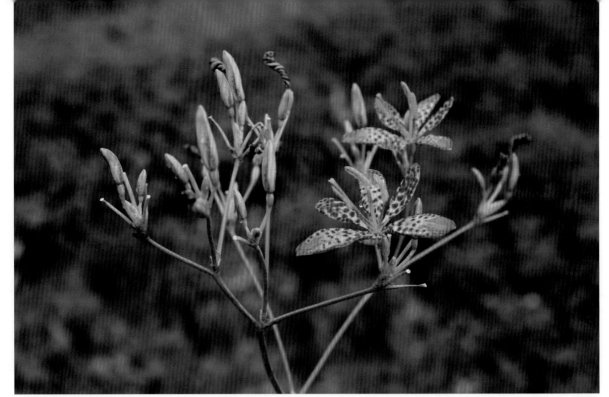

射干

生境分布 生长于山坡、草丛、路旁向阳处。分布于贵州、湖北、河南、江苏、浙江、安徽、湖南、广东、广西、云南等省区。

采收加工 栽后 2 ~ 3 年收获，春、秋二季挖掘根茎，洗净泥土，晒干，搓去须根，再晒至全干。

药材鉴别 根茎呈不规则结节状，有分枝，长 3 ~ 10 cm，直径 1 ~ 2 cm。表面黄棕色、暗棕色或黑棕色，皱缩不平，有明显的环节及纵纹。上面有圆盘状凹陷的茎痕，有时残存有茎基；下面及两侧有残存的细根及根痕。质硬，折断面黄色，颗粒性。气微，味苦、微辛。以粗壮、质硬、断面色黄者为佳。

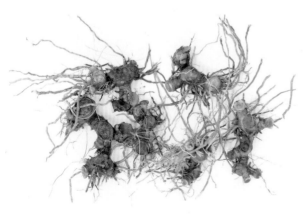

射干药材

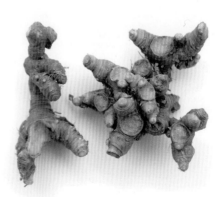

射干药材

性味归经 性冷，味苦。归热经。

功效主治 清热解毒，祛痰利咽，消瘀散结。主治咽喉肿痛，痰壅咳喘，瘰疬结核，疟母癥瘕，痈肿疮毒。

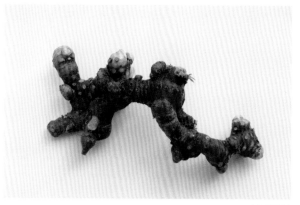

射干药材

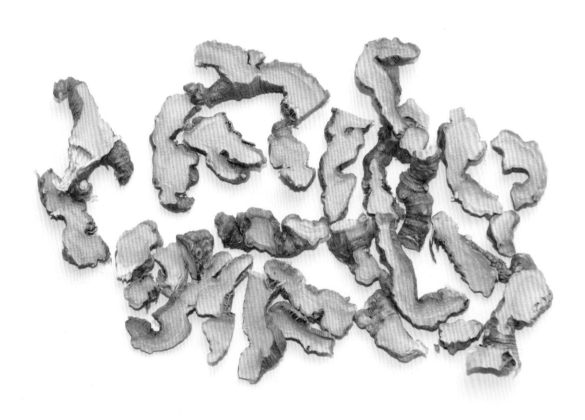

射干饮片

用法用量 内服：煎汤，6 ~ 15 g；或入丸、散。

精选验方

1. 咽喉疼痛，牙根肿痛 射干、车前草、朱砂根各 10 g。水煎服。

2. 咽喉肿疼 射干 10 g，八爪金龙 15 g。水煎服。

3. 龈根肿痛 射干 10 g，马鞭草 15 g。水煎服。

4. 乳糜尿 射干 15 g。水煎加入白糖适量，每日分 3 次口服；或制成水丸，每次 4 g，每日 3 次，饭后服，10 日为 1 个疗程。

5. 水田皮炎 射干 750 g。加水 13000 ml，煎煮 1 小时后，过滤，加食盐 120 g，待药液温度在 30℃ ~ 40℃时涂洗患处。

射干

肾茶
SHENCHA

傣 药 名 | 芽糯妙。

别　　名 | 牙努秒。

来　　源 | 为唇形科植物猫须草 *Clerodendranthus spicatus* （Thunb.） C. Y. Wu ex H. W. Li 的全草。

识别特征 | 亚灌木，高 0.5 ~ 1 m。茎枝四方形，紫褐色。叶对生，卵状披针形，长 3 ~ 12 cm，宽 1.5 ~ 5 cm，边缘在中部以上有锯齿，两面被毛，下面具腺点；叶柄长

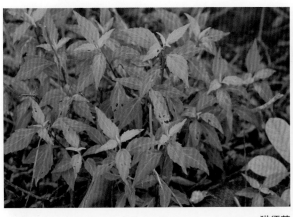
猫须草

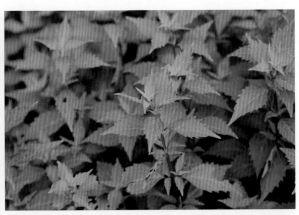
猫须草

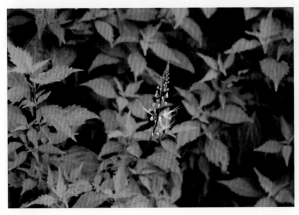
猫须草

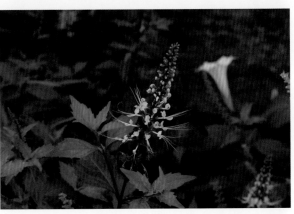
猫须草

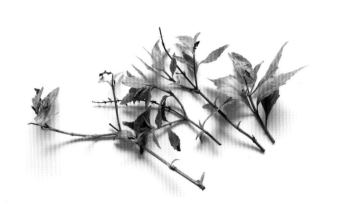
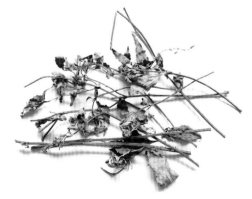

肾茶药材　　　　　　　　　　　　　　　　　　　　　　　　　肾茶药材

1 ～ 3 cm。花淡紫色，2 ～ 3 朵一束对生，总状花序式排列于枝顶；萼管状，5 齿裂，结果时下倾，上面裂齿大，膜质；花冠管纤弱，肢二唇形，上唇 3 ～ 4 裂，下唇全缘；雄蕊 4，2 长 2 短，花丝伸出花冠之外，形如猫须，长 4 ～ 6 cm；花盘前面肿胀；花柱顶端棒状。小坚果球形，表面有网纹。花期夏、秋季。

生境分布 | 生长于阳光充足的旷地上。分布于我国南部。多为栽培。

采收加工 | 全年可采，切碎晒干备用或鲜用。

性味归经 | 味苦，气清香，性凉。归土、水塔。

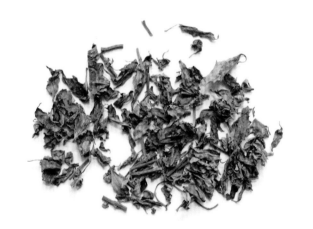

肾茶饮片

功效主治 | 清火解毒，利尿排石，凉血止血。主治小便热涩疼痛，尿路结石，尿血，水肿。

用法用量 | 内服：煎汤，30 ～ 60 g；或开水泡服。

精选验方 |

1. 小便热涩疼痛，尿路结石 ①肾茶 50 g，野芦谷根、栝楼根各 30 g。水煎服。②肾茶 50 g，鸭嘴花枝（去皮）30 g。水煎服。

2. 尿血 肾茶、鸭嘴花根、使君子根各 30 g。水煎服。

3. 水肿 肾茶 60 g，车前草 50 g。煎水服。

生姜

SHENGJIANG

傣 药 名 辛。

别　　名 姜、姜根、百辣云、鲜生姜、蜜炙姜、生姜汁。

来　　源 为姜科植物姜 *Zingiber officinale* Rose. 的根茎。

识别特征 多年生草本植物，高 0.5 ～ 1 m；根茎肥厚，扁圆横走，多分叉，表面淡黄色，里面黄色，具芳香和辛辣气味。叶互生，2 列，无柄，有长鞘，抱茎；叶片披针形，长 15 ～ 30 cm，宽 3 ～ 5 cm，先端渐尖，基部渐狭，叶舌膜质，叶鞘包茎。花葶自根茎抽出，直立，总花梗长达 25 cm，具稀疏鳞片；穗状花序卵形或椭圆形，长 4 ～ 5 cm，苞片卵形，淡绿色，花萼管状；花冠黄绿色，具 3 裂片，裂片披针形；唇瓣较短，中央裂片倒卵形，有紫色条纹及淡黄色斑点；雄蕊暗紫色，药隔有钻状附属体。花期 7 ～ 8 月。

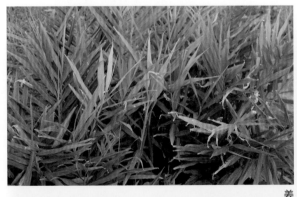

姜

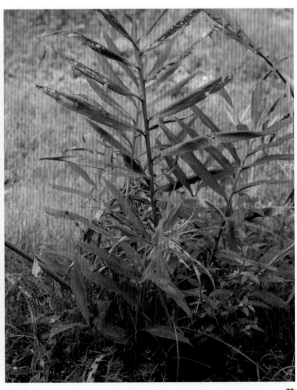

姜

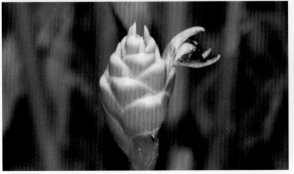

姜

生境分布 我国中部、东南部至西南部各省区广为栽培。

采收加工 10～12月茎叶枯黄时采收。挖起根茎，去掉茎叶、须根及杂质。

药材鉴别 根茎呈扁平不规则块状，具分枝，分枝顶端有茎痕或芽，长4～18 cm，厚1～3 cm。表面黄褐色或灰棕色，具环节。质脆，易折断，断面浅黄色且有汁液渗出，内皮层环纹明显，维管散在。气香，特异，味辛辣。

性味归经 味辣，性热。归冷经。

功效主治 散寒解表，降逆止呕，化痰止咳。主治风寒感冒，恶寒发热，头痛鼻塞，恶心呕吐，痰饮喘咳，胀满，泄泻。

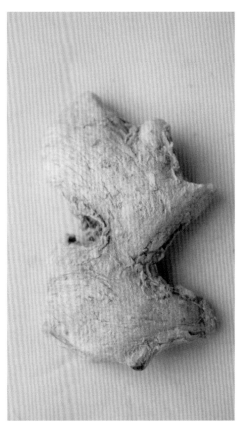

生姜

用法用量 内服：煎汤，3～10 g；或捣汁冲服。外用：捣烂外敷，切片搽患处或炒热熨。

精选验方

1. **风寒感冒** 生姜10 g，葱3棵。煎水加红糖服。

2. **恶心呕吐** 生姜、鲜紫苏叶各5 g。水煎代茶饮。

3. **胃寒腹痛** 生姜、葱各适量。切碎，加盐加热熨腹部。

4. **关节疼痛** 生姜、葱、樟树根皮各等量。捣烂加白酒炒热外包。

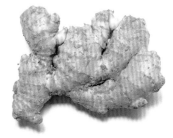

生姜（姜）药材

5. **慢性支气管炎** 生姜3片，杜鹃花根25 g，淫羊藿10 g，枇杷花、花椒各15 g，蜂蜜50 g。水煎服，每日3次。

6. **呃逆** 无论寒热虚实之呃逆，单用生姜一味。新鲜多汁生姜1块，洗净切成薄片，放入口中咀嚼，边嚼边咽姜汁，待汁液嚼尽，将姜渣吐去，另换1片。一般嚼1～3片即止。

7. **创面愈合缓慢** 鲜生姜300 g，三七粉100 g，枯矾12 g。生姜取汁，调入三七粉和枯矾，放入已做好的无菌纱布条，消毒备用，每日换药2次。

8. **冻疮红肿期** 鲜生姜（切片）250 g，红花20 g。加入95%乙醇250 ml中密封浸泡3周后备用。治疗冻疮时，取姜片擦患处，至皮肤出现热感而痒为止。每日2～3次，一般连用3～5日。

使用禁忌 阴虚内热及实热证禁服。

十大功劳

SHIDAGONGLAO

傣药名 | 先勒。

别　　名 | 土黄柏、土黄连、八角刺、刺黄柏、黄天竹。

来　　源 | 为小檗科植物阔叶十大功劳 *AfoAonia bealei*（Fortune）Carr. 的叶和根。

识别特征 | 常绿灌木。单数羽状复叶，互生，长 30 ~ 45 cm，小叶 9 ~ 15 枚，宽卵形或长卵形，长 6 ~ 12 cm，先端渐尖，边缘各具 2 ~ 8 个锯齿，基部近心形而不相等。上面绿色，下面灰白色。总状花序丛生茎顶，花序柄粗壮，压扁，花密聚，黄色。苞片 1，卵圆披针形。萼片 9，花瓣 6，雄蕊 6，雌蕊 1。浆果卵形，暗蓝色，被蜡粉。花期 5 ~ 7 月，果熟期 11 月至翌年 1 月。

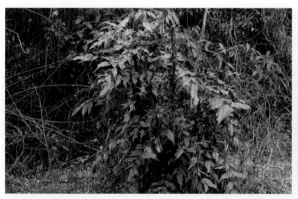
阔叶十大功劳

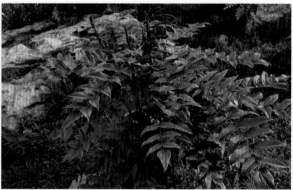
阔叶十大功劳

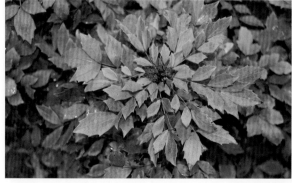
阔叶十大功劳

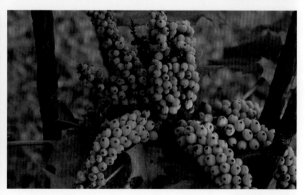
阔叶十大功劳

生境分布 │ 生长于山坡及灌丛中，也有栽培。贵州各地有产。我国南部、中部及华中等省区也有分布。

采收加工 │ 叶秋季采收，除去杂质，晒干。根全年可采，洗净，晒干。鲜用随时可采。

药材鉴别 │ 茎圆柱形，直径 0.7 ~ 1.5 cm，多切成长短不一的段条或块片。表面灰棕色，有众多纵沟、横裂及突起的皮孔。嫩茎较平滑，节明显，略膨大，节上有叶痕。外皮易剥离，剥去后内部鲜黄色。质坚硬，不易折断，折断面纤维性或破裂状。横断面皮部棕黄色，木部鲜黄色，可见数个同心性环纹及排列紧密的放射状纹理，髓部淡黄色。气微，味苦。叶片阔卵形至近圆形，长 2.5 ~ 11 cm，宽 2.5 ~ 8 cm；叶面绿色，具光泽，背面淡黄色或苍白色；顶端渐尖，基部宽楔形至近圆形，边缘略反卷，每边具 2 ~ 6 个刺齿。厚革质。

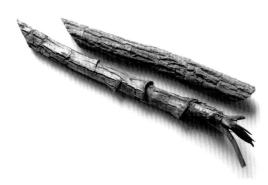
十大功劳药材

性味归经 │ 味苦，性冷。归热经。

功效主治 │ 清热，燥湿，解毒。主治肺热咳嗽，黄疸，泄泻，痢疾，目赤肿痛，疮疡，湿疹，烫伤。

用法用量 │ 内服：煎汤，10 ~ 30 g。外用：适量，煎水洗或研末调敷。

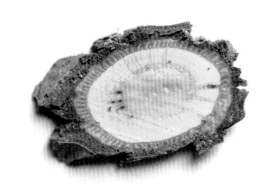
十大功劳药材

精选验方 │

1. 小便疼痛 十大功劳、白茅根、风轮草各 8 g，马鞭草 7 g，紫花地丁 6 g，海金沙 10 g。水煎服。

2. 肺结核 十大功劳、白及各 10 g，矮地茶 15 g。水煎服。

3. 肠炎、痢疾 十大功劳根、虎杖根各 5 g。水煎服。

4. 风热感冒 十大功劳叶、六月雪枝叶各 3 g。水煎服。

5. 湿疹 十大功劳、苦参各 5 g。煎水洗患处。

6. 火眼，头晕耳鸣 十大功劳、夏枯草各 5 g。水煎服。

7. 黄疸病 十大功劳、虎杖各 5 g。水煎服。

8. 痢疾 十大功劳适量。水煎服。

石菖蒲
SHICHANGPU

傣 药 名 | 罕好帕。

别 名 | 昌本、菖蒲、昌阳、昌草、水剑草、苦菖蒲。

来 源 | 为天南星科植物石菖蒲 *Acorus tatarinvwii* Schott 的根茎。

识别特征 | 多年生草本植物。根茎横卧，多分枝，芳香，粗 5 ~ 8 mm，外皮黄褐色，节间长 3 ~ 5 mm，根肉质，具多数须根。叶片薄，线形，长 20 ~ 50 cm，宽 2 ~ 10 cm，基部对折，中部以上平展，先端渐狭，基部两侧膜质，暗绿色，无中脉，平行脉多数，稍隆起。花序腋生，长 4 ~ 15 cm，三棱形；叶状佛焰苞长 13 ~ 25 cm；肉穗花序圆柱状，长 2.5 ~ 8.5 cm，粗 4 ~ 7 mm，上部渐尖，直立或稍弯；花两性，淡黄绿色；花被 6，倒卵形；雄蕊 6，花丝扁线形；子房长椭圆形。浆果肉质，倒卵形，长、宽约 2 mm。花期 5 ~ 7 月，果期 8 月。

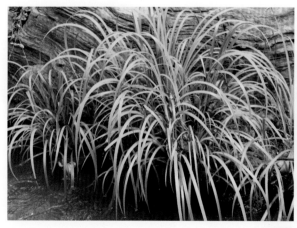 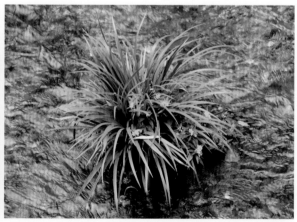

石菖蒲   石菖蒲

生境分布 | 生长于海拔 200 ~ 2600 m 的密林下湿地、山野小溪石缝中或溪涧旁石上。分布于长江以南地区。

采收加工 | 秋季采挖，剪去叶片和须根，洗净，切段，晒干。

药材鉴别 | 根茎呈扁圆柱形，稍弯曲，常有分枝，长 3 ~ 20 cm，直径 0.3 ~ 1 cm。

表面棕褐色、棕红色或灰黄色，粗糙，多环节，节间长 2 ～ 5 mm；上侧有略呈扁三角形的叶痕，左右交互排列，下侧有圆点状根痕，节部有时残留有毛鳞状叶基。质硬脆，折断面纤维性，类白色或微红色，横切面内层环明显，可见多数维管束小点及棕色油点。气芳香，味苦、微辛。以条粗、断面色类白、香气浓者为佳。

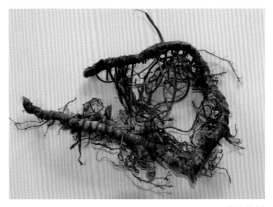

石菖蒲药材

性味归经｜ 味麻、辣，性热。归冷经。

功效主治｜ 化痰开窍，化湿行气，祛风利痹，消肿止痛。主治热病神昏，痰厥，健忘，耳鸣，脘腹胀痛，噤口痢，风湿痹痛，跌仆损伤，痈疽疥癣。

用法用量｜ 内服：煎汤，3 ～ 6 g，鲜品加倍；或入丸、散。外用：适量，煎水洗；或研末调敷。

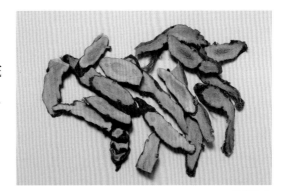

石菖蒲饮片

精选验方｜

1.泄泻或久泻 石菖蒲 10 g。切细分 2 次吞服。

2.精神失常 石菖蒲、岩兰花根各等量。切碎，每次吞 3 ～ 5 g。

3.蛇咬伤 石菖蒲适量。捣烂外敷。

4.神经衰弱 石菖蒲、泡参各 30 g。研末，加水为丸，开水吞服。

5.月经不调 石菖蒲、竹根七、大血藤、地耳草、鱼腥草、泽兰、羌活、倒触伞各 9 g。煨水服。

6.精神失常 石菖蒲、水高粱、水灯草各 15 g，苦竹叶 5 片。煨水服。

7.疳积腹胀、不消化 石菖蒲、小血藤各 15 g。煎水服。

8.癫痫大发作 自制石菖蒲煎剂。每 30 ml 含有石菖蒲干品 9 g，每次服 10 ml，每日 3 次，30 日为 1 个疗程，可连续服用。

9.肺性脑病 石菖蒲注射液（0.5% 的总挥发油溶液）之用量随患者病情轻重而不同。轻型肺性脑病患者一般用 10 ml 加入 25% 葡萄糖溶液 20 ml 中缓慢推注，每日 2 次。中型肺性脑病患者除上述用法外，另用石菖蒲注射液 10 ml 加入 5% 的葡萄糖溶液 250 ～ 500 ml 中静脉缓滴，每日 1 次。重型肺性脑病患者同中型者用法，但静脉滴注石菖蒲注射液量增加到 20 ml。一般以 5 ～ 7 日为 1 个疗程。

使君子
SHIJUNZI

傣 药 名 | 杂满亮。

来　　源 | 为使君子科植物使君子 *Quisqualis indica* L. 的成熟果实及根。

识别特征 | 藤状灌木，嫩枝幼叶具黄色柔毛。叶对生，长圆形或长圆状披针形，长 4.5 ~ 15 cm，宽 2 ~ 6 cm，先端渐尖，基部圆形或略呈心脏形，全缘，老叶下面，尤以叶脉及边缘处存留柔毛；叶柄长 5 ~ 15 mm，下部有关节，叶落后关节以下部分成为棘状物。穗状花序生长于枝条的顶端，下垂，略有芳香；每花下具有苞片 1 枚，披针形或线形，脱落性；萼筒细管状，伸出于子房上，长约 6 cm，先端 5 裂齿，短三角形，有柔毛及腺毛；花瓣 5，长圆形或倒卵形，长 1 ~ 2 cm，先端圆，基部宽楔形，与萼齿互生，蕾呈紫红色，而被覆盖的 1/2 部分呈白色，开放后渐转紫红色；雄蕊 10，排成上下两轮，花丝着于萼筒，上轮 5 枚外露；雌蕊 1，子房下位，圆柱状纺锤形，有 5 纵棱，具柔毛及腺毛，花柱细长，外露，下部与萼筒合生，柱头短。果实橄榄状，长 2.5 ~ 4 cm，黑褐色或棕色，有 5 棱。花期 5 ~ 9 月，果期 6 ~ 10 月。

生境分布 | 生长于平原灌木丛或路旁，分布于福建、台湾、广西、江西、湖南、四川、贵州、云南及广东、海南等地。

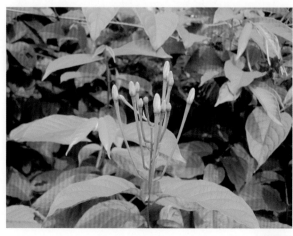
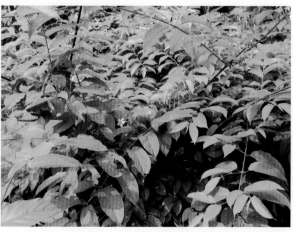

使君子　　　　　　　　　　　　　　　　　　　　　　　　使君子

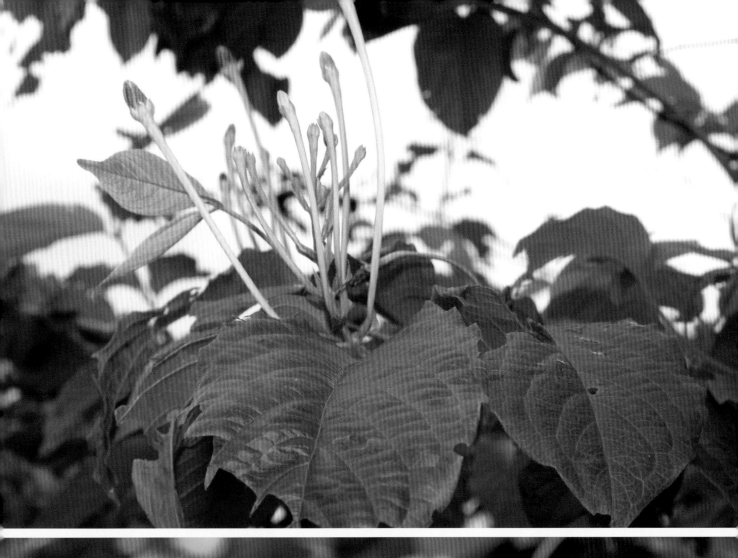

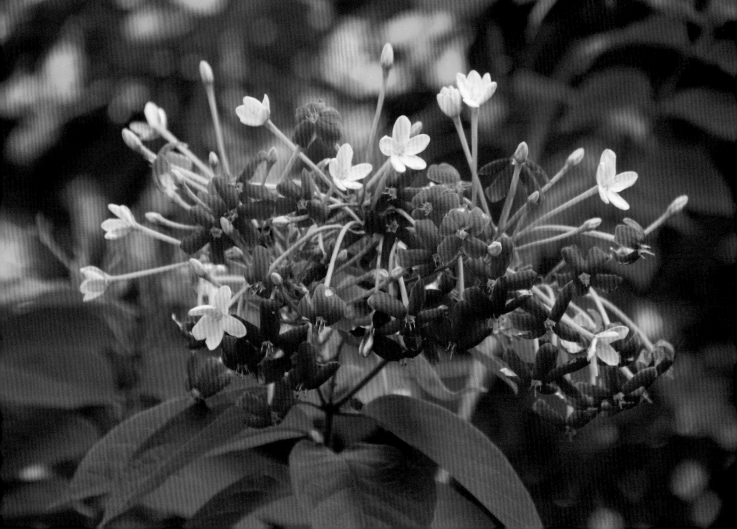

采收加工｜ 果实：9～10月间种子成熟，果皮变黑色时采摘，晒干或用微火烘干，即为使君子，一称"壳君子"。置通风干燥处，防蛀。根：全年可采，洗净，切片，晒干备用。

药材鉴别｜ 果实椭圆形或卵圆形，具5条纵棱，偶有4～9棱，长2.5～4 cm，直径约2 cm，表面黑褐色至紫褐色，平滑，微具光泽，先端狭尖，基部钝圆，有明显圆形的果梗痕；质坚硬，横切面多呈五角星形，棱角外壳较厚，中间呈类圆形空腔。种子长椭圆形或纺锤形，长约2 cm，直径约1 cm，表面棕褐色或黑褐色，有多数纵皱纹；种皮薄，易剥离；子叶2，黄白色，有油性，断面有裂纹。气微香，味微甜。

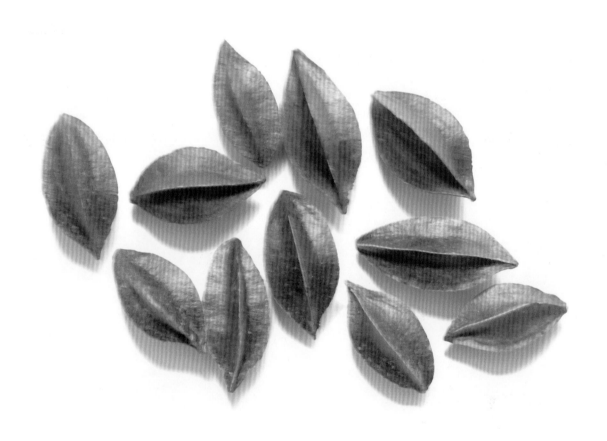

使君子饮片

化学成分 | 种子含使君子氨酸（quisqualic acid）、使君子氨酸钾（potassium quisqualate）、D-甘露醇（D-mannitol）；含脂肪油23.9%，油中含肉豆蔻酸（myristic acid）4.5%，棕榈酸（palmitic acid）29.2%，硬脂酸（stearic acid）9.1%，油酸（oleic acid）48.2%，亚油酸（linoleic acid）9.0%，并含甾醇，以植物甾醇（phytosterol）为主。果肉含胡芦巴碱（trigonelline）、枸橼酸（citric acid）、琥珀酸（succinic acid）、苹果酸（malic acid）、蔗糖（sucrose）、葡萄糖（glucose）。

药理作用

1. 驱虫作用 10%使君子水浸膏在体外0.5～2h内可使蚯蚓麻痹或死亡，乙醇提取物的水溶液则无效。本品还有驱蛔效果，在体外对整体猪蛔有明显的抑制作用。此外，使君子中吡啶及使君子油对人与动物均有明显的驱蛔效果。使君子粉有一定的驱蛲虫作用。

2. 抗皮肤真菌作用 使君子水浸剂（1∶3）在体外对堇色毛癣菌、同心性毛癣菌、许兰黄癣菌、奥杜盎小芽胞癣菌、铁锈色小芽胞癣菌、羊毛状小芽胞癣菌、腹股沟表皮癣菌、星形奴卡菌等皮肤真菌，有不同程度的抑制作用。

性味归经 | 味涩，气清香，性平。归土、水塔。

功效主治 | 清火解毒，凉血止血，涩肠止泻，补土健胃，驱虫。主治尿血，产后体弱多病，腹痛腹泻，赤白下痢，肠道寄生虫。

用法用量 | 内服：煎汤，根20～30g。种子5～10枚，炒黄去壳嚼服。

精选验方

1. 尿血 使君子根30g。水煎服。

2. 产后体弱多病 使君子根30g，竹叶兰10g，人字树50g。水煎服。

3. 腹痛腹泻，赤白下痢 使君子根30g，红蓖麻根15g，青葙20g。水煎服。

4. 肠道寄生虫 使君子10枚。炒黄去壳取仁嚼服。

使用禁忌 | 服药时忌饮热茶。大量服用能引起呃逆、眩晕、呕吐等反应。

水薄荷

SHUIBOHE

傣 药 名 荒嫩。

别　　名 水益母、接骨草、土薄荷、鱼香草、香薷草。

来　　源 为唇形科植物薄荷 *Mentha haplocalyx* Briq. 的全草或全叶。

识别特征 多年生芳香草本植物，茎直立，高 30 ～ 80 cm。具匍匐的根状茎，深入土壤可至 13 cm，质脆，容易折断。茎锐四棱形，多分枝，四侧无毛或略具倒生的柔毛，角隅及近节处毛较显著。单叶对生；叶柄长 1 ～ 2 mm；叶形变化较大，披针形、卵状披针形、长圆

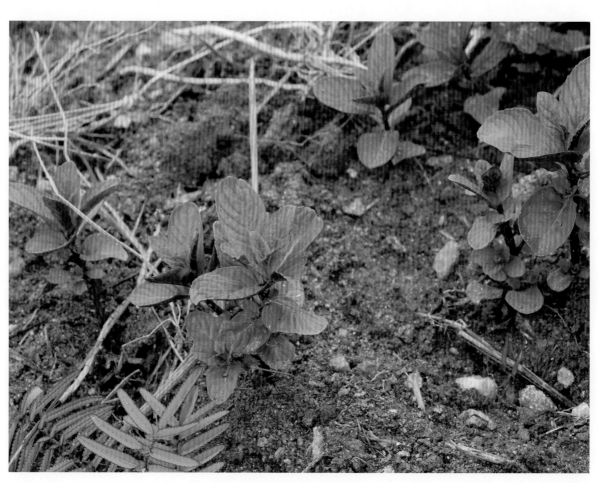

薄荷

状披针形至椭圆形，长 2 cm，宽 1 cm，先端锐尖或渐尖，基部楔形至近圆形，边缘在基部以上疏生粗大的牙齿状锯齿，侧脉 5 ～ 6 对，上面深绿色，下面淡绿色，两面具柔毛及黄色腺鳞，下面较密。轮伞花序腋生，轮廓球形，愈向茎顶，则节间、叶及花序渐变小；总梗上有小苞片数枚，线状披针形，长 2 mm 以下，具缘毛；花柄纤细，长 2.6 mm，略被柔毛或近无毛；花萼管状钟形，长 2 ～ 3 mm，外被柔毛及腺鳞，具 10 脉，萼齿 5，狭三角状钻形，长约 0.7 mm，缘有纤毛；花冠淡紫色至白色，冠檐 4 裂，上裂片先端 2 裂，较大，其余 3 片近等大，花冠喉内部被微柔毛；雄蕊 4，前对较长，常伸出花冠外或包于花冠筒内，花丝丝状，无毛，花药卵圆形，2 室，花柱略超出雄蕊，先端近相等，2 浅裂，裂片钻形。小坚果长卵球形，长 0.9 mm，宽 0.6 mm，黄褐色或淡褐色，具小腺窝。花期 7 ～ 9 月，果期 10 ～ 11 月。

生境分布 | 生长于溪沟旁、路边及山野湿地，海拔可高达 3500 m。分布于华北、华东、华中、华南及西南各地。

采收加工 | 在江浙每年可收 2 次，夏、秋二季茎叶茂盛或花开至 3 轮时选晴天分次采割。华北采收 1 ～ 2 次，四川可收 2 ～ 4 次。一般头刀收割在 7 月，二刀在 10 月，选晴天采割，摊晒 2 天，稍干后扎成小把，再晒干或阴干。薄荷茎叶晒至半干，即可蒸馏，得薄荷油。

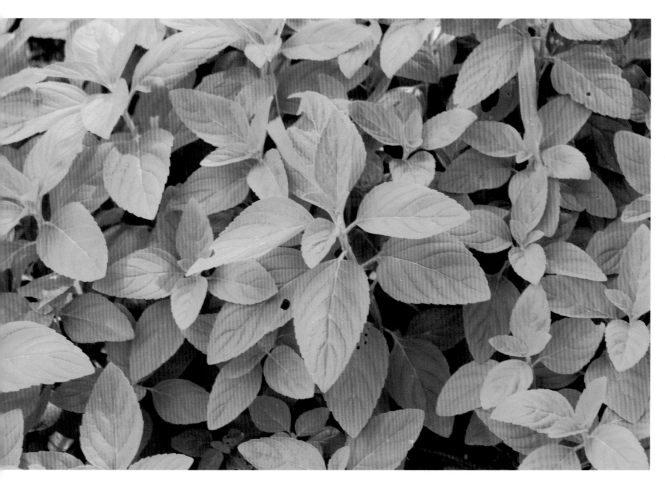

薄荷

水薄荷

295

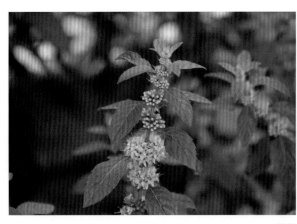
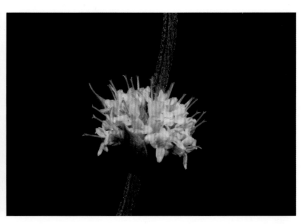

薄荷   薄荷

药材鉴别│ 茎方柱形，有对生分枝，长 15 ~ 40 cm，直径 0.2 cm；表面紫棕色或淡绿色，棱角处具茸毛，节间长 2 ~ 5 cm；质脆，断面白色，髓部中空。叶对生，有短柄；叶片皱缩蜷曲，完整叶片展平后呈披针形、卵状披针形、长圆状披针形至椭圆形，长 2 cm，宽 1 ~ 3 cm，边缘在基部以上疏生粗大的牙齿状锯齿，侧脉 5 ~ 6 对；上表面深绿色，下表面灰绿色，两面均有柔毛，下表面在放大镜下可见凹点状腺鳞。茎上部常有腋生的轮伞花序，花萼钟状，先端 5 齿裂，萼齿狭三角状钻形，微被柔毛；花冠多数存在，淡紫色。揉搓后有特殊香气，味辛、凉。以叶多、色绿、气味浓者为佳。

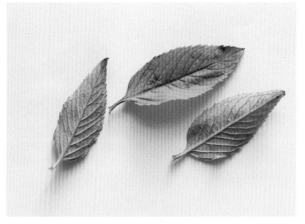

薄荷药材

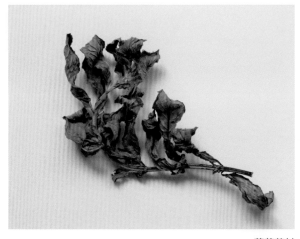

薄荷药材

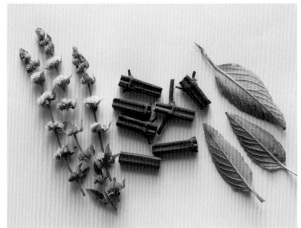

薄荷药材

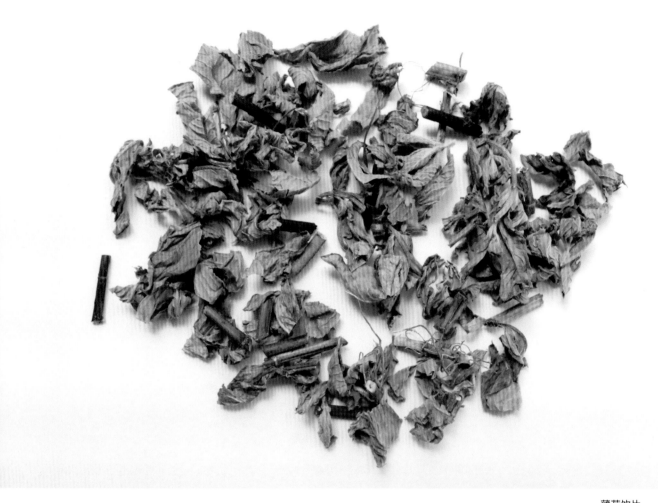

性味归经| 味辣，性冷。归热经，半边经。

功效主治| 散风热，清头目，利咽喉，透疹。主治风热表证，头痛目赤，咽喉肿痛，麻疹不透，隐疹瘙痒。

用法用量| 内服：煎汤，3～6 g，不可久煎，宜后下；或入丸、散。外用：适量，煎水洗或捣汁涂敷。

精选验方|

1.伤风咳嗽，鼻塞声重 薄荷、杏仁（去皮尖）、陈皮各 6 g，竹叶 15 片。水煎服。

2.脑漏，鼻流臭涕 薄荷不拘多少。水煎，对水酒服。

3.半边经引起的肢体麻 薄荷 50 g。水煎搽洗。

4.感冒头痛 薄荷适量。水煎服。

5.眼红肿、热痛 薄荷叶 30 g。洗净捣烂，汁过滤滴眼。

使用禁忌| 表虚汗多者禁服。

水薄荷

水蓼
SHUILIAO

傣 药 名 | 非喃。

别　　名 | 费皮。

来　　源 | 为蓼科植物水蓼 *Polygonum hydropiper* L. 的全草。

识别特征 | 一年生草本，高 20 ~ 80 cm。直立或下部伏地；茎红紫色，无毛，节膨大，且具须根。叶互生，叶片披针形或椭圆状披针形，长 4 ~ 9 cm，宽 5 ~ 15 mm，两端渐尖，均有腺点，无毛或在叶脉、叶缘处有小刺毛；托叶鞘膜质，筒状，有短缘毛；叶柄短。穗状花序腋生或顶生，细长，下部间断；苞片钟形，疏生睫毛或无毛；花具细花梗而伸出苞片外，间有 1 ~ 2 朵花包在膨胀的托鞘内；花被 4 ~ 5 裂，裂片卵形或长圆形，淡绿色或淡红色，有腺状小点；雄蕊 5 ~ 8；雌蕊 1，花柱 2 ~ 3 裂。瘦果卵形，扁平，少有 3 棱，长 2 ~ 2.5 mm，表面有小点，黑色，无光泽，包含在宿存的花被内。花期 7 ~ 8 月，果期 8 ~ 9 月。

生境分布 | 生长于海拔 90 ~ 2500 m 的田边、溪边、水塘边草丛中。分布于我国东北、华北、河南、陕西、甘肃、长江流域以南各地。

采收加工 | 全年可采，洗净晒干备用，或用鲜品。

药材鉴别 | 根须状，表面灰棕色或紫褐色。茎圆柱形，有分枝，长 20 ~ 80 cm，直径约至 2 mm，表面灰绿色或棕红色，有细棱线，节膨大。叶互生，有短柄；叶片完整者披针形或卵状披针形，长 5 ~ 10 cm，宽 5 ~ 15 mm，先端渐尖，基部楔形，全缘，上面棕褐色，下面褐绿色，有棕黑色斑点及细小半透明的腺点；托叶鞘筒状，长 0.8 ~ 1.1 cm，紫褐色，缘毛长 1 ~ 3 mm。穗状花序顶生或腋生，长 5 ~ 10 cm，花淡绿色，花被 5 裂，具腺点。气微，味辛辣。

化学成分 | 水蓼全草含水蓼二醛（polygodial tadeonal）、异水蓼二醛、密叶辛木素（confertifolin）、水蓼酮（polygonone）、水蓼素 -7- 甲醚（persicarin-7-

methylether)、水蓼素（persicarin）、槲皮素（quercetin）、槲皮苷（quercitrin）、槲皮黄苷（quercimeritrin）、金丝桃苷（hyperoside）、阿魏酸（ferulic acid）、芥子酸（sinapic acid）、香草酸（vanillic acid）、丁香酸（syringic acid）、木犀草酸（melilotic acid）、香豆酸（coumaric acid）等。叶含异水蓼醇醛（isopolygonal）、水蓼醛酸（polygonic acid）、11- 乙氧基桂皮内酯（11-ethoxycinnamolide）、11- 羟基密叶辛木素（valdiviolide）、花白苷（leucoanthocyanin）、各种硫酸酯如槲皮素 -3- 硫酸酯（quercetin-3-sulphate）及 3'- 甲基槲皮素（3'-methylquercetin）和 7，4'- 二甲基槲皮素（7，4'-dimeth-ylquercetin）。

药理作用 |

1. 止血作用 水蓼叶有较弱的止血作用。所含的苷类成分能加速血液凝固，还能加强子宫的收缩。

2. 抗炎作用 本品对巴豆油所致大鼠急性炎症有抗炎作用。

3. 抗癌作用 所含水蓼二醛等对非洲淋巴细胞瘤病毒（EB）活化有显著抑制作用。

4. 抗氧化作用 叶中所含的黄酮类化合物有抗氧化作用。

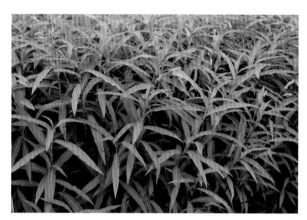

水蓼

性味归经 | 味微麻，性平。归水塔。

功效主治 | 清火解毒，消肿止痛。主治咽喉肿痛，牙痛，腮腺、颌下淋巴结肿痛，小儿腹泻，蜂蜇，毒虫咬伤。

用法用量 | 内服：煎汤，根 10 ～ 20 g；或开水泡服。外用：鲜叶适量，捣烂敷。

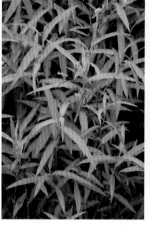
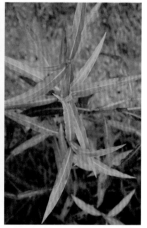

水蓼 水蓼

精选验方 |

1. 咽喉肿痛，牙痛，腮腺、颌下淋巴结肿痛 水蓼根 10 g，香蓼根 15 g，四棱豆根 30 g。水煎服或开水泡服。

2. 小儿腹泻 水蓼根 10 g。煎汤内服。

3. 蜂蜇，毒虫咬伤 鲜水蓼叶适量。捣烂，包敷患处。

水牛角

SHUINIUJIAO

傣药名 蒿怀。

来　源 为牛科动物水牛 *Bubalus bubalis* Linnaeus 的角。

识别特征 水牛体长 2.5 m 以上。体格强壮，比黄牛肥大。头大额广，鼻阔口大，鼻孔间皮肤光滑。头上有角 1 对，左右分开，角长大而扁，弯曲，无分枝，中空，内有骨质角髓，角上有很多节纹。头长，颈短，腰腹隆凸。四肢强健，蹄较大，有 4 趾。皮厚无汗腺，毛粗而短，体前部较密，后背及胸腹各部较稀。体色大多灰黑色，偶有褐色或白色的。

生境分布 为饲养的大型家畜，多在我国南方产水稻地区饲养。

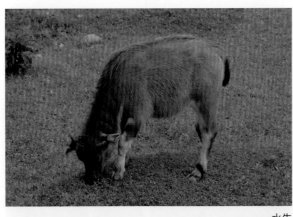

水牛

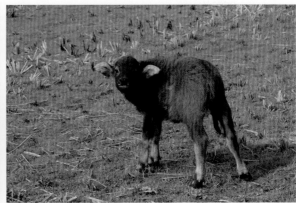

水牛

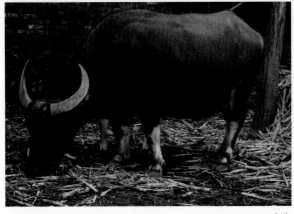

水牛

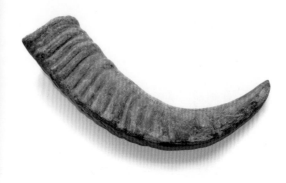

水牛角

采收加工 屠宰后把角砍下备用，多在屠宰场收集。

药材鉴别 本品呈稍扁平而弯曲的锥形，长短不一。表面棕黑色或灰黑色，一侧有数条横向的沟槽，另一侧有密集的横向凹陷条纹。上部渐尖，有纵纹，基部略呈三角形，中空。角质坚硬。气微腥，味淡。

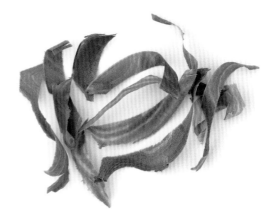

水牛角饮片

化学成分 水牛角含胆固醇（cholesterol）、强心成分、肽类、角纤维。肽类水解后生成丝氨酸（serine）、甘氨酸（glycine）、丙氨酸（alanine）、赖氨酸（lysine）等多种氨基酸。

药理作用

1. 强心作用 水牛角水煎剂或提取物对正常和缺钙引起的离体蟾蜍心脏都有强心作用。

2. 抗炎作用 可抑制新鲜蛋清所致的大鼠足跖肿胀，明显降低毛细血管通透性。

3. 抗感染作用 水牛角对大肠杆菌及乙型溶血性链球菌菌液攻击的小鼠有明显的保护作用。

4. 降血脂作用 大鼠连续灌服水牛角粉，可使血清总胆固醇略降低，高密度脂蛋白略升高。

5. 保肝作用 水牛角能提高机体免疫功能，促进肝细胞代谢，改善肝脏病理状态，从而逐步恢复肝脏功能。

性味归经 味微苦，气腥，性寒。归风、水塔。

功效主治 清火退热，凉血止血，定心安神。主治高热惊厥，突然昏仆，四肢抽搐，口吐白沫，不省人事，吐血，鼻衄，斑疹，紫癜，头痛头晕。

用法用量 内服：煎汤，20～30 g；或火烤舂成细粉泡水饮。外用：适量，磨水搽；或火烤后舂成细粉，泡酒搽。

精选验方

1. 高热惊厥, 突然昏仆, 四肢抽搐, 口吐白沫, 不省人事 水牛角100 g。用火烤后舂成细粉，泡于200 ml芝麻油中（泡1星期），外搽全身。

2. 吐血, 鼻衄, 斑疹, 紫癜 水牛角50 g。火烤后舂成细粉，加少许食盐，用白开水150 ml泡服。

3. 头痛头晕 水牛角、水芦根、对叶榕、聚果榕各20 g，黑种草籽10 g。煎汤内服。

丝瓜叶

SIGUAYE

傣 药 名｜ 摆麻搏。

别　　名｜ 丝瓜络、天萝筋、丝瓜网、丝瓜壳、丝瓜瓤、千层楼。

来　　源｜ 为葫芦科植物丝瓜 *Luffa cylindrica*（L.）M. J. Roem. 的鲜嫩果实或霜后干枯的老熟果实（天骷髅）。

识别特征｜ 一年生攀援草本植物。茎枝粗糙，有棱沟，被微柔毛。茎枝通常长 10 ~ 12 cm，近无毛。叶互生，三角形或近圆形，长、宽均 10 ~ 20 cm，通常掌状 5 ~ 7 裂，裂片三角形，中间较长，长 8 ~ 12 cm，先端尖，边缘有锯齿，基部深心形，上面深绿色，有疣点，下面浅绿色，有短柔毛，脉掌状，具白色长柔毛；叶柄粗壮略短于叶片。花单性，雌雄同株；雄花通常 10 ~ 20 朵生于总状花序的顶端，花序梗粗壮，长 12 ~ 14 cm，花梗长 2 cm；花萼筒锥形，被短柔毛；花冠黄色，开后直径 5 ~ 9 cm，裂片 5，长圆形，长 0.8 ~ 1.3 cm，宽 0.4 ~ 0.7 cm，里面被黄白色长柔毛，外面具 3 ~ 5 条突起的脉，雄蕊 5，稀 3，雌花单生，花梗长 2 ~ 10 cm；花被与雄花同，退化雄蕊 3，子房长圆柱状，有柔毛，柱头 3，膨大。果实圆柱状，直或稍弯，长 15 ~ 30 cm，直径 5 ~ 8 cm，通常有深色纵条纹，未成熟时肉质，成熟后干燥，里面有网状纤维，由先端盖裂。种子多数，黑色，卵形，扁，平滑，边缘狭翼状。花、果期在夏秋季。

生境分布｜ 我国各地普遍栽培。

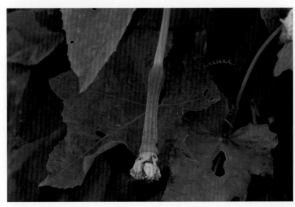

丝瓜

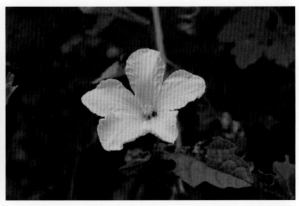

丝瓜

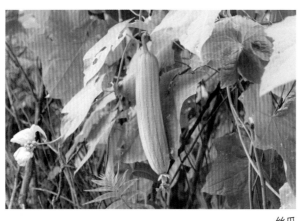
丝瓜

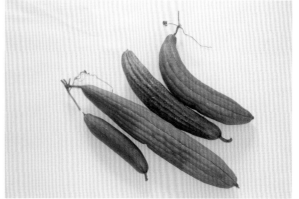
丝瓜络药材

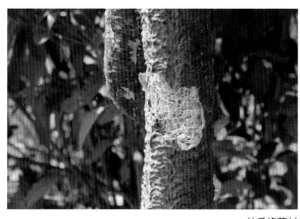
丝瓜络药材

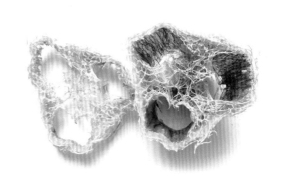
丝瓜络饮片

采收加工 ┃ 嫩丝瓜于夏、秋间采摘，鲜用。老丝瓜于秋后采收，晒干。

药材鉴别 ┃ 果实长圆柱形，长 20 ~ 60 cm，肉质，绿而带粉白色或黄绿色，有不明显的纵向浅沟或条纹，成熟后内有坚韧的网状瓜络。

性味归经 ┃ 味甜，性冷。归热经。

功效主治 ┃ 清热化痰，凉血解毒。主治热病身热烦渴，咳嗽痰喘，肠风下血，痔疮出血，血淋，崩漏，痈疽疮疡，乳汁不通，无名肿毒，水肿。

用法用量 ┃ 内服：煎汤，9 ~ 15 g，鲜品 60 ~ 120 g，烧存性为散，每次 3 ~ 9 g。外用：捣汁涂，或捣烂外敷，或研末调敷。

精选验方 ┃

1. **疮毒脓疱** 丝瓜叶适量。捣烂敷患处。

2. **筋骨疼痛** 生丝瓜叶适量。切片晒干，研末，每次 3 g，用酒吞服。

3. **水肿** 丝瓜叶少量，冬瓜皮 9 g，艾叶、车前草各 6 g，通草 3 g。水煎服。

4. **烧烫伤** 丝瓜叶适量。炕干，烧成灰，调茶油涂患处。

5. **绞肠痧** 鲜丝瓜叶适量。捣茸绞汁，冲淘米水服。

丝瓜叶

苏木
SUMU

傣 药 名 | 更方。

别　　名 | 埋芳。

来　　源 | 为豆科植物苏木 *Caesalpinia sappan* L. 的干燥心材或叶。

识别特征 | 常绿小乔木，高可达 5～10 m。树干有小刺，小枝灰绿色，具圆形凸出的皮孔，新枝被微柔毛，其后脱落。叶为二回双数羽状复叶，全长达 30 cm 或更长；羽片对生，9～13 对，长 6～15 cm，叶轴被柔毛；小叶 9～16 对，长圆形，长约 14 mm，宽约 6 mm，先端钝形微凹，全缘，上面绿色无毛，下面具细点，无柄；具锥刺状托叶。圆锥花序，顶生，宽大多花，与叶等长，被短柔毛；花黄色，径 10～15 mm；萼基部合生，上部 5 裂，裂片略不整齐；花瓣 5，其中 4 片圆形，等大，最下 1 片较小，上部长方倒卵形，基部的 1/2 处窄缩成爪状；雄蕊 10，花丝下部被棉状毛；子房上位，1 室。荚果长圆形，偏斜，扁平，厚革质，顶端一侧有尖喙，长约 7.5 cm，直径约 3.5 cm，成熟后暗红色，具短茸毛，不开裂；种子 4～5 粒，长 1.5～2 cm。花期 3～4 月，果期 8～10 月。

生境分布 | 生长于海拔 900 m 以下的河边、江边、深谷或栽培。分布于广西、广东、台湾、四川、贵州和云南等地。

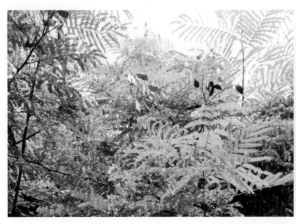 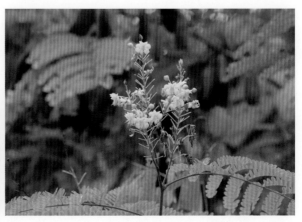

苏木　　　　　　　　　　　　　　　　　　　　　　　　　　苏木

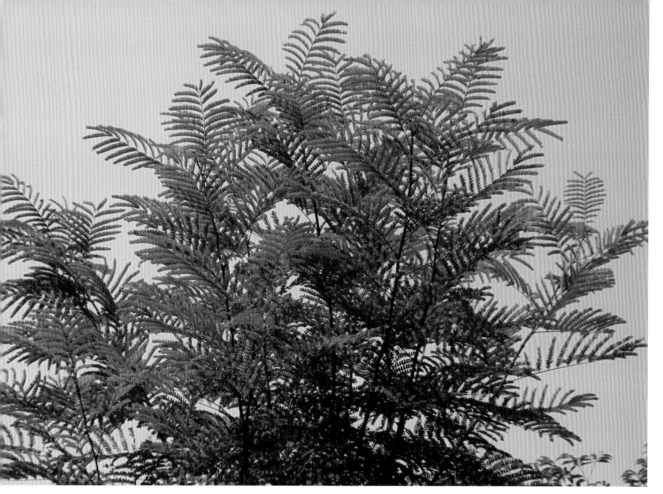

苏木

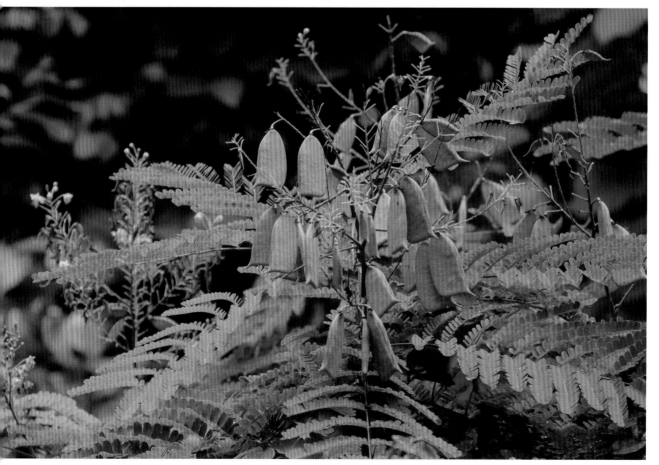

苏木

苏木

采收加工 | 全年可采。除去外皮及边材，取心材晒干备用；鲜叶随用随采。

药材鉴别 | 心材长圆形或对剖半圆柱形，有的连接根部则呈不规则稍弯曲的长条状或疙瘩状，长 10 ~ 100 cm，直径 3 ~ 12 cm；表面暗红棕色或棕红色，可见黄红相间的纵向条纹，具刀削痕、枝痕；横断面略具光泽，年轮明显，有的中央可见暗棕色、质松、带亮星的髓部；质坚硬沉重，致密；气微香，味微甘、涩。

化学成分 | 心材含色原烷类化合物：苏木酮 B（sappanoneB）即是 3-（3'，4'- 二羟基苄基）-3，7- 羟基 -4- 色原烷酮 [3-（3'，4'-dihydroxybenzyl）-3，7-hydroxy chroman-4-one]，3- 去氧苏木酮 B（3-deoxysappanone B），苏木酚（sappanol），表苏木酚（episappanol），3'- 去氧苏木酚（3'-deoxy sappanol），3'-O- 甲基苏木酚（3'-O-methylsappanol），4-O- 甲基苏木酚，3'-O- 甲基表苏木酚（3'-O-methylepisappanol），4-O 甲基表苏木酚（4-O-methyl-episappanol）等；包含巴西苏木素（brazilin）、3'-O- 甲基巴西苏木素（3'-O-methylbrazilin）和巴西苏木素衍生物（brazilin derivativesl）1 及 2；包含商陆黄素（ombuin）、鼠李素（rhamnetin）、槲皮素（quercetin）等黄酮类和苏木查耳酮（sappanchalcone）类；包含二苯并环氧庚烷类化合物：原苏木素（protosappanin）A、B、C、E-1、E-2 及 10-O- 甲基原苏木素 B（10-O-methylprotosappanin B）；还含苏木苦素（calsalpin）J、P，二十八醇（octacosanol），β - 谷甾醇（β -sitosterol），蒲公英赛醇（taraxerol）。

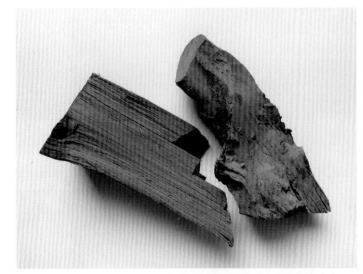

苏木药材

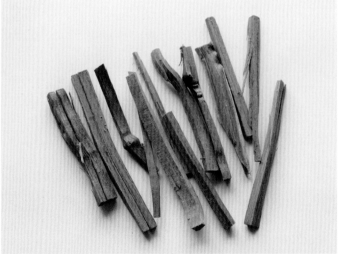

苏木饮片

药理作用 |

1. 对循环系统的影响 对肾上腺素所致小鼠肠系膜微循环障碍，苏木水煎醇提取液能显著促进微动脉血流，促进微循环和管径的恢复。犬静脉注射苏木水煎醇提取液还可增加冠状动脉血流量，降低冠状动脉血流阻力，减慢心率，减少左室作功，但增加心肌耗氧量。

2. 对血液的影响 对于静脉注射高分子右旋糖酐引起实验性血瘀证家兔的血液，苏木注射液在试管内能显著降低血液黏度，在各种切速下苏木的作用均非常显著；苏木对于红细胞聚集指数无显著影响。苏木可抑制由 ADP 诱导的大鼠血小板聚集。巴西苏木素衍生物 1、2 均有抗高胆固醇血症的作用。

3. 抗癌作用 以人早幼粒细胞白血病细胞株 HL-60 为靶细胞，苏木水提取液有细胞毒作用。对小鼠淋巴瘤细胞株 Yac-1、人白血病细胞株 K562 及小鼠成纤维细胞株 L929，苏木煎剂也有较强的抑制作用。苏木煎剂腹腔注射也能显著延长 EAC 荷瘤小鼠和实验性白血病 P388 及 L1210 动物的生存时间。在苏木作用下，HL-60 细胞的谷氨酰胺合成酶的活性也受到抑制。此外，苏木还有抑制诱变的作用。

性味归经 | 味微甜，性平。归水、风塔。

功效主治 | 通血散瘀，消肿止痛，强身健体，延缓衰老，滋养容颜。主治月经不调，痛经，闭经，跌打损伤，风寒湿痹证，肢体关节肿痛，屈伸不利，早衰，腰膝冷痛，周身乏力，性欲冷淡，阳痿，遗精，早泄。

用法用量 | 内服：煎汤或泡酒，10 ～ 30 g。外用：鲜叶适量，捣敷。

精选验方 |

1. 月经不调，痛经，闭经 苏木、红花各 5 g，各益母草、朱槿根 15 g，云南五味子藤 30 g。煎汤内服。

2. 跌打损伤 苏木 30 g。水煎服。

3. 风寒湿痹证，肢体关节肿痛，屈伸不利 苏木叶、鸭嘴花、车前草鲜品各适量。捣烂，外敷患处。

4. 早衰，腰膝冷痛，周身乏力，性欲冷淡，阳痿，遗精，早泄 苏木、鸡冠花各 10 g，红花 5 g，朱槿根、亚洲宝丸各 15 g。泡酒内服，每次 10 ～ 20 ml。

使用禁忌 | 内服过量可致呕吐、腹泻。

苏木

酸木瓜
SUANMUGUA

傣 药 名 | 宋麻瓦。

别　　名 | 木瓜。

来　　源 | 为蔷薇科植物光皮木瓜 *Chaenomeles sinensis*（Thouin）Koehne 的果实。

识别特征 | 落叶灌木或乔木，高达 10 m 左右，小枝无刺，幼嫩时被毛。单叶互生，椭圆状卵形，或长椭圆形，或倒卵形，长 5 ~ 8 cm，宽 3 ~ 5 cm，先端尖锐，基部楔形，边缘具细锐锯齿，齿端有腺体，上面无毛，幼时密被淡棕色绒毛，下面被毛或后变秃净；叶柄两侧和托叶的边缘均有腺体；托叶披针形，膜质，早落。花单生长于枝端，与叶同放或先叶开放，直径 3 cm 左右；萼 5 裂，裂片卵状披针形，长 8 ~ 10 mm，向外反卷，内而被毛，边缘有细锯齿，齿尖有腺体；花瓣淡红色，倒卵状椭圆形，长约 15 mm，先端圆或微凹，边缘略带波状；雄蕊多数；子房 5 室，花柱 5。果实长椭圆形或倒卵圆形，长 10 ~ 15 cm，黄色，芳香，果肉竖硬。种子扁平三角状，暗褐色。花期 4 ~ 5 月，果期 9 ~ 10 月。

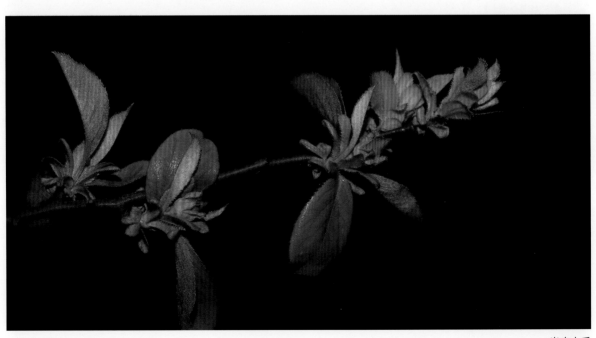

光皮木瓜

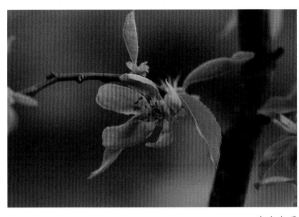

光皮木瓜

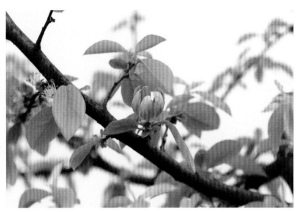

光皮木瓜

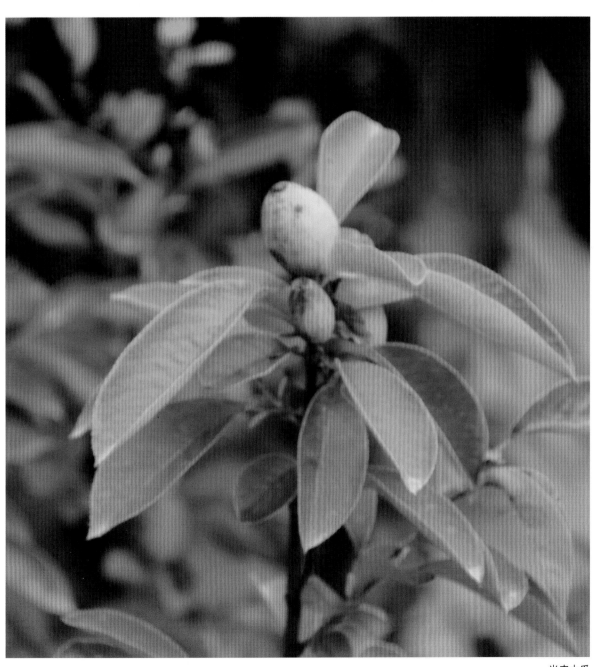

光皮木瓜

酸木瓜

309

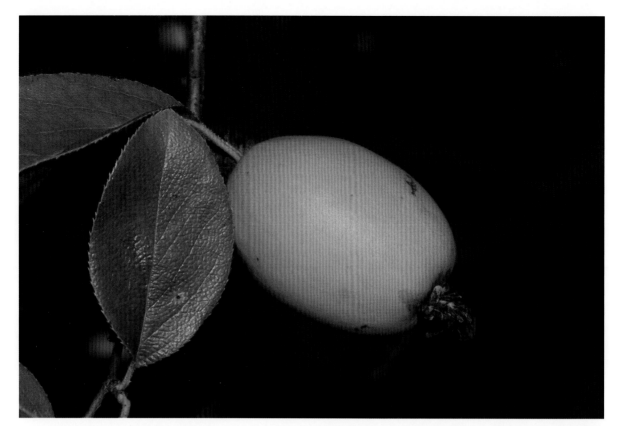

酸木瓜药材

生境分布 野生或栽培。分布于江苏、山东、安徽、浙江、江西、河南、湖北、甘肃、广西和云南等地。

采收加工 秋季果实成熟时采收，纵剖为 2 ~ 4 块，内表面向上晒干备用。

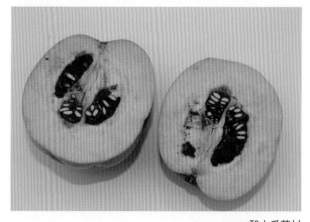

酸木瓜药材

药材鉴别 果实呈长圆形，常纵剖成半卵形，长 5 ~ 10 cm，宽 3.5 ~ 4.5 cm，厚 2 ~ 2.5 cm，外表面光滑无皱或稍粗糙，紫红色，有时带果柄，上端留有花萼凹陷，边缘不卷曲或稍卷曲，果肉厚，质坚硬而重。剖面平坦，有子房隔壁和干燥种子。种子呈扁平三角形，红棕色，排列整齐紧密，每室 40 ~ 50 粒，味酸涩，气微。

化学成分 果实含酸性萜类成分：马斯里酸（maslinic acid），野鸦椿酸（euscaphic acid），委陵菜酸（tormentic acid），齐墩果酸（oleanolic acid），熊果酸（ursolic acid）。还含 β - 谷甾醇（β -sitosterol）。从果实的挥发性香味成分中可分离得到 3 个脂肪烃、1 种环烃、4 种芳香烃、9 种萜烃、17 种醇类、3 种萜醇、6 种酚类、21 种醛、7 种酮、28 种酯、27 种酸、3 种呋喃、2 种噻唑（thiazole）、2 种缩醛、3 种内酯、其他 9 种，共 145 种成分。

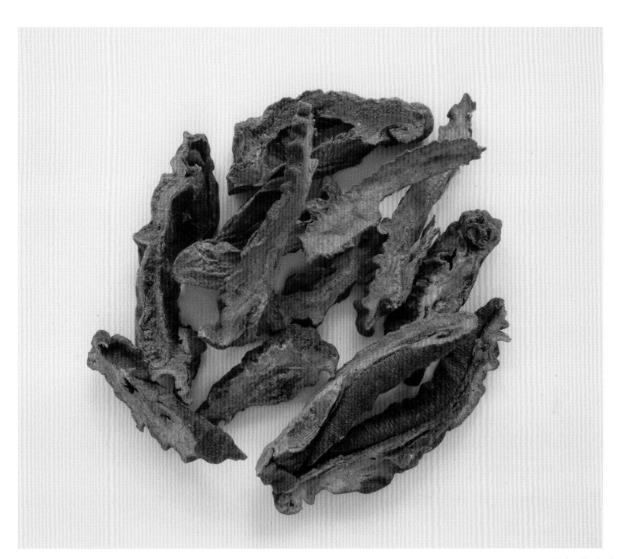

果皮中含 β–谷甾醇、熊果酸、槲皮素（quercetin）、槲皮苷（quercitrin）、芸香苷（rutin）、1–十六碳烯（1-hexdecene）、（5–甲基–2–呋喃基）–四氢吡喃–2–氧基甲烷［（5-methyl-2-furanyl）-tetrahydronpyran-2-yloxyl methane］。

性味归经 味酸，性凉。归风、水塔。

功效主治 祛风除湿，消肿止痛，定心安神。主治风寒湿痹证，肢体关节酸痛，屈伸不利，失眠多梦，头痛头晕。

用法用量 内服：煎汤，10 ～ 15 g；或泡酒。

精选验方

1. 风寒湿痹证，肢体关节酸痛，屈伸不利 酸木瓜 30 ～ 50 g。泡酒内服；或取酸木瓜煮猪脚同食。

2. 失眠多梦，头痛头晕 酸木瓜 10 g，柳叶 5 g，山柑根 15 g。煎汤内服。

酸
木
瓜

缩砂仁

SUOSHAREN

傣 药 名 麻娘。

别　　名 砂仁、春砂仁、阳春砂。

来　　源 本品为姜科多年生草本植物阳春砂 *Amomum villosum* Lour. 等的干燥成熟果实。

识别特征 多年生草本,株高 1.2 ～ 2 m。根茎圆柱形,匍匐于地面,节上具鞘状膜质鳞片。茎直立,圆柱形。叶无柄或近无柄;叶舌半圆形,长 3 ～ 5 mm,棕红色或有时绿色;叶 2 列,叶片狭长椭圆形或披针形,长 15 ～ 40 cm,宽 2 ～ 5 cm,先端尾尖,基部渐狭或近圆形,全缘,两面无毛或有时下面有微毛。总花梗长 3 ～ 10 cm,被细柔毛;鳞片膜质,先端钝圆,基部常连合成管状。穗状花序椭圆形,总苞片膜质,长椭圆形;花萼管状,白色,先端具 3 浅齿;花冠管细长;唇瓣圆匙形,中央部分稍加厚,呈现淡黄色或黄绿色,间有红色斑点,先端 2 浅裂,反卷;侧生退化雄蕊 2,位于唇瓣的基部,呈乳头状突起;雄蕊 1,药隔附属体 3 裂,花丝扁平,较花药略短,子房被白色柔毛。蒴果椭圆形,具不分枝的软刺,棕红色。种子多数,聚成一团,有浓郁的香气。花期 3 ～ 5 月,果期 7 ～ 9 月。

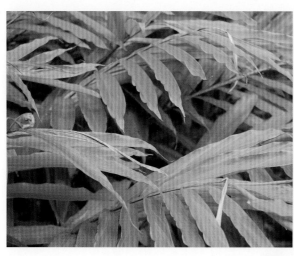 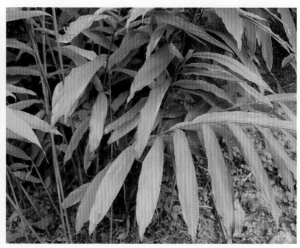

阳春砂　　　　　　　　　　　　　　　　　　　　　　　阳春砂

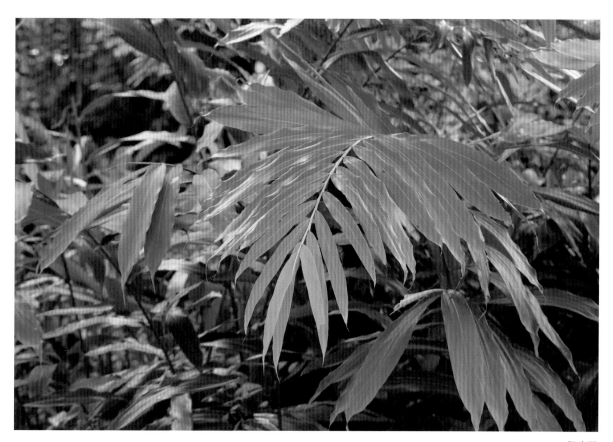

阳春砂

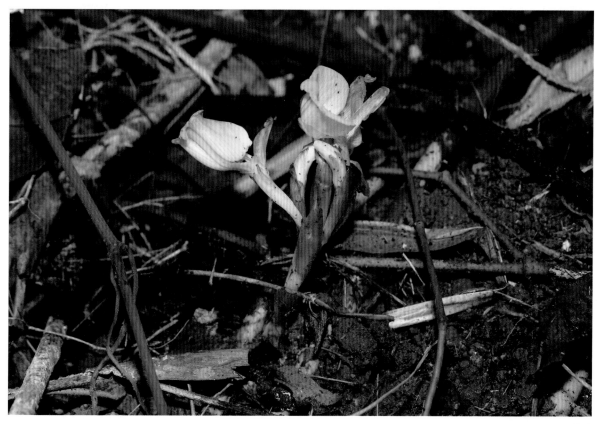

阳春砂

缩砂仁

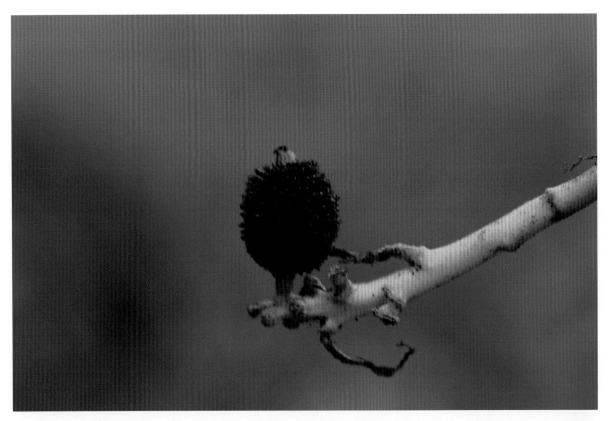

阳春砂

生境分布 生长于气候温暖、潮湿、富含腐殖质的山沟林下阴湿处。阳春砂分布于我国广东、广西等地。海南砂分布于海南、广东及湛江地区。缩砂分布于越南、泰国、印度尼西亚等地。以阳春砂质量为优。

采收加工 夏、秋二季果实成熟时采收，晒干或低温干燥。用时，打碎生用。

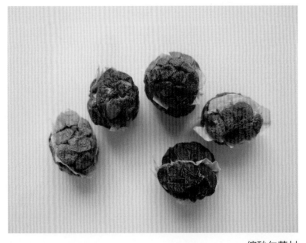

缩砂仁药材

药材鉴别 本品呈椭圆形或卵圆形或卵形，有不明显的三棱。表面红棕色或棕褐色，密生刺状突起，顶端有花被残基，基部常有果梗。果皮薄而软。种子集结成团，具三钝棱，中有白色隔膜，将种子团分成3瓣，每瓣有种子5～26粒。种子呈不规则多角形，表面棕红色或暗褐色，有细纵纹，外被淡棕色膜质假种皮；质硬，胚乳灰白色。气芳香而浓烈，味辛凉、微苦。

性味归经 辛，温。归脾、胃经。

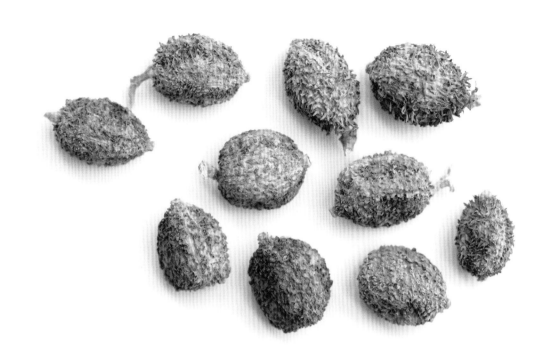

缩砂仁饮片

功效主治 化湿行气，温中止泻，止呕安胎。本品辛散温通以行气，芳香而化湿，入脾胃温中焦而止泄泻，温胃则止呕吐。呕吐止，脾胃和，则胎气自安，故有化湿行气、温中止泻、止呕安胎之效。

用法用量 5～10 g，煎服，宜后下。

精选验方

1. 胎动不安 缩砂仁 5 g，紫苏梗 9 g，莲子 60 g。先将莲子以净水浸泡半天，再入锅中加水炖煮至九成熟时，加入紫苏梗、砂仁，用小火煮至莲子熟透即可，吃莲子喝汤，每日 1 剂，连用 5～7 日。

2. 妊娠呕吐 缩砂仁适量。研为细末，每次 6 g，姜汁少许，沸汤服。

3. 浮肿 缩砂仁、蝼蛄各等份。焙燥研细末，每次 3 g，以温黄酒和水各半送服，每日 2 次。

4. 乳腺炎 缩砂仁末适量。与少许糯米饭拌匀，搓成花生米大小，外裹以消毒青布，塞鼻孔。右侧乳腺炎塞左鼻，左侧乳腺炎塞右鼻，或左右交替每隔 12 h 更换 1 次。一般用 1 周可愈。

5. 痛经 缩砂仁、木香（后下）各 10 g，乌药、香附、生姜各 15 g。水煎服。

使用禁忌 阴虚内热者禁服。

泰国大风子
TAIGUODAFENGZI

傣 药 名 | 麻补罗勐泰。

来　　源 | 为大风子科植物大风子 *Hydnocarpus anthelmintica* Pierre 的成熟种子。

识别特征 | 常绿乔木,树干直立。单叶互生,革质,叶柄长1.2～1.5 cm;叶片线状披针形,长10～30 cm,宽3～7 cm,先端尖,基部钝圆形,全缘,上面暗绿色,下面黄绿色,侧脉8～10对。花杂性或单性,1至数朵簇生;花梗被柔毛;雄花萼片5,卵形;花瓣5,卵形,红色或粉红色;退化雄蕊鳞片状,线形,着生长于花瓣上,雄蕊5,退化子房圆柱形;雌花花萼、花瓣均与雄

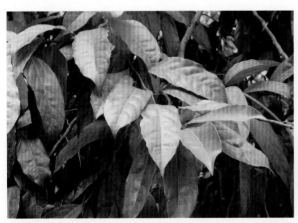
大风子

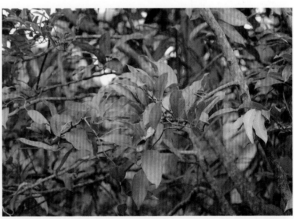
大风子

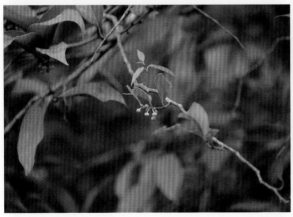
大风子

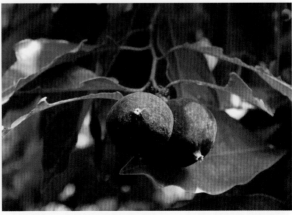
大风子

花相同，退化雄蕊成一纺锤状体，子房卵形或倒卵形，被长硬毛，1室，胚珠多数，花柱粗短，被柔毛，柱头5裂，反卷。浆果球形，直径6～8 cm，果皮坚硬；种子30～40粒，略呈多角体，外种皮角质；胚乳丰富。花期1～3月，果期4～6月。

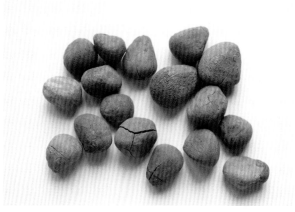

泰国大风子饮片

生境分布 我国台湾、广东、广西和云南地区有栽培。

采收加工 秋季果实成熟时采收，取其种子，洗净，晒干备用。

药材鉴别 种子略呈不规则卵圆形，或3～4面形，稍有钝棱；长1～2.5 cm，直径1～2 cm。表面灰棕色至黑棕色，较小一端有凹纹射出至种子1/3处，全体有细的纵纹。种皮坚硬，厚1.5～2 mm，内表面浅黄色至黄棕色，与外表面凹纹末端相应处有一棕色圆形环纹，种仁外被红棕色或黑棕色薄膜，较小一端略皱缩，并有一环纹，与种皮内表面圆形环纹相吻合。胚乳肥大，乳白色至淡黄色，富油质；子叶2枚，浅黄色或黄棕色，心脏形；下接圆柱形胚根。气微，味淡，有油性。

化学成分 大风子种子含D-果糖（D-fructose）、D-葡萄糖（D-glucose）、D-蔗糖（D-sucrose）、乙基-β-D-呋喃果糖苷（ethyl-β-D-fructofuranoside）、异叶大风子腈苷（taraktophyllin）、表异叶大风子腈苷（epivolkenin）、环戊烯基甘氨酸（cyclopentenylglycine）及环戊烯基脂肪酸（cyclopentenylfatty acid）、阿立普里斯酸（aleprestic acid）。

药理作用 大风子水浸液可抑制奥杜盎小芽胞癣菌；阿立普里斯酸是治疗麻风病的有效成分。

性味归经 味咸，性热，有毒。归风、火塔。

功效主治 祛风解毒，杀虫止痒。主治缠腰火丹，荨麻疹，皮肤红疹瘙痒，麻风病，疔疮痈疖脓肿。

用法用量 外用：适量，捣细，酒调搽；或磨水搽。

精选验方

1. 缠腰火丹，荨麻疹，皮肤红疹瘙痒 泰国大风子适量。用温开水磨汁，外搽患处。

2. 疔疮痈疖脓肿 泰国大风子适量。捣细，加少许酒调匀，外搽患处。

使用禁忌 本品有毒，不作内服。

檀香
TANXIANG

傣 药 名 | 尖蒿。

别　　名 | 白檀香。

来　　源 | 为檀香科植物檀香 *Santalum album* L. 树干的干燥心材。

识别特征 | 常绿小乔木，高 6 ~ 9 m。具寄生根。树皮褐色，粗糙或有纵裂；多分枝，幼枝光滑无毛。叶对生，革质；叶片椭圆状卵形或卵状披针形，长 3.5 ~ 5 cm，宽 2 ~ 2.5 cm，先端急尖或近急尖，基部楔形，全缘，上面绿色，下面苍白色，无毛；叶柄长 0.7 ~ 1 cm，光滑无毛。花腋生和顶生，为三歧式的聚伞状圆锥花序；花梗对生，长约与花被管相等；花多数，小形，最初为淡黄色，后变为深锈紫色；花被钟形，先端 4 裂，裂片卵圆形，无毛；蜜腺 4 枚，

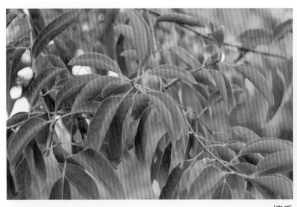
檀香

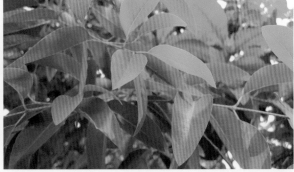
檀香

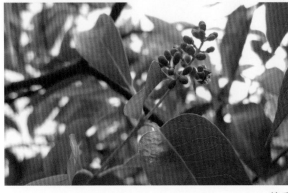
檀香

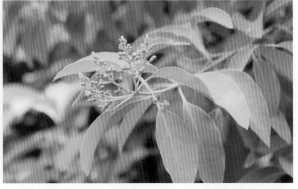
檀香

略呈圆形，着生在花被管的中部，与花被片互生；雄蕊4，与蜜腺互生，略与雌蕊等长，花药2室，纵裂，花丝线形；子房半下位，花柱柱状，柱头3裂。核果球形，大小似樱桃核，成熟时黑色，肉质多汁，内果皮坚硬，具3短棱。种子圆形，光滑无毛。花期5～6月，果期7～9月。

生境分布 | 野生或栽培。分布于广东、云南、台湾。国外分布于印度、印度尼西亚。

采收加工 | 四季可采，夏季采为好。取出心材，切成小段。

药材鉴别 | 本品为不规则的薄片。淡黄棕色，片面纹理纵直整齐，质致密而韧，光滑细致，具特异香气，燃烧时更为浓烈。味淡，嚼之微有辛辣感。

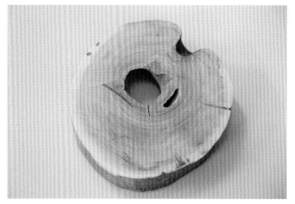

檀香药材

性味归经 | 辛，温。归脾、胃、肺经。

功效主治 | 行气温中，开胃止痛。主治寒凝气滞，胸痛，腹痛，胃痛食少，冠心病，心绞痛。

药理作用 | 檀香液给离体蛙心灌流，呈负性肌力作用，对四逆汤、五加皮中毒所致之心律不齐，有拮抗作用。

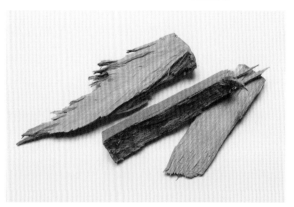

檀香饮片

用法用量 | 生用。入汤剂宜后下。内服：煎汤，2～5g；研末，1.5～3g，或磨汁冲服，也入丸、散。

精选验方 |

1. 胃痛 檀香、丹参、砂仁、白芍、炙甘草、玄胡、佛手、玫瑰花、熟大黄等各适量。水煎服，每日1剂。

2. 心绞痛 檀香、高良姜各1.6g，细辛0.55g，荜茇3.2g（5粒量）。提取挥发油，加冰片0.85g，制成滴丸，对照组为硝酸甘油滴丸。

3. 痛经 白檀香6g，生蒲黄（包煎）、丹参各10g，砂仁3g（后下）。随证加减，水煎服，每日1剂。每月行经前3～5日开始服药，服到经净为止，为1个疗程。

4. 乳腺增生 檀香、玫瑰花、全蝎、地龙等各适量。将药碾成细末，装入布袋内，制成小药包，放入特制的乳罩内，使其贴在双侧肝俞穴、乳根穴、阿是穴上，每包药可使用1个月左右。

5. 心腹冷痛 檀香（为极细末）9g，干姜15g。泡汤调下。

6. 冠心病胸中闷痛 檀香1.5～3g。水煎服，多入丸、散服用。

使用禁忌 | 阴虚火旺、气热吐衄者慎服。

檀香

桃仁
TAOREN

傣 药 名 | 麻晃。

别　　名 | 光桃仁、山桃仁、桃仁泥、炒桃仁。

来　　源 | 为蔷薇科植物桃 *Prunus persica* (L.) Batsch 或山桃 *Prunus davidiana* (Carr.) Franch. 的干燥成熟种子。

识别特征 | 桃为落叶乔木，高 3 ~ 8 m。树皮暗褐色，老时粗糙。叶互生，在短枝上呈簇生状，具线状托叶一对，宿存。叶柄长 1 ~ 1.2 cm，具腺体；叶片椭圆状披针形或倒卵状披针形，长 8 ~ 15 cm，先端渐尖，基部阔楔形，边缘具细锯齿。花单生，先叶开放；花梗极短；花萼基部合生成短筒状，萼片 5，外面密被白色短柔毛；花瓣 5，基部具短爪，粉红色或白色；雄蕊多数；子房 1 室，胚珠 2 个，通常只有一个发育。核果心状卵形或近球形，密被短毛，直径 5 ~ 7 cm 或更大。山桃：与上种相似，唯树皮光滑，暗紫红色。托叶早落；叶片卵状披针形，长 4 ~ 10 cm，近基部最宽，鲜绿色。萼外面多无毛，果实直径约 3 cm。桃核近球形，表面有孔纹和短沟纹。花期 4 月，果期 5 ~ 9 月。

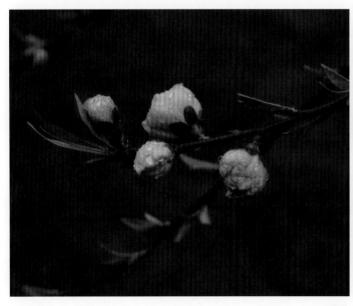

桃花

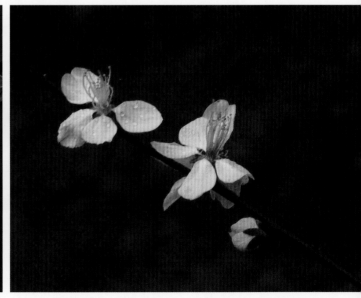

桃花

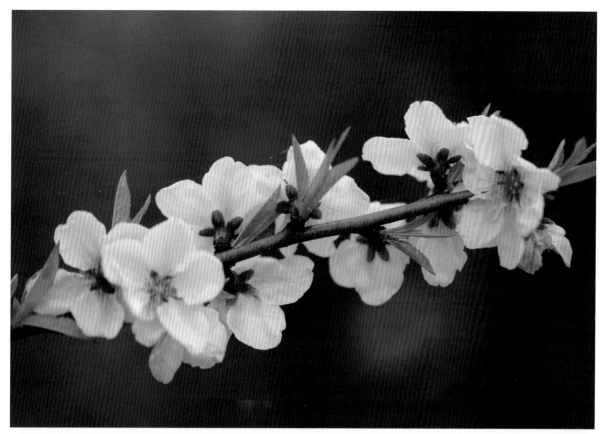

桃花

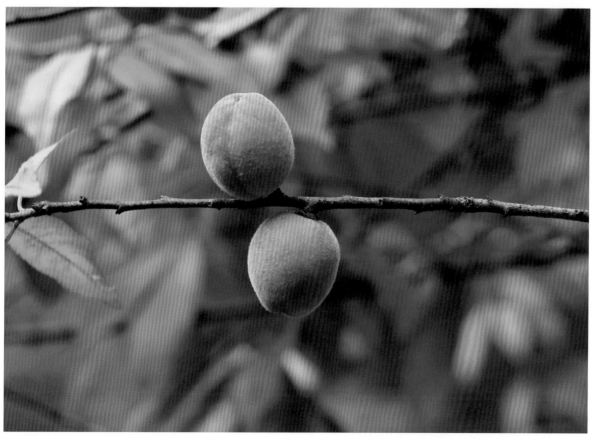

桃
仁

桃

321

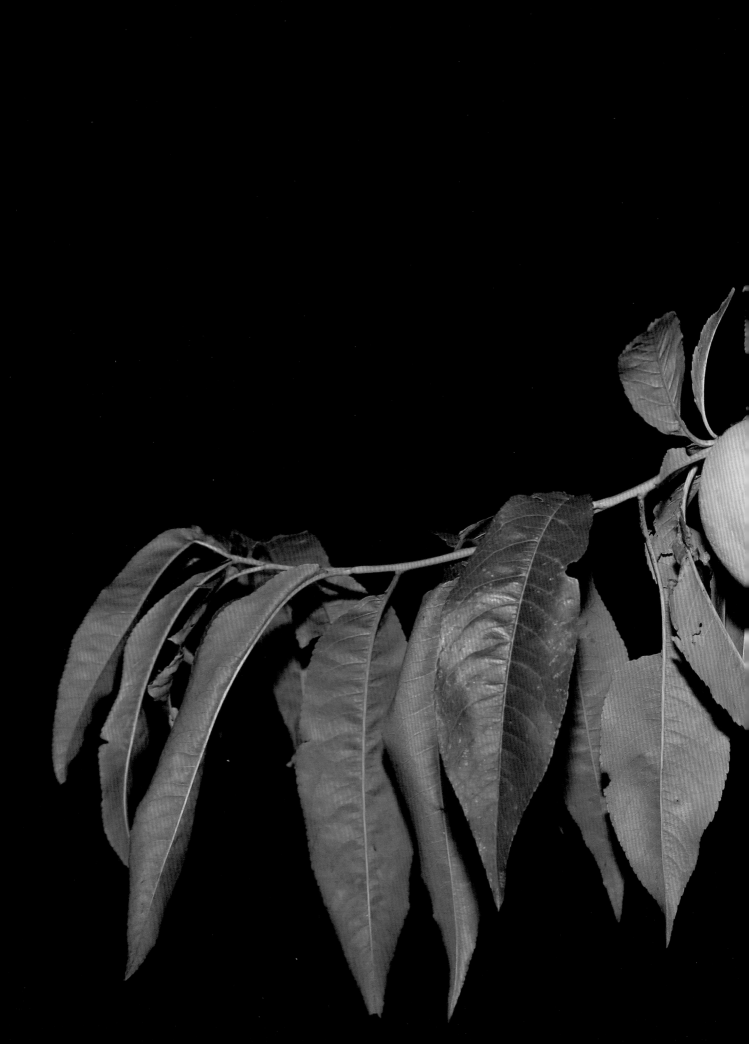

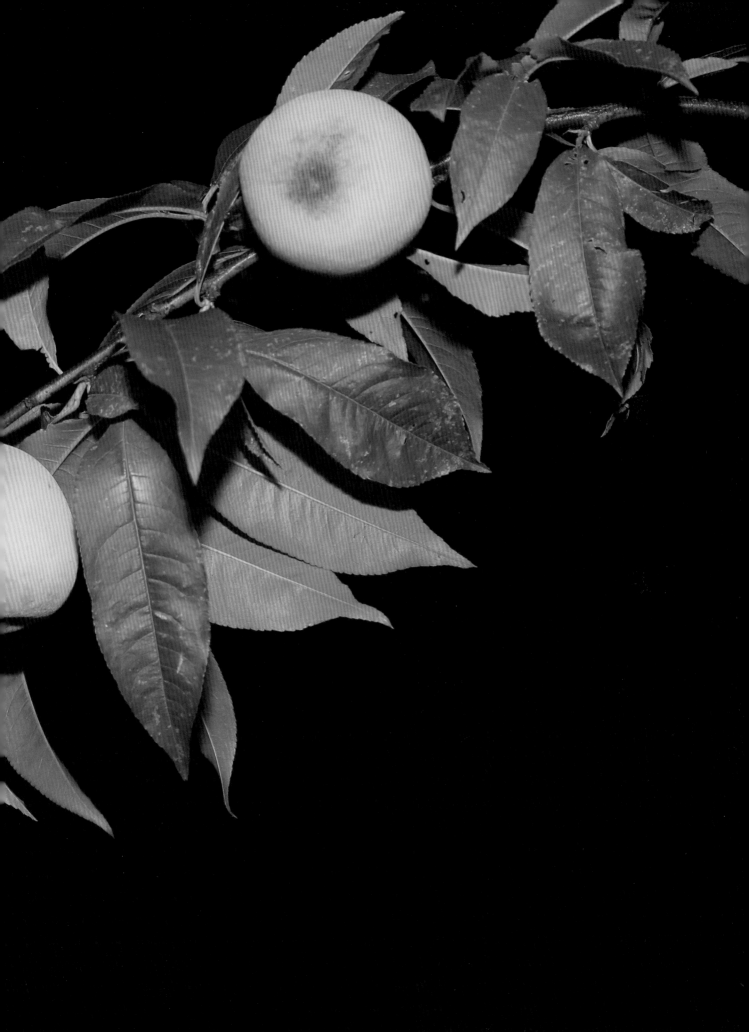

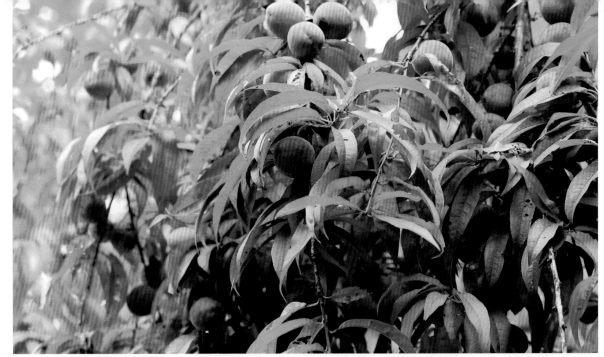

山桃

生境分布 ｜ 生长于海拔 800 ～ 1200 m 的山坡、山谷沟底或荒野疏林及灌木丛内。全国大部分地区均产。分布于四川、陕西、河南、山东、河北等地。以山东产者质优。

采收加工 ｜ 夏、秋二季果实成熟时采摘果实或收集果核，除去果肉和核壳，取出种子，晒干。以秋季采者质佳。

药材鉴别 ｜ 本品呈椭圆形，微扁。外皮棕黄色或棕红色，有纵皱，顶端尖，中间膨大，底部略小钝圆而偏斜，边缘薄。气微，味微苦。

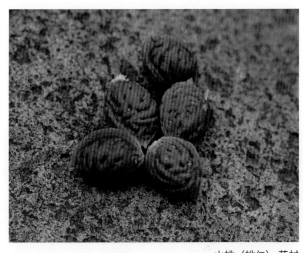

山桃（桃仁）药材

性味归经 ｜ 苦、甘，平；有小毒。归心、肝、大肠经。

功效主治 ｜ 活血祛瘀，润肠通便。本品味苦降泄，入心、肝经走血分，故活血祛瘀，其味甘则和畅血脉，甘苦相合而导瘀通经；富含油脂，入大肠经而润燥滑肠。故有活血祛瘀、润肠通便之功。

药理作用 ｜ 促进初产妇子宫收缩；有抗凝及较弱的溶血作用，对血流阻滞、血行

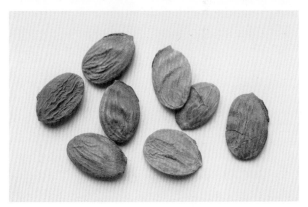

桃仁饮片

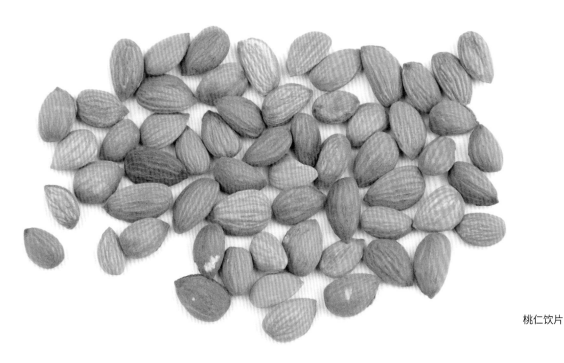

桃仁饮片

障碍有改善作用；能增加脑血流量，扩张兔耳血管；对呼吸中枢呈镇静作用；脂肪油有润肠缓下作用。桃仁水提取物能抑制小鼠血清中的皮肤过敏抗体及鼷鼠脾溶血性细胞的产生。

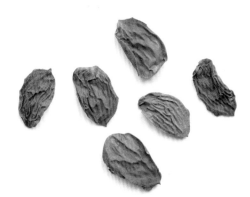

桃仁药材

用法用量 | 5 ～ 10 g，煎服，宜捣碎入煎。

精选验方 |

1. 高血压、脑血栓形成有热象者 桃仁 10 g，决明子 12 g，蜂蜜适量。以适量水煎，加蜂蜜冲服，代茶频饮。

2. 习惯性流产 桃仁 15 g，益母草 60 g。水煎取汁，代茶饮。

3. 小儿百日咳恢复期 党参 9 g，胡桃仁 15 g。加水煎取药汁，每日 1 剂，分 1 ～ 2 次食用。

4. 精神病 桃仁 12 g，大黄 21 g（后下），芒硝 15 g（冲），甘草 6 g，桂枝 3 g。水煎服。

5. 子宫内膜炎、宫颈炎、附件炎 桃仁 20 g，繁缕 100 ～ 150 g，丹皮 15 g。水煎去渣，每日 2 次分服。

6. 小儿支气管哮喘 桃仁 60 g，杏仁 6 g，栀子 18 g，胡椒 3 g，糯米 4.5 g。共为末，蛋清调匀，呈软面团状，分 4 份，用不透水的塑料薄膜包之，双侧涌泉穴及足背相对处各敷 1 份，12 h 去药，隔 12 h 再用药，一般 1 ～ 3 次可缓解。

7. 经闭、病经 桃仁、延胡索各 15 g，土鳖虫 10 g，丹参 25 g，赤芍、香附各 20 g。水煎服。

使用禁忌 | 孕妇及血虚者忌用；便溏者慎用。本品有小毒，不可过量。

桃
仁

团鱼壳
TUANYUKE

傣 药 名 | 翁巴发。

来 源 | 为鳖科动物中华鳖 *Trionyx sinensis*（Wiegmann）的干燥背甲。

识别特征 | 团鱼吻长，形成吻突，呈短管状，两鼻孔位于吻突前端；上下颌均无齿，颌缘覆有角质硬鞘；眼小，瞳孔圆形；颈较长，头和颈可自由伸缩于甲腔内。背腹甲均无角质板而被以革质皮肤；骨板不发达，背腹面边缘有较厚的结缔组织。背面皮肤有小疣，成纵行棱起；颈基部无颗粒状疣。颈侧及颈腹面有黄色条纹，颈背面褐色；背部橄榄绿色，具有黑斑；腹部肉黄色，有浅绿色斑。前肢5指，内侧3趾具外露的爪，后肢亦然，指、趾间的蹼厚且发达。体长达 30 ～ 40 cm，呈椭圆形或卵圆形，背面中央凸起。雄性体较扁，尾较长。

生境分布 | 野生者长于湖泊、小河、池塘旁的泥沙里。全国大部地区有分布，主产于江苏、安徽、浙江、江西、河南、湖北、湖南、四川等地；亦有养殖。

采收加工 | 捕得后砍去鳖头，将鳖身入沸水内煮 1 ～ 2 h，至甲上硬皮能脱落时取出，剥下背甲，刮净残肉后晒干备用。

药材鉴别 | 本品呈椭圆形或卵圆形，背面隆起，长 10 ～ 15 cm，宽 9 ～ 14 cm。外表面黑褐色或墨绿色，略有光泽，具细网状皱纹及灰黄色或灰白色斑点，中间有一条纵棱，两侧

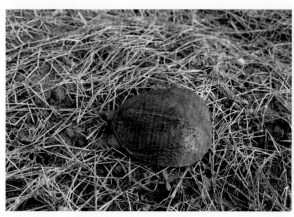

中华鳖

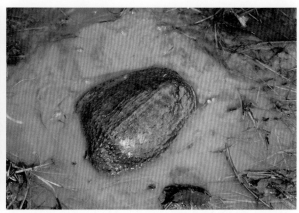

中华鳖

各有左右对称的横凹纹8条，外皮脱落后，可见锯齿状嵌接缝。内表面类白色，中部有突起的脊椎骨，颈骨向内卷曲，两侧各有肋骨8条，伸出边缘。质坚硬。气微腥，味淡。

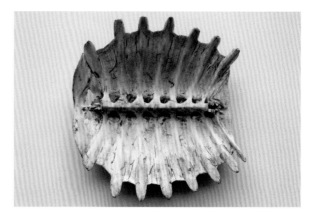

团鱼壳药材

化学成分 | 背甲含骨胶原（collagen）、碳酸钙、磷酸钙、中华鳖多糖（trionyx sinensis polysaccharide），并含天冬氨酸（aspartic acid）、苏氨酸（threonine）、谷氨酸（glutamic acid）、甘氨酸（glycine）、丙氨酸（alanine）等17种氨基酸及钙、钠、铝、钾、锰、铜、锌、磷、镁等十多种无机元素。

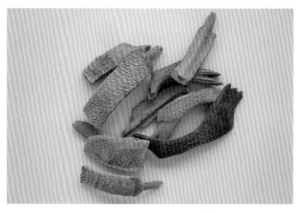

团鱼壳饮片

药理作用 |

1. 抗应激作用 鳖多糖能提高小鼠耐缺氧能力和抗冷冻能力，并有抗疲劳作用。

2. 对免疫功能的影响 鳖多糖能促进抗体生成，对体液免疫有促进作用；能增加迟发型超敏反应。

3. 对神经、肌肉的作用 鳖多糖以0.5%或1.0%浓度浸泡蟾蜍坐骨神经腓肠肌标本，有增加收缩强度和延长持续收缩时间的作用。

4. 抗肿瘤作用 口服鳖和鳖甲粉对小鼠移植实质性癌MH134有抑制作用，可使肿瘤直径减小，重量减轻；但对恶性肿瘤合并腹水作用不明显。接种入肠癌细胞的裸鼠，服鳖甲粉35 d，抑癌率为92.15%，且不引起宿主白细胞减少。

5. 补血作用 灌服鳖甲胶11d，可使小鼠血红蛋白含量明显增加。

性味归经 | 味咸，气腥，性凉。归风、水塔。

功效主治 | 补水清热，调经止痛，益气固脱，解毒。主治小儿高热，痛经，子宫脱垂，脱肛，食物中毒。

用法用量 | 内服：研末，20～30 g；或磨水内服。外用：烘热后垫坐。

精选验方 |

1. 小儿高热，痛经，子宫脱垂，脱肛 团鱼壳粉20～30 g，开水送服；子宫脱垂，脱肛者另取团鱼整壳1只，烘热后垫坐。

2. 食物中毒 团鱼壳、台乌、定心藤、羊耳菊、印度枳各适量。磨于温开水中内服。

团鱼壳

327

蜈蚣

WUGONG

傣 药 名 | 达黑。

别 名 | 天龙、吴公、百脚、百足虫、千足虫。

来 源 | 为蜈蚣科动物少棘巨蜈蚣 *Scolopendra subspinipes* muti-lans L. Koch 的全体。

原 动 物 | 成虫体长 11 ～ 14 cm。头部背板有一对细长多节的触角，头板和第 1 背板金黄色，自第 2 背板起墨绿色或暗绿色，末背板有时近于黄褐色，胸腹板和步足淡黄色。背板自 4、9 节起，有两条不显著的纵沟。腹板在第 2 ～ 19 节间有纵沟。第 3、第 5、第 8、第 10、第 12、第 14、第 16、第 18、第 20 体节的两侧各具气门 1 对，头板前部的两侧各有 4 个单眼，集成左、右眼群，颚肢内部有毒腺；齿板前缘具小齿 5 个，内侧 3 小齿相互接近。步足 21 对，最末步足最长，伸向后方，呈尾状；基例板后端有 2 小棘；前腿节腹面外侧有 2 棘，内侧有 1 棘；背面内侧有 1 棘和 1 隔棘；隔棘顶端有 2 小棘。

生境分布 | 蜈蚣栖息于丘陵地带和多石少土的低山区，喜欢在温暖的地方，以小型昆虫及其卵等为食。分布于贵州、陕西、江苏、浙江、河南、湖北等省区。

采收加工 | 人工饲养的蜈蚣，一般在 7 ～ 8 月采收；野生蜈蚣在夏季雨后根据栖息环境翻土扒石寻捕。捕后，先用沸水烫死，取长宽和蜈蚣相等，两端削尖的薄竹片，一端插入蜈蚣的头部下颚，另一端插入尾端，借竹片的弹力，使蜈蚣伸直展平。晒干或烘干。

药材鉴别 | 蜈蚣呈扁平长条形，长 9 ～ 17 cm，宽 0.5 ～ 1 cm。由头部和躯干部组成，全体共 22 个环节，最后一节较细小。头部暗红色或红褐色，略有光泽，有头板覆盖，头板近圆形，前端稍突出，两侧贴有颚肢 1 对；前端两侧有触角 1 对。躯干部第 1 背板与头

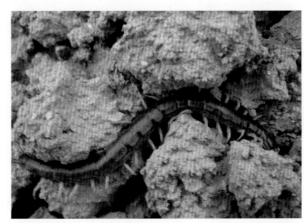

少棘巨蜈蚣

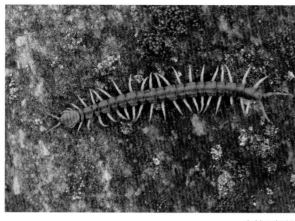

少棘巨蜈蚣

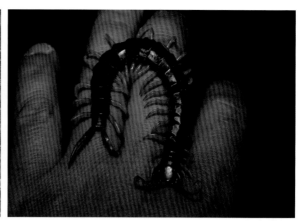

少棘巨蜈蚣

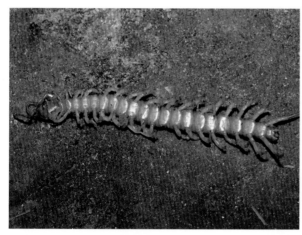

少棘巨蜈蚣

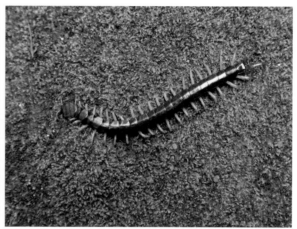

少棘巨蜈蚣

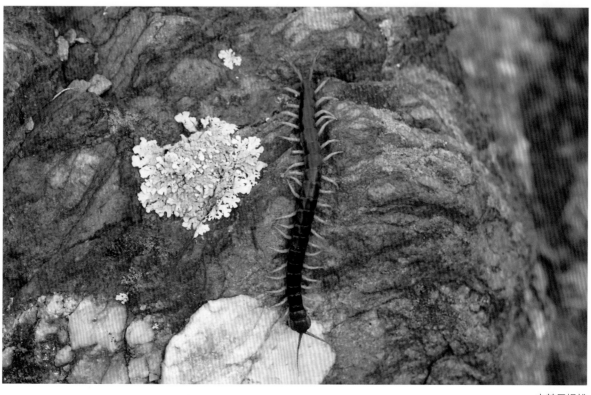

少棘巨蜈蚣

板同色，其余20个背板为棕绿色或墨绿色，具光泽，自第4背板至第20背板上常有两条纵沟线；腹部淡黄色或棕黄色，皱缩；自第2节起，每体两侧有步足1对，体侧气门三角形，步足黄色或红褐色，偶有黄白色，呈弯钩形；最末1对步足尾状，故又称尾足，易脱落。质脆，断面有裂隙。气微腥，并有特殊刺鼻的臭气，味辛、微咸。以身干、条长、头红、身黑绿色、头足完整者为佳。

性味归经 | 味咸、辛，性热；有毒。归冷经、快经、慢经。

功效主治 | 祛风止痉，通络止痛，攻毒散结。主治惊风，癫痫，痉挛抽搐，中风口噤，破伤风，风湿顽痹，偏正头痛，毒蛇咬伤，疮疡，瘰疬。

用法用量 | 内服：煎汤，2～5g；研末，0.5～1g；或入丸、散。外用：适量，研末撒、油浸或研末调敷。

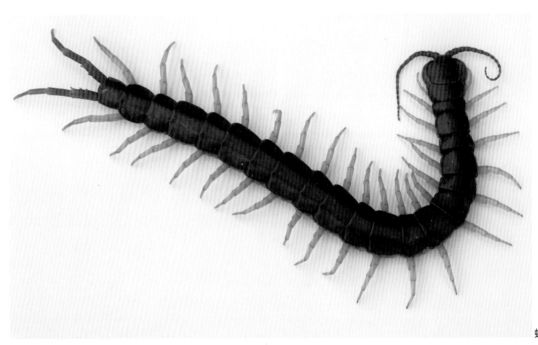

蜈蚣药材

精选验方 |

1.风湿关节疼痛 蜈蚣、滚山珠、蟾蜍、蜂毒、天南星、草乌头等各等份。共捣粉制成糖药针膏汁。

2.面神经麻痹 蜈蚣2条，防风30g。研为细末，晚饭后用防风煎汤送服，药后避风寒，小儿用量酌减，10日为1个疗程。病程长则需加当归、川芎。

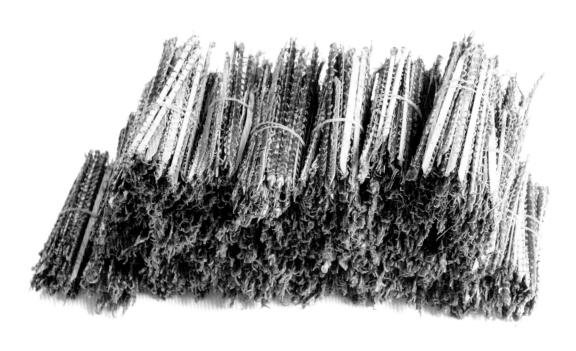

蜈蚣药材

3. 复发性口腔溃疡　蜈蚣制成冲剂。每日早、晚各 6 g，开水冲服，1 周为 1 个疗程。

4. 无名肿毒　活蜈蚣 2 条，红花 5 g。浸入 75% 乙醇 500 ml 内，浸泡 7 日即可使用。用棉签蘸药液涂患处，已溃烂流脓者涂四周，每日搽 3 ~ 5 次，3 ~ 10 日为 1 个疗程。

5. 鸡眼　蜈蚣 30 条，乌梅 9 g。共研细末，装入瓶内，加入茶油或香油浸泡 7 ~ 10 日，和匀成膏。先以 1% 温盐水浸泡患部 15 ~ 35 min，待粗皮软化后剪去（以见血丝为度），取药膏适量外敷，纱布包扎，每 12 h 换药 1 次，3 日为 1 个疗程，可连用 3 个疗程。

6. 脑血栓及其后遗症　蜈蚣 1 条，白花蛇 1 条，全蝎 10 g。共为细末，每日 1 剂，分 3 次口服。辅以维脑路通 400 mg 静脉滴注，每日 1 次。

7. 血管神经性头痛　蜈蚣 3 ~ 5 g，全蝎 0.5 ~ 2 g。视病情酌定，分 2 次开水送服，一般需连续用药 1 ~ 3 日。

8. 肝炎　蜈蚣适量。研成细面，再把鸡蛋一头打个洞，把蜈蚣面倒入鸡蛋内搅匀，再将蛋洞封好，文火煮熟，剥皮每晚睡前吃 1 个，连吃 3 日，停 3 日为 1 个疗程；连服 3 个小疗程为 1 个大疗程。

9. 各种骨结核　蜈蚣、全蝎各 40 g，土鳖虫 50 g。将上药碾成粉末均匀混合后分成 40 包（每包重 3.25 g）每日晨 5 点、晚 9 点各服药 1 次。每次将 2 包放入鸡蛋搅拌后蒸蛋糕或煎或炒等内服，20 日为 1 个疗程，一般服药 3 ~ 6 个疗程，每疗程后需停药 1 周。

使用禁忌｜本品有毒，用量不宜过大。血虚生风者及孕妇禁服。

五彩梅

WUCAIMEI

傣 药 名 | 沙板阿。

来　　源 | 为马鞭草科植物马缨丹 *Lantana camara* L. 的叶或带花叶的嫩枝。

识别特征 | 直立或半藤状灌木，有强烈气味，稍被毛，高 1～2 m，若为藤状时，高常倍之，茎枝无刺或有下弯钩刺。叶对生，卵形或矩圆状卵形，长 3～9 cm，先端短渐尖，基部阔楔形，边缘有钝齿，上面粗糙而有短刺毛，下面被小刚毛。头状花序稠密，连花冠宽 2～3.5 cm；花序柄腋生，粗壮，常较叶为长；苞片狭长，约为花冠的 1/3～1/2；花冠粉红色、红色、黄色或橙红色，长约 1 cm，花冠筒细长，裂片 4～5；雄蕊 4，不外露；子房 2 室。核果球形，肉质，长约 5 mm，成熟时紫黑色，有骨质的小分核 2 颗。花期全年。

生境分布 | 生长于海拔 500～1800 m，栽培或逸生。云南德宏、保山、西双版纳、思茅等地有逸生，昆明有栽培。

采收加工 | 全年可采，鲜用或晒干备用。

化学成分 | 带花的全草含脂类，其中脂肪酸包含肉豆蔻酸（myristic acid）、棕榈酸（palmitic acid）、花生酸（arachidic acid）、油酸（oleic acid）、亚油酸（linoleic acid）等，非皂化部分包含 α-香树脂醇（α-amyrin）、β-谷甾醇（β-sitosterol）及 1-三十烷醇（1-triacontanol），还含葡萄糖（glucose）、麦芽糖（maltose）、鼠李糖（rhamnose）。花叶挥发油含 α-水芹烯（α-phellandrene），二戊烯（dipentene），α-松油醇（α-terpineol）牻牛儿醇（geraniol），芳樟醇（linalool），桉叶素（cineole），丁香油酚（eugenol），柠檬醛（citral），糠醛（furfural），水芹酮（phellandrone），葛缕酮（carvone），α-律草烯（α-humulene），α-松油烯、γ-松油烯（terpinene），柠檬烯（limonene），β-丁香烯（β-caryophyllene），对-聚伞花素（p-cymene），α-蒎烯、β-蒎烯（pinene），1，4樟烯（1，4-camphene），月桂烯（myrcene），香桧烯（sabinene）等。

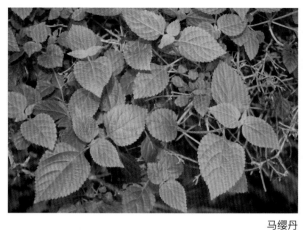
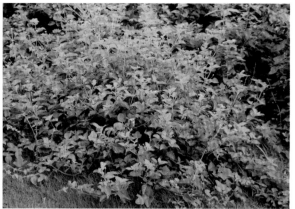

马缨丹   马缨丹

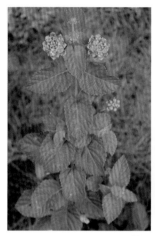
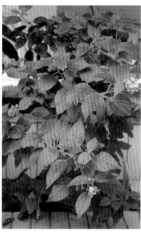
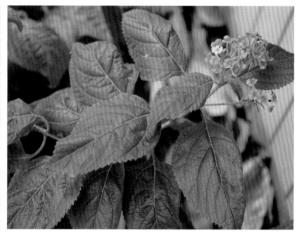

马缨丹   马缨丹   马缨丹

药理作用 五彩梅有抑制脂质过氧化物形成的作用，抑制豚鼠不同组织的脂质过氧化形成作用的顺序是：肾上腺＞肝＞肾＞心＞肺＞脑。五彩梅对肝脏磷脂含量及超氧化物歧化酶活性无影响，而能够显著提高谷胱甘肽过氧化物酶活性。

性味归经 味苦，气臭，性凉。归风、土塔。

功效主治 除风止痒，清火解毒。主治带状疱疹，各种皮肤痒症。

用法用量 外用：取适量煮水外洗。

精选验方

1. 带状疱疹，各种皮肤痒症 五彩梅、蔓荆叶、黑心树叶各100 g，艾纳香、除风草、十大功劳、川楝叶、山大黄各50 g。煎水外洗。

2. 带状疱疹 五彩梅、青牛胆、千张纸树皮、膏桐树皮、布荆叶各适量。煎水外洗。

五彩梅

西瓜皮

XIGUAPI

傣 药 名 | 滇喃。

别　　名 | 西瓜青、西瓜翠衣。

来　　源 | 为葫芦科草本植物西瓜 *Citrullus lanatus*（Thunb.）Matsumu.et Nakai 的外层果皮。

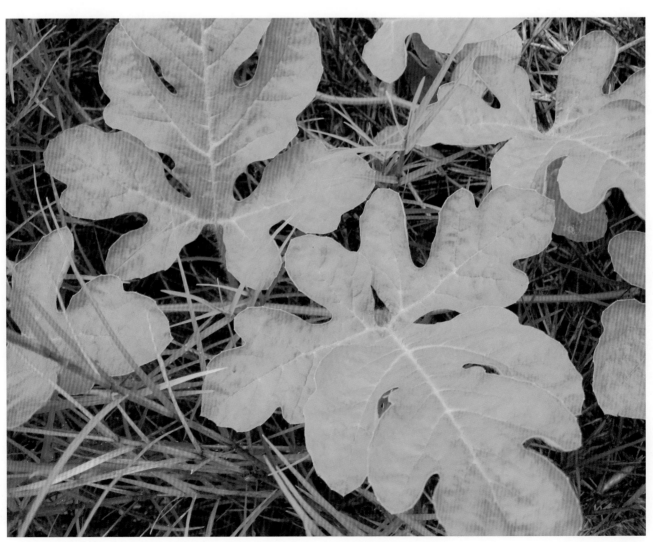

西瓜

识别特征 | 一年生蔓性草本。茎细弱，匍匐，有明显的棱沟。卷须，2歧；叶片三角状卵形、广卵形，长8～20 cm，宽5～18 cm，3深裂或近3全裂，中间裂片较长，两侧裂片较短，裂片再作不规则羽状分裂，两面均为淡绿色，边缘波状或具疏齿。雌雄同株，雄花、雌花均单生于叶腋，雄花直径2～2.5 cm，花梗细，被长柔毛；花萼合生成广钟形，被长毛，先端5裂，窄披针形或线状披针形；花冠合生成漏斗状，外面绿色，被长柔毛，上部5深裂，裂片卵状椭圆形或广椭圆形，先端钝，雄蕊5，其中4枚成对合生，1枚分离，花丝粗短；雌花较雄花大，花和雄花相似；子房下位，卵形，外面多被短柔毛，花柱短，柱头5浅裂，瓠果近圆形或长椭圆形，径约30 cm，表面绿色、淡绿色，多具深浅相间的条纹。种子多数，扁形，略呈卵形，黑色、红色、白色或黄色，或有斑纹，两面平滑，基部圆，边缘经常稍拱起。花、果期夏季。

生境分布 | 全国各地均产。

采收加工 | 夏季收集西瓜皮，削去内层柔软部分，洗净、晒干。

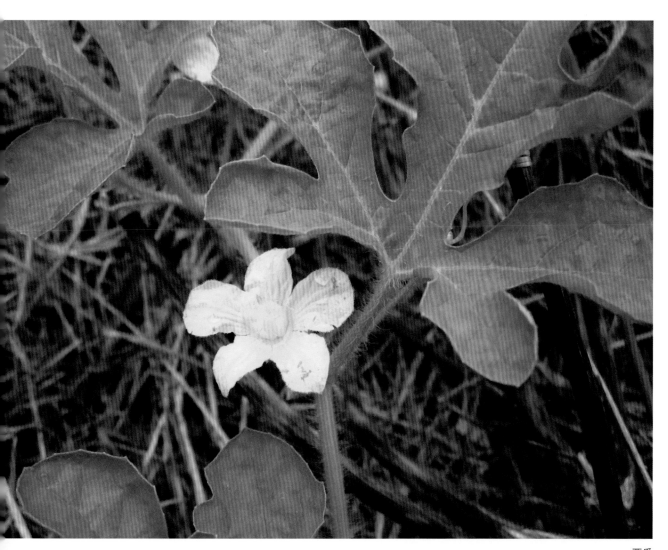

西瓜

西瓜皮

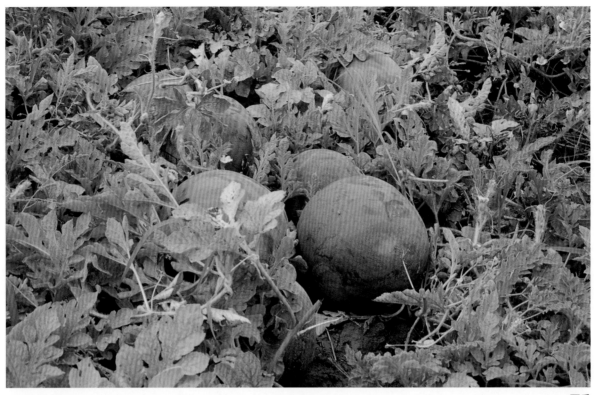

西瓜

药材鉴别│ 本品外层果皮常卷成管状、纺锤状或不规则形的片块，大小不一，厚0.5～1 cm。外表面深绿色、黄绿色或淡黄白色，光滑或具深浅不等的皱纹。内表面色稍淡，黄白色至黄棕色，有网状筋脉（维管束），常带有果柄。质脆，易碎，无臭，味淡。

性味归经│ 甘、淡，寒。归心、胃经。

功效主治│ 清热解暑，利水。本品味甘性寒，善清暑热，能解烦渴；淡则渗湿利水，故有此功。

药理作用│ 有利尿、降压作用。

用法用量│ 10～30 g，煎服。

西瓜翠衣药材

精选验方│

1. 血管神经性水肿 西瓜翠衣、白鲜皮各适量。水煎待凉后，以纱布蘸药液湿敷患处，每日数次，至皮疹消退。

2. 接触性皮炎 西瓜翠衣、牡丹皮、蛇床子各适量。水煎浸泡或以纱布蘸药液湿敷，至痒止炎消，皮损消退。

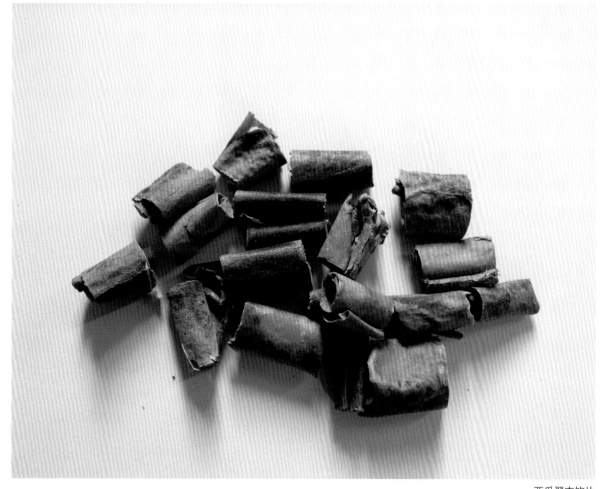

西瓜翠衣饮片

3. 黄疸, 水肿　西瓜皮、白茅根、茵陈各适量。同煎服。

4. 暑热耗气伤津　西瓜皮、西洋参、石斛各等量。同煎服。

5. 暑热症身热, 口渴心烦　西瓜翠衣、丝瓜皮、鲜荷叶、鲜金银花、鲜扁豆花、鲜竹叶心各 6 g。水煎取汁, 频服, 每日 1 ~ 2 剂。

6. 轻度烧伤　西瓜翠衣、地榆各适量。水煎待凉浸泡, 或以纱布蘸药液持续湿敷, 至灼热痛感消失, 肤色正常。

7. 脚癣感染　西瓜翠衣、蒲公英、紫花地丁、忍冬藤各适量。水煎后待温浸泡, 每日 3 次, 每日 1 剂, 至感染症状消失。

8. 炎性外痔　西瓜翠衣（较大剂量）、地榆、芒硝各适量。水煎熏洗坐浴, 每次 20 min, 每日 3 次, 至肿消痛止、炎症消散。

9. 口疮　西瓜翠衣、白及粉各适量。西瓜翠衣晒干研成细粉, 与白及粉混匀, 高压消毒后涂患处, 每日 3 次, 至溃疡面愈合。

10. 毛囊炎　西瓜翠衣、蒲公英、紫花地丁、苦参各适量。水煎后外洗患处, 每日 3 次, 至皮疹消退, 痒痛消失。

使用禁忌｜中寒湿盛者忌用。

西瓜皮

337

豨莶草

XIXIANCAO

傣 药 名 | 芽闷公。

来　　源 | 为菊科植物豨莶 *Siegesbeckia orientalis* L. 的全草。

识别特征 | 一年生草本，高 50 ~ 100 cm。茎直立，常带紫色。枝上部密被短柔毛。叶对生，有柄，阔卵状三角形至披针形，长 9 ~ 14 cm，宽 4 ~ 9 cm，顶端渐尖，基部楔形，下延成具翼的柄，边缘有不规则的浅裂或粗齿，上面绿色，下面淡绿色，两面被毛，具腺点，三出基脉，侧脉及网脉明显；上部叶逐渐变小，卵状长圆形，近无柄。头状花序顶生或腋生，排列成圆锥状，总花梗密被短柔毛和腺毛，分泌黏液，总苞片 2 层，外层苞片 5 枚，线状匙形，内层苞片 10 ~ 12 枚，倒卵状兜形，内外层苞片均有腺毛。花杂性，黄色；边缘为舌状花，雌性，先端 3 浅裂，柱头 2 裂；中央为管状花，两性，先端 5 裂，雄蕊 5，子房下位，柱头 2 裂。瘦果倒卵形，长 3 ~ 3.5 mm，宽 1 ~ 1.5 mm，微弯，有 4 棱，黑色，无冠毛，花期 8 ~ 10 月，果期 9 ~ 12 月。

生境分布 | 生长于海拔 100 ~ 2700 m 的山野、荒草地、林缘及路边、房前屋后。分布于我国南部、西南部。

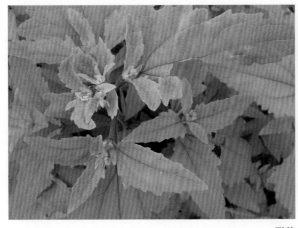

豨莶

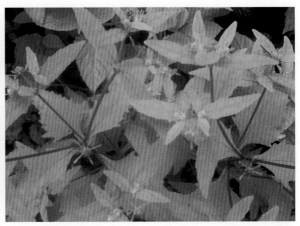

豨莶

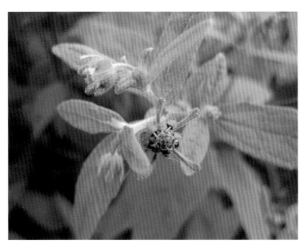
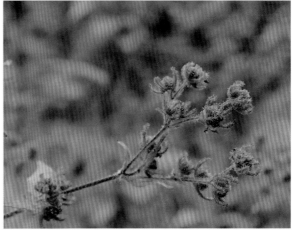

豨莶　　　　　　　　　　　　　　　　　　　　　豨莶

采收加工 ┃ 夏、秋二季采收，根与茎叶分别切段，晒干备用。

药材鉴别 ┃ 茎圆柱形，表面灰绿色、黄棕色或紫棕色，有纵沟及细纵纹，枝对生，节略膨大，密被白色短柔毛；质轻而脆，易折断，断面有明显的白色髓部。叶对生，多脱落或破碎；完整的叶片三角状卵形或卵状披针形，长 4 ~ 10 cm，宽 1.8 ~ 6.5 cm，先端钝尖，基部宽楔形下延成翅柄，边缘有不规则浅裂或粗齿；两面被毛，下表面有腺点。有时在茎顶或叶腋可见黄色头状花序。气微，味微苦。

化学成分 ┃ 茎含 9β- 羟基 -8β- 异丁酰氧基木香烯内酯（9β-hydroxy-8β-isobutyryloxycostunolide），9β- 羟基 -8β- 异丁烯酰氧基木香烯内酯（9β-hydroxy-8β-methaoryloyloxycostunolide），8β- 异丁酰氧基 -14- 醛基 - 木香烯内酯（8β-isobutyryloxy-l4-al-costunolide），14- 羟 基 -8β- 异 丁 酰 氧 基 木 香 烯 内 酯（14-hydroxy-8β isobutyryloxycostunolide），9β，14- 二羟基 -8β- 异丁酰氧基木烯内酯（9β，14-dihydroxy-8β-isobutyryloxycostunolide），8β- 异丁酰氯基 -1β，10α- 环氧木香烯内酯（8β-isobutyryloxy-1β，10α-epoxycostunolide），9β- 羟基 -8β- 异丁酰氧基 -1β，10α- 环氧木香烯内酯（9β-hydroxy-8β-isobutyryloxy-1β，10α-epoxycostunolide），8β，9β- 二羟基 -1β，10α- 环氧 -11β，13- 二氢木香烯内酯（8β，9β-dihydroxy-1β，10α-epoxy-11β，13-dihydrocostunolide），14- 羟 基 -8β- 异 丁 酰 氧 基 -1β，10α- 环 氧 木 香 烯 内 醋（14-hydroxy-8β-isobutyryloxy-1β，10α-epoxycostunolide），15- 羟基 -9α- 乙酰氧基 -8β- 异丁酰氧基 -14- 氧代 - 买兰坡草内酯（15-hydroxy-9α-acetoxy-8β-isobutyryloxy-14-oxo-melampolide），9α，15- 二羟基 -8β- 异丁酰氧基 -14- 氧代 - 买兰坡草内酯（9α，15-dihydroxy-8β-isobutyryloxy-14-oxo-melampolide），15- 羟基 -8β- 异丁酰氧基 -14- 氧代 - 买兰坡草内酯（15-hydroxy-8β-isobutyryloxy-14-oxo-

豨
莶
草

339

melampolide），19-乙酰氧基 -12-氧代 -10，11-二氢牻牛儿基橙花醇（19-acetoxy-12-oxo-10，11-dihydrogeranylnerol），19-乙酰氧基 -15-氢过氧基 -12-氧代 -13，14E- 去氢 10，11，14，15- 四氢牻牛儿基橙花醇（19-acetoxy-15-hydroperoxy-12-oxo-13，14E-dehydro-10，11，14，15-tetrahydrogeranylnerol），19-乙酰氧基 -15-羟基 -12-氧代 -13，14E- 去氢 -10，11，14，15- 四氢牻牛儿基橙花醇（19-acetoxy-15-hydroxy-12-oxo-13，14E-dehydro-10，11，14，15-tetrahydrogeranylnerol），2β，15，16- 三羟基 - 对映 -8（14）-海松烯 [2β，15，16-trihydroxy-ent-pimar-8（14）-ene]，15，16- 二羟基 -2- 氧代 - 对映 -8（14）- 海松烯 [15，16-dihydroxy-2-oxo-ent-pimar-8（14）-ene]，15，16，18- 三羟基 -2- 氧代 - 对映 -8（14）- 海松烯 [15，16，18-trihydroxy-2-oxo-ent-pimar-8（14）-ene] 和 1α- 乙酰氧基 -2α，3α- 环氧异土木香内酯（1α-acetoxy-2α，3α-epoxyisoalantolactone）。

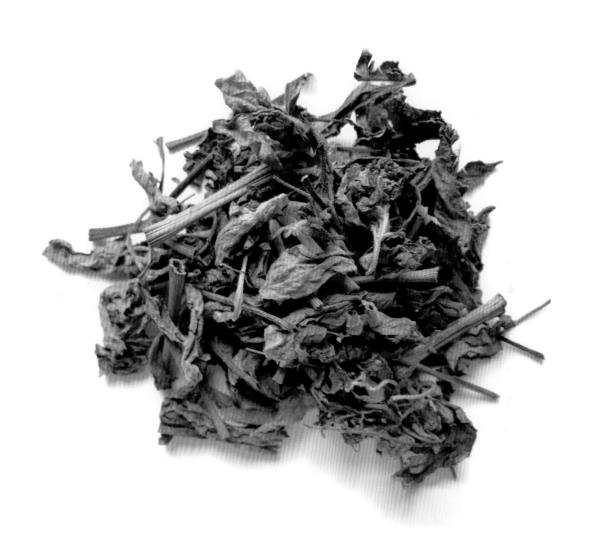

豨莶草饮片

药理作用 |

1. 对免疫功能的影响　豨莶草煎剂腹腔注射，可使小鼠胸腺萎缩，生长缓慢，淋巴细胞绝对值减少，免疫花环形成率下降，说明其对小鼠细胞免疫有明显抑制作用。煎剂使脾脏重量减轻，血清抗体滴度降低，细胞内 DNA 和 RNA 吖啶橙荧光减弱，表明其对体液免疫有抑制作用。给药后小鼠腹腔巨噬细胞吞噬功能下降，血清溶菌酶活性降低，提示其对非特异性免疫亦有一定的抑制作用。

2. 降血压和血管扩张作用　豨莶草水浸液、乙醇－水浸液和 30% 乙醇浸出液有降压作用。豨莶草提取液使保留神经的兔耳血管扩张，阻断刺激神经引起的血管收缩反应，对离体兔耳血管则无舒张作用，也不能对抗去甲肾上腺素的缩血管作用。

3. 抗血栓形成及对肠系膜微循环的影响　静脉注射豨莶草水煎醇沉液对家兔血栓形成有明显抑制作用。豨莶草液对小鼠肠系膜微循环障碍后血流恢复有显著促进作用。

4. 抗单纯疱疹病毒作用　豨莶草水或醇提取物，同时给药（细胞瓶内同时加入药物和病毒）对单纯疱疹病毒有中等强度的抑制作用。治疗给药（细胞瓶内先种病毒再加药物）只有水提取物有中等强度的抑制作用。

5. 其他作用　豨莶草 90% 甲醇提取物对血管紧张素转换酶（ACE）抑制活性达 30%～40%。豨莶草煎剂灌胃对鼠疟原虫抑制率达 90%。

6. 毒性　豨莶草水煎液小鼠静注 LD50 为 45.54±1.44 g/kg，小鼠腹腔注射最大耐受量为成人用量的 400 倍。

性味归经 |　味苦，性凉。归水、风塔。

功效主治 |　清火解毒，利水消肿，祛风除湿，消肿止痛，涩肠止泻。主治水肿，小便热涩疼痛，尿路结石，头痛头晕，风寒湿痹证，肢体关节酸痛，屈伸不利，腹痛腹泻，赤白下痢。

用法用量 |　内服：煎汤，全草 10～15 g。外用：鲜叶适量，捣烂敷。

精选验方 |

1. 水肿，小便热涩疼痛，尿路结石　豨莶草全草 15 g，野芦谷根 30 g。煎汤内服。

2. 头痛头晕　豨莶草全草、香茅草鲜品各适量。捣烂包敷头部、颈项部。

3. 风寒湿痹证，肢体关节酸痛，屈伸不利　豨莶草全草、香茅草、姜鲜品各适量。加少许盐，捣烂包敷患处。

4. 腹痛腹泻，赤白下痢　豨莶草全草 15 g。煎汤内服。

豨莶草

香附

XIANGFU

傣 药 名 | 芽秀母。

别　　名 | 制香附、香附子、香附炭、生香附、醋香附。

来　　源 | 为莎草科植物莎草 *Cyperus rotundus* L. 的干燥根茎。

识别特征 | 为多年生草本，根茎匍匐，块茎椭圆形，茎三棱形，光滑。叶丛生，叶鞘闭合抱茎。叶片长线形。复穗状花序，顶生，3～10个排成伞状，花深茶褐色，有叶状苞片2～3枚，鳞片2列，排列紧密，每鳞片着生一花，雄蕊3枚，柱头3裂，呈丝状。小坚果长圆倒卵形，具3棱。花期6～8月，果期7～11月。

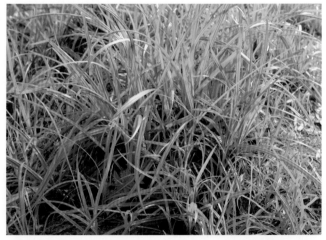

莎草

生境分布 | 生长于路边、荒地、沟边或田间向阳处。分布于广东、河南、四川、浙江、山东等地。

采收加工 | 秋季采挖，燎去毛须，置沸水中略煮或蒸透后晒干，或燎后直接晒干。

药材鉴别 | 本品多呈纺锤形，有的略弯曲，长2～3.5 cm，直径0.5～1 cm。表面棕褐色或黑褐色，有纵皱纹，并有6～10个略隆起的环节，节上有未除净的棕色毛须及须根断痕；去净毛须者较光滑，环节不明显。质硬，经蒸煮者断面黄棕色或红棕色，角质样；生晒者断面色白而显粉性，内皮层环纹明显，中柱色较深，点状维管束散在。气香，味微苦。

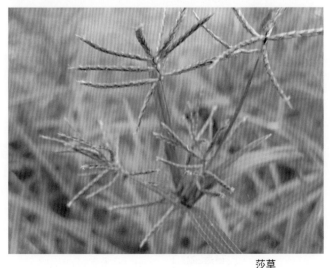

莎草

性味归经 辛、微苦、微甘，平。归肝、脾、三焦经。

功效主治 疏肝理气，调经止痛。本品味辛行散、苦主降泄、甘能缓急，为肝经之主药，肝无郁滞则经调痛止，故有疏肝理气、调经止痛之效。

药理作用 5%香附浸膏对实验动物离体子宫有抑制作用，能降低子宫平滑肌的收缩力和张力。本品挥发油有轻度雌激素样作用。水煎剂有降低肠管紧张性和拮抗乙酰胆碱的作用。香附油对金黄色葡萄球菌有抑制作用。提取物对某些真菌有抑制作用。

用法用量 6～12 g，煎服。醋炙止痛力增强。

精选验方

1. 妊娠呕吐 香附10 g，黄连6 g，竹茹、紫苏叶、半夏各6～10 g，生姜3 g。煎2次，混合煎液，先以小量频服，后分2次于饭前服用，服用1～5剂。

2. 偏正头痛 香附子（炒）12 g，川芎60 g。研为细末，以茶调服。

3. 尿血 香附子、新地榆各等份。分别水煎，先服香附汤，后服地榆汤。

4. 痛经 香附12 g，艾叶4 g。水煎服。

5. 胃、十二指肠溃疡 炒香附、煅牡蛎各60 g，炒五灵脂30 g。共研末，早、晚各服5 g，服完后隔5日再服第2剂，2个月为1个疗程。

6. 丹毒 香附30 g。研细末，黄酒送服，微醉为度；不饮酒者，以温开水送服。

7. 扁平疣 香附150 g，木贼、生薏苡仁各10 g。水煎外洗，并同鸦胆子去壳捣烂摩擦局部。

8. 乳腺增生 香附、柴胡、郁金、穿山甲、浙贝母、瓜蒌、夏枯草各等量。水煎服。

9. 链霉素中毒之眩晕 香附、柴胡各30 g，川芎15 g。研细末，装入胶囊，成人每次2丸，每日3次，饭后温开水送服，老人与儿童用量酌减，连用2剂。

使用禁忌 血虚气弱者不宜单用，阴虚血热者慎服。

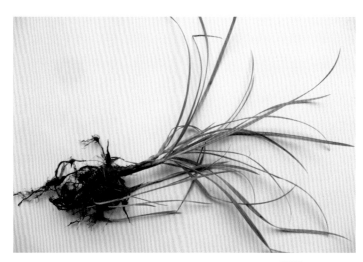

莎草

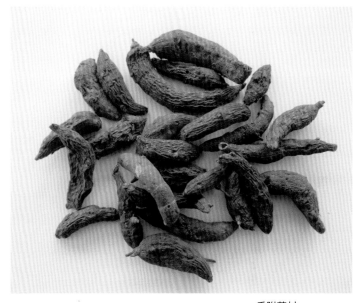

香附药材

香附

小驳骨丹

XIAOBOGUDAN

傣 药 名 | 莫哈郎爹。

别　　名 | 小驳骨。

来　　源 | 为爵床科植物驳骨丹 *Gendarussa vulgaris* Nees 的带叶茎枝。

识别特征 | 多年生直立草本或亚灌木，高约 1 m，全株无毛。茎圆柱形，节部明显膨大，枝多数，对生，常深紫色。叶对生，有短柄或近无柄；叶片纸质，狭披针形或线状披针形，长 5 ~ 11 cm，宽 5 ~ 15 mm，顶端渐尖，基部渐狭，全缘；中脉和侧脉均深紫色。花春夏开放，白色或粉红色，组成顶生穗状花序；萼 5 深裂，裂片线状披针形，长约 3 ~ 4 mm；花冠长 1.2 ~ 1.7 cm；檐部二唇形，上唇直立，长圆状卵形，微凹头，下唇伸展，顶端 3 裂，下部有喉凸；雄蕊 2，伸出管口之上。药室一上一下，较低一室基部有距。蒴果长约 12 mm，种子生长于种钩上。

生境分布 | 生长于村边、园篱边或灌木丛中。分布于福建、台湾、广东、海南、广西和云南等地。亚洲各热带地区也有分布。

采集加工 | 全年均可采割，除去杂质，晒干或鲜用。

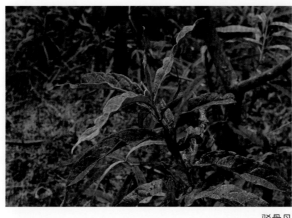
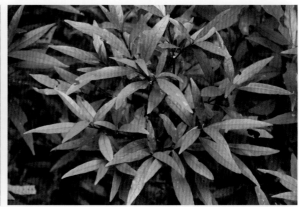

驳骨丹　　　　　　　　　　　　　　　　　　　　　　驳骨丹

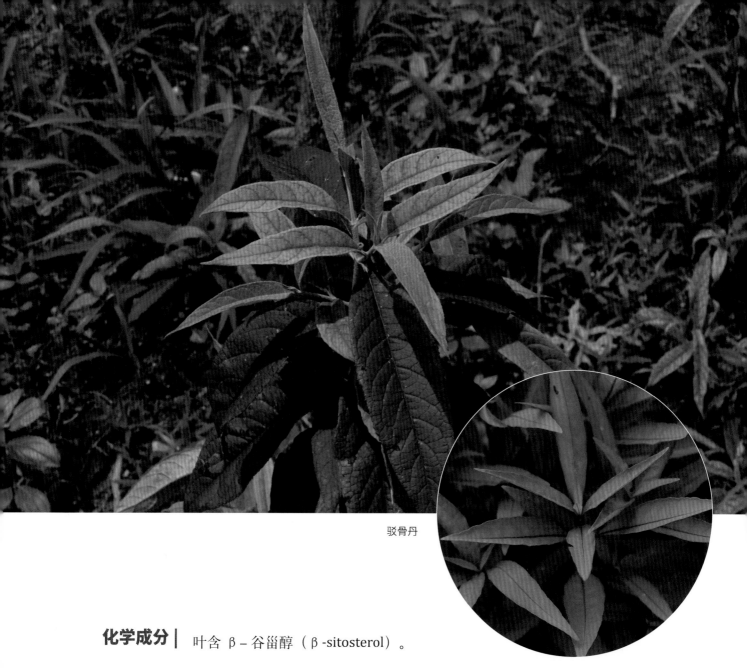

驳骨丹

化学成分 │ 叶含 β – 谷甾醇（β -sitosterol）。

药理作用 │ 本植物根煎剂或醇提取物（1 ～ 2 g/kg），可使大鼠体温升高。剂量过大（10 ～ 20 g/kg）则使体温降低，剧烈泻下，并可导致死亡。

性味归经 │ 味苦，气微臭，性平。归土塔。

功效主治 │ 通气活血，接骨续筋。主治跌打损伤，骨折。

用法用量 │ 外用：鲜品 100 g，捣烂包患处。

精选验方 │

跌打损伤，骨折　小驳骨丹、鸭嘴花叶、平卧土三七、除风草各 100 g。捣烂，加酒炒热，外包患处。

小驳骨丹

雄黄
XIONGHUANG

傣药名 亨勒。

别　名 雄精、腰黄、明雄黄。

来　源 为硫化物类矿物雄黄 Realgar 的矿石。

识别特征 单斜晶系雄黄矿石，雄黄为主，与雌黄、方解石、石英、辰砂等共生。本品呈柱状、粒柱状单晶呈放射状粒状集合体，常为不规则块状或粉末，大小不一，橙红色或深红色。块状的表面覆有橙黄色粉末，手摸染指。具金刚光泽，断面呈树脂光泽或脂肪光泽，半透明至微透明。质松脆，易碎，硬度 1.5 ～ 2.0，比重 3.4 ～ 3.6，条痕橙黄色。断面色更鲜艳，具细砂孔。其中颜色鲜艳、半透明、有光泽、质松脆的习称"明雄""雄黄精"或"腰黄"。微有特异蒜臭气，味淡。

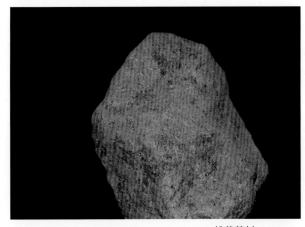

雄黄药材

生境分布 分布于湖南、贵州、云南、四川等地。

采收加工 随时可采，除去杂质，研成细粉或水飞用。切忌火煅。

药材鉴别 本品为橙黄色或淡橘红色的极细粉末。触之易染手，气臭特异，微有刺鼻感，味淡。

性味归经 辛、苦，温；有毒。归心、肝、肾经。

功效主治 解毒杀虫，燥湿祛痰。本品辛苦温，性燥有毒。外用以毒攻毒而有解毒杀虫之效；内服性燥而有燥湿祛痰之功。

药理作用 本品对多种皮肤真菌均有不同程

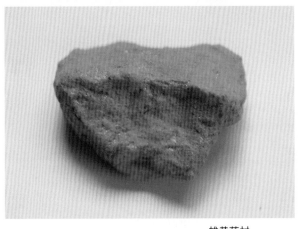

雄黄药材

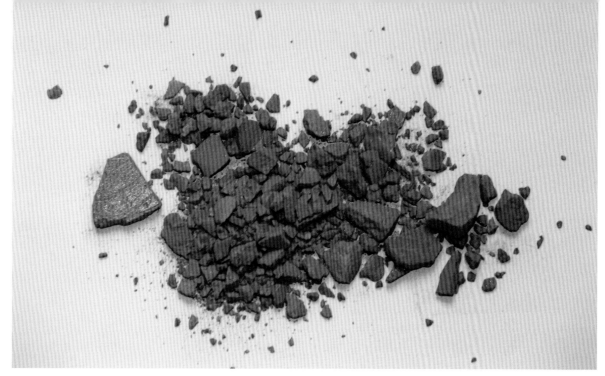

度的抑制作用，对人型、牛型结核杆菌有抑制生长作用，有抗血吸虫及疟原虫作用。

用法用量 ┃ 0.15 ～ 0.30 g。内服：入丸、散。外用：适量，研末敷，调搽或烧烟熏。

精选验方 ┃

1. 流行性腮腺炎 雄黄 45 g，明矾 50 g，冰片 3 ～ 5 g。共研细末，每次 2 ～ 3 g，75%的乙醇调成糊状，搽于局部。

2. 血吸虫 雄黄 6 g，枯矾 10 g，雷丸 11 g，阿魏 25 g。先化阿魏，再将前 3 味共研细末，放阿魏汁炼为丸，每服 4.8 g。

3. 疟疾 雄黄粉 0.3 g，六一散 2 g。二药混匀，分成两包，于疟疾发作前 2 h 调服 1 包，4 ～ 6 h 后再服 1 包。

4. 蛲虫病 雄黄 15 g，凡士林油 60 g。同调匀，每晚睡前搽肛门内及周围，次日早晨擦去，连用 3 ～ 7 日。

5. 白血病 雄黄、青黛按 1 ：9 的重量比混合。研细混匀，装胶囊或压成片剂，每日 10 g，分 3 次口服，配合辨证施治汤药。

6. 癫痫 雄黄、双钩藤、制乳香各 25 g，琥珀、天麻、天竺黄、全蝎、胆南星、郁金、黄连、木香各 19 g，明矾、荆芥穗、甘草各 13 g，朱砂 5 g，珍珠、冰片各 2 g，绿豆 200 粒。上药除雄黄、朱砂外，余药共研细末，制成水丸如绿豆大，雄黄、朱砂研细末为衣，每日 2 次，分早晚温开水冲服，成人每次 4 ～ 6 g，1 周岁儿童每次 1 ～ 1.5 g，儿童 1 个月、成人 3 个月为 1 个疗程。

使用禁忌 ┃ 孕妇忌服。切忌火煅，煅烧后即分解氧化为三氧化二砷（As_2O_3），有剧毒。雄黄能从皮肤吸收，故局部外用也不能大面积涂搽及长期持续使用。

雄黄

347

盐肤木
YANFUMU

傣 药 名 | 锅麻坡。

别 名 | 麻坡、盐麸树、酸桶、肤木、盐肤子木。

来 源 | 为漆树科植物盐肤木 *Rhus chinensis* Mill. 的根、果实和叶。

识别特征 | 落叶灌木或小乔木，高 2 ～ 10 m。树皮灰褐色，有无数皮孔和三角形的叶痕。冬芽有灰黄色的绒毛。单数羽状复叶，互生，具小叶 7 ～ 13 片；总叶柄和叶轴有显著的窄翅，小叶无柄，卵形至卵状椭圆形，长 5 ～ 14 cm，宽 2.5 ～ 9 cm，先端急尖，基部圆形至楔形，边缘有粗而圆的锯齿，下面具棕褐色柔毛。圆锥花序顶生，花序梗密生棕褐色柔毛；花

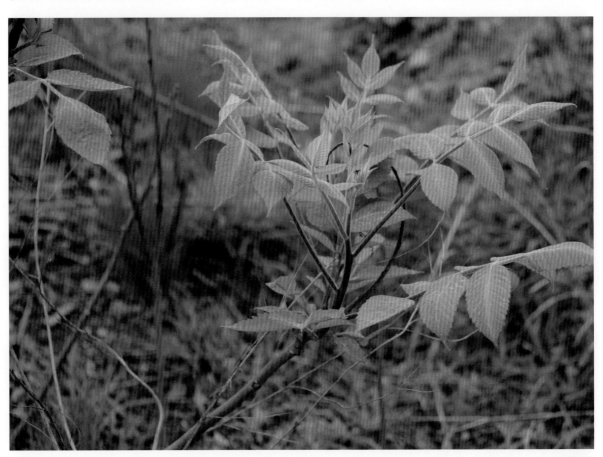

盐肤木

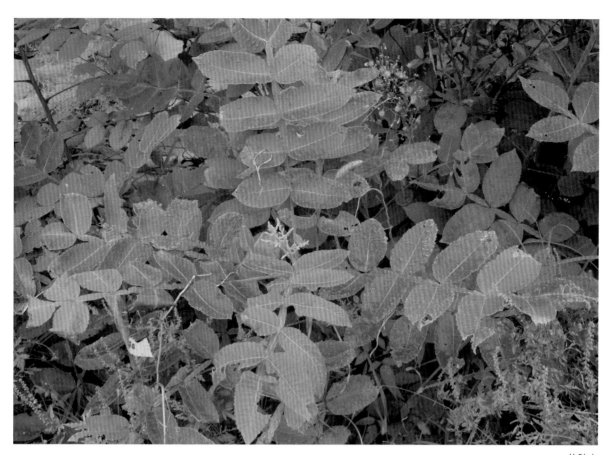

盐肤木

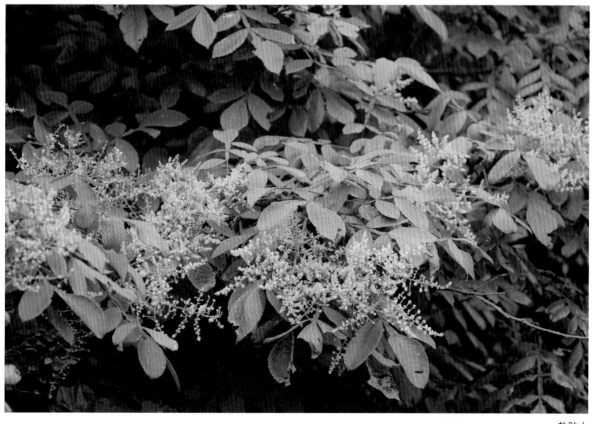

盐肤木

小，杂性；两性花的萼片 5，广卵形，先端钝；花瓣 5，乳白色，倒卵状长椭圆形，边缘内侧基部具柔毛；雄蕊 5，花药黄色，丁字着生；雌蕊较雄蕊短，子房上位，花柱 3，柱头头状；雄花略小，中央有退化子房。核果近扁圆形，横茎约 5 mm，红色，被短细柔毛。花期 8～9 月，果期 10 月。

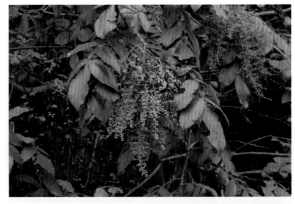

盐肤木

生境分布 生长于海拔 200～2700 m 的深箐沟、向阳山坡、溪边疏林、灌木丛和荒地。除青海、新疆外，全国各地均有分布。

采收加工 根全年可采，切片晒干；叶夏、秋二季采收，晒干备用；果实秋季成熟时采收，鲜用或晒干。

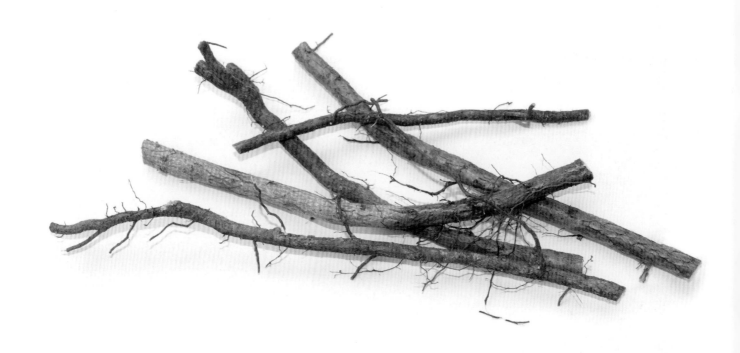

盐肤木药材

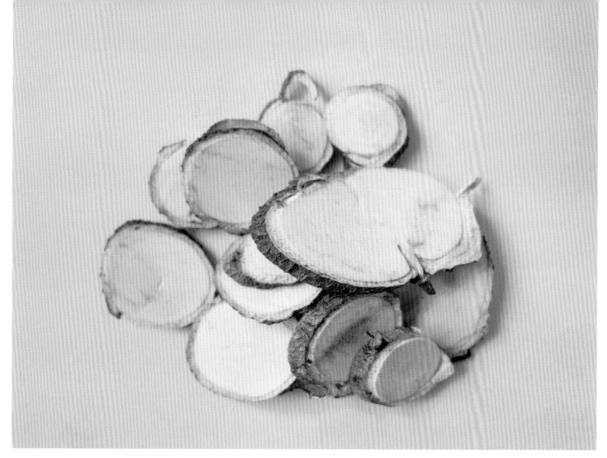

盐肤木饮片

化学成分 根茎中含 3，7，4'- 三羟基黄酮（3，7，4'-trihydroxyflavone），3，7，3'，4'- 四羟基黄酮（3，7，3'，4-tetrahydroxyflavone），7- 羟基 -6- 甲氧基香豆素（7-hydroxy-6-methoxycoumarin），没食子酸（gallic acid），没食子酸乙酯（ethylgallate），水黄皮黄素（pongapin），四甲氧基非瑟素（tetramethoxyfisetin），去甲氧基小黄皮精（demethoxykanugin），二苯甲酰甲烷（dibenzoylmethane），椭圆叶崖豆藤酮（ovalitenone），槲皮素（quercetin），β- 谷甾醇（β-sitosterol）。叶含槲皮甘（quercitrin），没食子酸甲酯（methyl gallate），并没食子酸（ellagic acid），3，25- 环氧模绕醇酸（semimoronic acid），盐肤木酸（semialatic acid）。

性味归经 味酸、咸，性凉。归水、风、土塔。

功效主治 清火解毒，杀虫止痒，消肿止痛，理气。主治咽喉肿痛，口舌生疮，皮肤红疹瘙痒，胃脘胀痛。

用法用量 内服：煎汤，根、果 20 ~ 30 g。外用：鲜叶适量，煎水洗患处。

精选验方

1. 咽喉肿痛，口舌生疮 盐肤木根、水林果根各 20 g。水煎服。

2. 皮肤红疹瘙痒 盐肤木鲜叶适量。煎水外洗患处。

3. 胃脘胀痛 盐肤木果 30 g，望江南种子 9 g，肖梵天花根 10 g，红糖 20 g。水煎服。

盐
肤
木

益母草
YIMUCAO

傣 药 名 | 芽敏龙。

别　　名 | 茺蔚、坤草、益母蒿、红花艾、益母艾。

来　　源 | 为唇形科植物益母草 *Leonurus artemisia*（Lour.）S. H. Hu 的全草。

识别特征 | 一年或二年生草本植物。茎直立，方形，单一或分枝，高 100 cm。叶对生，叶形多种，一年生植物基生叶具长柄，叶片略呈圆形，直径 4 ~ 8 cm，叶缘 5 ~ 9 浅裂，裂片具 2 ~ 3 钝齿，基部心形；茎中部的叶有短柄，3 全裂；最上部的叶不分裂，线形，近无柄，上下两面均被短柔毛。花序上的叶呈条状披针形，全缘；轮伞花序，下部有刺状苞片；花萼筒状钟形，齿 5，前 2 齿长；花冠粉红色或淡紫色，花冠筒内有毛环，檐部 2 唇形，下唇 3 裂，中裂片倒心形；雄蕊 4，子房 4，柱头 2 裂。坚果 3 棱形。花期 6 ~ 8 月，果期 7 ~ 9 月。

生境分布 | 生长于山野荒地、田埂、草地、溪边等处。分布于全国各地。

采收加工 | 夏季生长茂盛而花未全开时，割取地上部分，鲜用或晒干备用。

药材鉴别 | 茎呈方柱形，上部多分枝，四面凹下成纵沟，长 30 ~ 60 cm，直径约 0.5 cm；表面灰绿色或黄绿色；体轻，质韧，断面中部有髓。叶交互对生，有柄；叶片灰绿色，

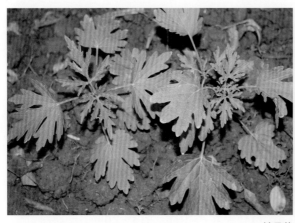

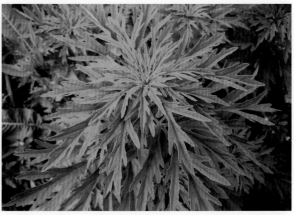

益母草　　　　　　　　　　　　　　　　　　　　　　　　　　　益母草

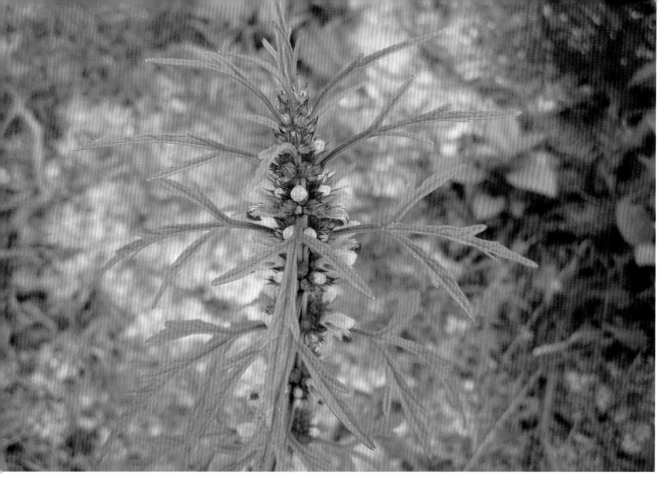

益母草

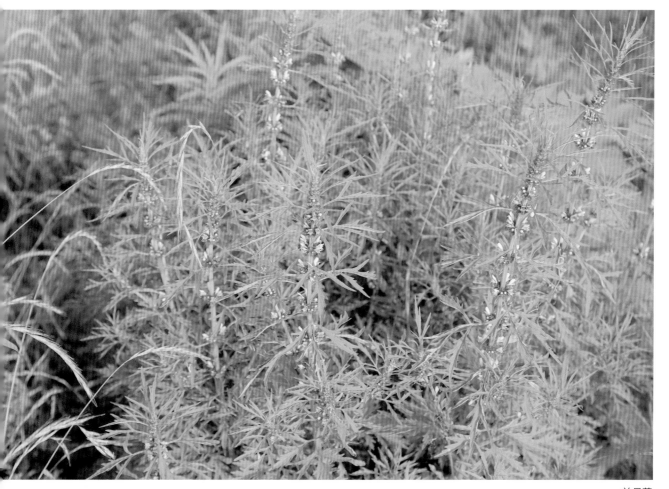

益母草

益母草

353

多皱缩，破碎，易脱落；完整者下部叶掌状 3 裂，上部叶羽状深裂或浅裂成 3 片，裂片全缘或具少数锯齿。轮伞花序腋生，小花淡紫色，花萼筒状，花冠二唇形。气微，味微苦。

性味归经 | 味苦、辛，性微冷。归热经。

功效主治 | 活血调经，利尿消肿。主治月经不调，痛经，经闭，恶露不尽，水肿尿少，急性肾炎水肿。

用法用量 | 内服：煎汤 10 ～ 15 g；或煎青；或入丸、散。外用：适量，煎水洗；或鲜草捣烂外敷。

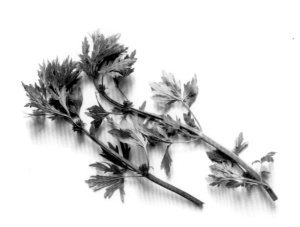
益母草

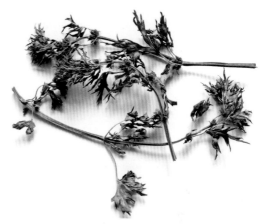
益母草药材

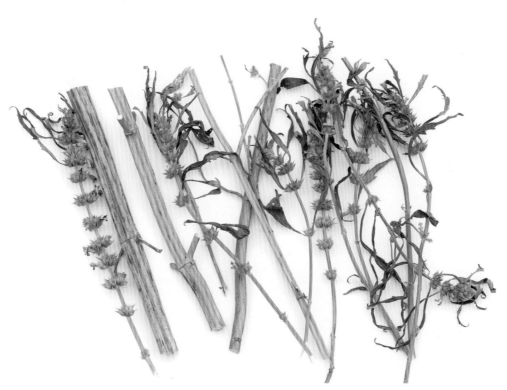
益母草药材

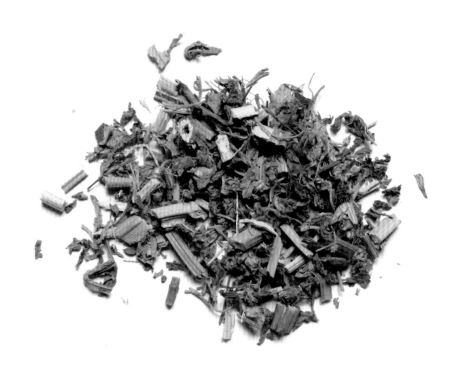

精选验方

1. 月经不调　益母草15 g，对叶莲10 g。水煎服。

2. 痛经　益母草30 g。水煎服。

3. 白带过多　益母草15 g，夜关门、香椿皮各10 g。水煎服。

4. 产前产后诸病　益母草适量。煎水服。

5. 月经不调　①益母草、元宝草、马鞭草、小血藤各15 g。煎水服。②益母草、仙鹤草各30 g。水煎浓汁服。

6. 经期腹痛　益母草、艾叶各5 g，土牛膝、香附子、五花血藤各3 g。煎水服，每日3次。

7. 月经不调　益母草10 g，胡椒2 g，红糖10 g。前二药煨水后，加红糖服。

8. 促进子宫收缩（产后3日）　益母草约500 g。煎水，加红糖服，每日3次。

9. 月经过多　益母草、大乌泡根、白糖各10 g。煨水服。

10. 产后血瘀痛、恶露不止　益母草20 g，棕榈子（炒黑）5 g。煨水服。

11. 经来腹痛头晕　益母草3 g，小血藤、连钱草、紫苏各2 g，月季花、红花各1 g。泡酒250 ml，每日2次，每次5 ml。

12. 经闭　益母草、算盘子根各6 g，徐长卿、红牛膝、泽兰各5 g。泡酒500 ml，早、晚各服10 ml。

13. 骨折　鲜益母草、鲜酢浆草各等量。捣烂，加白酒适甩，炒热包患处。

14. 子宫功能性出血　益母草片内服。每日相当于生药15 g，可于15～30日止血。

使用禁忌
阴虚血少、月经过多、瞳仁散大者均禁服。

薏苡

YIYI

傣 药 名| 麻内牛。

别　　名| 喻雷留、赣、屋荬、玉秋、草菩提。

来　　源| 为禾本科植物薏苡 *Coix lacryma-jobi* L. var. *ma-yuen*（Romane）Stapf 的根。

识别特征| 一年生或多年生草本。秆直立，高 1～1.5 m，丛生，多分枝，基部节上生根。叶互生，长披针形，长 10～40 cm，宽 1.5～3 cm，先端渐尖，基部宽心形，鞘状抱茎，中脉粗厚而明显，两面光滑，边缘粗糙。总状花序从上部叶鞘内抽出一至数个成束；雄小穗覆瓦状排列于穗轴之上部，自总苞中抽出，2～3 枚生长于各节上；雌小穗位于穗轴之基部，包藏于卵形硬质的总苞中，成熟时变成珠子状，灰白色或蓝紫色，坚硬而光滑，顶端尖，有孔，内有种仁。花期 7～9 月，果期 9～10 月。

生境分布| 生长于海拔 1400～2400 m 的温暖向阳坡地。我国南方各地有野生，全国各地均有栽培。

采收加工| 秋冬季采挖，洗净切片，晒干备用。

化学成分| 根含 2-O-β-D-吡喃葡萄糖基-7 甲氧基-1，4-（2H）-苯并恶唑-3-酮 [2-O-β-D-glucopyranosyl-7-methoxy-1，4（2H）-benzoxazin-3-one]，4-酮松脂酚（4-ketopinoresinol），丁香酚基丙三醇（syringyl glycerol），2，6-二甲氧基对氢醌-1-O-β-D-吡喃葡萄糖苷（2，6-dimethoxy-p-hydroquinone-1-O-β-D-glucopyranoside），薏苡多糖（coixan）A、B、C。

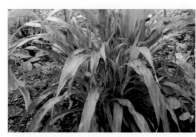 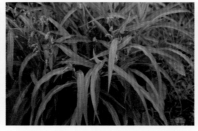 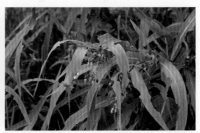

薏苡　　　　　　　　　　薏苡　　　　　　　　　　薏苡

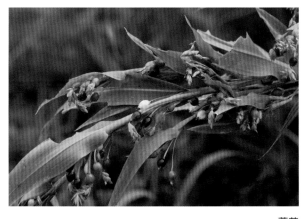
薏苡

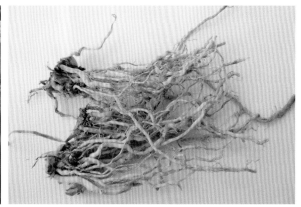
薏苡根

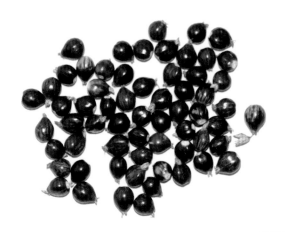
薏苡仁

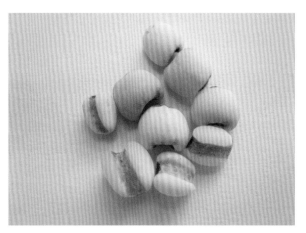
薏苡仁

药理作用 | 薏苡根中苯并恶唑酮类化合物的抗炎作用较强，对刀豆球蛋白 A（ConA）诱导大鼠肥大细胞释放组胺及免疫球蛋白 E（lgE）诱导的组胺释放均有抑制作用。苯并恶唑酮上 2 位游离羟基是其抗炎活性所必需的。

性味归经 | 味甜、淡，性凉。归水塔。

功效主治 | 清火解毒，利水消肿排石。主治小便热涩疼痛，尿路结石，性病。

用法用量 | 内服：煎汤，30 ~ 60 g。

精选验方 |

1. 小便热涩疼痛 ①薏苡根 50 g，鸭嘴花树枝（去皮）20 g。煎汤内服。②薏苡根、小红稗根、木贼各 50 g，胡椒 7 粒。水煎服。

2. 尿路结石 ①薏苡根、鸭跖草、倒心盾翅藤各 20 g。煎汤内服。②薏苡根 50 g，白茅根 30 g，棉花根 20 g。煎汤内服。

3. 性病 薏苡根、灰灰叶、毛线柱苣苔各 30 g。煎汤内服。

薏苡

柚子

YOUZI

傣 药 名 ｜ 麻景丈。

来　　源 ｜ 为芸香科植物柚 *Citrus grandis* （L.）Osbeck 的未成熟果实或寄生。

识别特征 ｜ 常绿乔木，高 5 ~ 10 m。树皮褐色，平滑；小枝扁，被柔毛，有刺。叶互生，叶柄有倒心形宽翅；叶片宽卵形或椭圆状卵形，长 8 ~ 20 cm，宽 2 ~ 5 cm，先端渐尖，顶部浑圆或微凹入，生长于幼枝上的渐狭成一钝尖头，边缘有钝锯齿，下面脉上有时被疏毛。花白色，单生或通常为腋生花束，极香；花瓣反曲；雄蕊 20 ~ 25，花药大，线形；子房上位，圆球形，有一圆柱状花柱，柱头头状。柑果甚大，长 10 ~ 25 cm；梨形或扁圆形至球形，顶端圆，基部尖圆或圆；果皮光滑，厚 1 ~ 1.5 cm，黄或淡黄色，油腺密生；肉瓤约 12 瓣，甚达 18 瓣，心皮薄或厚，易于分离；果肉淡黄色、白色或粉红色。种子多数，长约 1 cm。花期 3 ~ 5 月，果期 9 月下旬至 11 月。

生境分布 ｜ 生长于海拔 200 ~ 1500 m 的村边、道旁。我国陕西南部、浙江、江西、福建、台湾、湖北西部、湖南、海南、广东、广西、四川、贵州和云南等地有栽培。

采收加工 ｜ 采摘未成熟果实，切片晒干或鲜用。寄生秋冬季采收，切片晒干备用。

化学成分 ｜ 果肉、种子含闹米林（nomilin），柠檬苦素（limonin），去氧柠檬苦素

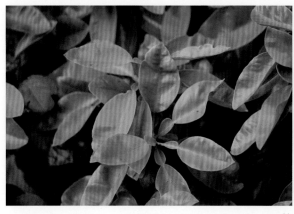

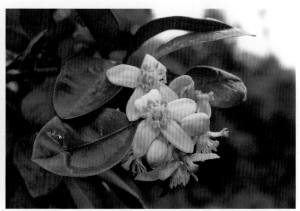

柚　　　　　　　　　　　　　　　　　　　　　　　　　柚

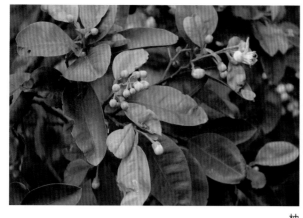
柚

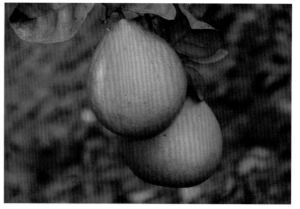
柚子

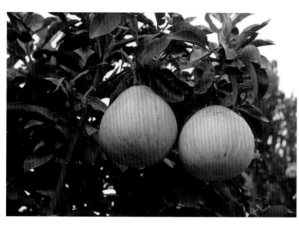
柚子

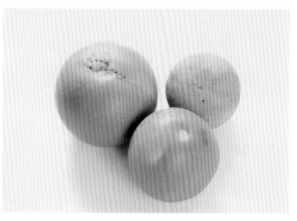
柚子

（deoxylimonin），黄柏酮（obacunone）。果实含香柑内脂（bergapten），异欧前胡内脂（isoimperatorin），5- 牻牛儿醇基 -7- 甲氧基香豆精（5-geranoxy-7-methoxycoumarin），5- 牻牛儿醇基补骨脂素（5-geranyloxy psoralen）。果皮含柚皮苷（naringin），新橙皮素（neohesperetin）。另含挥发油，其中主成分为柠檬烯（limonene），占 93.83%，还含芳樟醇（linalool），牻牛儿醇（geraniol），α- 蒎烯（α-pinene），枸橼醛（citral）等。此外，又含蛋白质，脂肪，胡萝卜素（carotene），维生素 B$_1$、维生素 B$_2$、维生素 C，烟酸（nicotinic acid），钙，磷，铁等。

性味归经 味酸、甜，气清香，性凉。归水、土塔。

功效主治 清火解毒，消肿止痛，凉血止血，利尿通淋，祛风除湿。主治咽喉肿痛，口舌生疮，咳嗽咯血，小便热涩疼痛，尿血，风寒湿痹证，肢体关节酸痛，屈伸不利。

用法用量 内服：煎汤，果实或寄生 10 ～ 20 g；或果实蒸熟服。

精选验方

1. 咽喉肿痛，口舌生疮，咳嗽咯血 柚子、四棱豆根、玉米轴各 20 g。水煎服。

2. 小便热涩疼痛，尿血 柚子、臭茉莉根各 20 g。蒸熟内服。

3. 风寒湿痹证，肢体关节酸痛，屈伸不利 柚树寄生 20 g。水煎服。

柚子

余甘子
YUGANZI

傣 药 名 | 麻夯板。

别　　名 | 油甘、牛甘、余甘果、余柑子、油柑子、油甘果、油甘子。

来　　源 | 本品系习用药材，为大戟科植物余甘子 *Phyllanthus emblica* L. 的干燥成熟果实。

识别特征 | 小枝被锈色短柔毛。叶互生，两列，条状长圆形，革质，全缘。花小，黄色，有短梗，簇生长于下部的叶腋。蒴果肉质，扁球形。种子稍带红色。花期 3 ~ 4 月，果期 8 ~ 9 月。

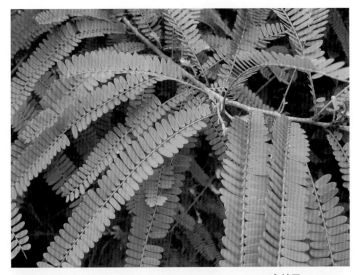

余甘子

生境分布 | 一般在年平均气温 20℃左右生长良好，0℃左右即有受冻现象。野生余甘子分布在云南、广西、福建、海南、台湾、四川、贵州等省，江西、湖南、浙江等省部分地区也有分布。

采收加工 | 冬季至次春果实成熟时采收，除去杂质，干燥。

药材鉴别 | 本品呈球形或扁球形。表面棕褐色至墨绿色，有浅黄色突起，呈颗粒状。外果皮质硬而脆。内果皮黄白色，表面略具 6 棱。种子近三棱形，棕色。气微，味酸涩，微甜。

性味归经 | 甘、酸、涩，凉。归肺、胃经。

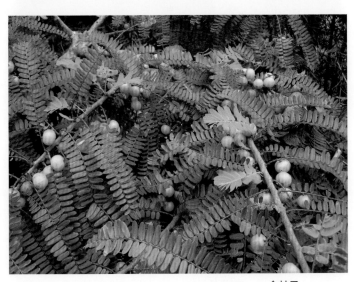

余甘子

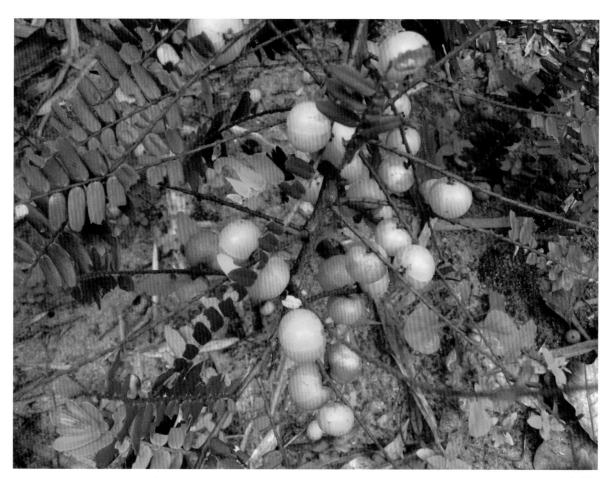

余甘子

功效主治 清热凉血，消食健胃，生津止咳。用于血热血瘀、消化不良、腹胀、咳嗽、喉痛、口干。

药理作用 抑菌，降血脂。

用法用量 内服：3 ~ 9 g，多入丸、散服。

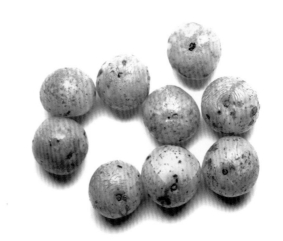

余甘子

精选验方

1. 感冒发热，咳嗽，咽喉痛，口干烦渴，维生素 C 缺乏症 鲜余甘子果 10 ~ 30 个。水煎服。

2. 白喉 余甘子 500 g，玄参、甘草各 50 g。冷开水泡至起霜花，取霜用棉纸铺开晒干后，加马尾龙胆粉 6 g，冰片 0.5 g，炒白果仁粉 15 g，吹喉用。

3. 哮喘 余甘子 20 个。先煮猪心肺，去浮沫，再加橄榄煮熟连汤吃。

4. 河豚中毒 余甘子适量。生吃吞汁，并可治鱼骨鲠喉。

使用禁忌 脾胃虚寒者慎服。

余甘子

鱼腥草
YUXINGCAO

傣药名 帕蒿短。

别　名 鱼腥草、肺形草、臭草。

来　源 为三白草科植物蕺菜 *Houttuynia cordata* Thunb. 的全草。

识别特征 多年生草本植物，高 15 ~ 50 cm。根茎发达，圆形，节具须根；茎下部伏地，无毛或被疏毛。叶互生，心形或宽卵形，长 3 ~ 9 cm，宽 4 ~ 6 cm，先端渐尖，基部心形，全缘，有细腺点，下面常紫色，两面脉上被柔毛；叶柄长 1 ~ 4 cm，被疏毛；托叶膜质，条形，长约 2.5 cm，下部与叶柄合生，边缘被细毛。穗状花序生于茎的上端，与叶对生，长约 2 cm；总苞片 4 枚，长方倒卵形，大小不一，白色；花小而密，无花被，具 1 小的披针形苞片；雄蕊 3，花丝下部与子房合生；雌蕊 1，由 3 个下部合生的心皮组成，子房上位，花柱 3，分离。

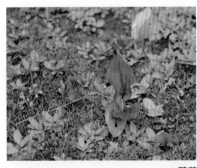

蕺菜

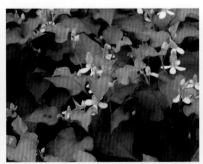

蕺菜

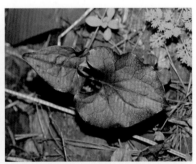

蕺菜

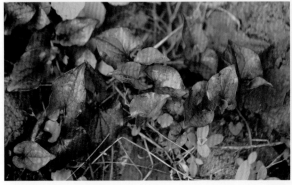

蕺菜

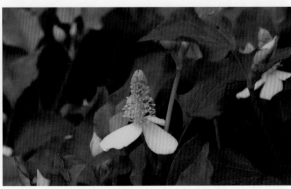

蕺菜

蒴果卵圆形，顶端开裂；种子多数，卵形。花期5～6月，果期10～11月。

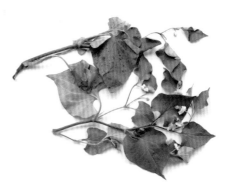

鱼腥草（蕺菜）药材

生境分布｜ 生长于田边、阴湿地或水边。分布于西北、华北、华中及长江以南各省区。

采收加工｜ 栽种当年或第二年夏、秋二季采收带根全草，洗净晒干。鲜用随时可采。

药材鉴别｜ 茎扁圆形，皱缩而弯曲，长20～30 cm；表面黄棕色，具纵棱，节明显，下部节处有须根残存；质脆，易折断。叶展平后呈心形，长3～5 cm，宽3～4.5 cm；上面暗绿色或黄绿色，下面绿褐色或灰棕色；叶柄细长，下部与叶柄合生为叶鞘。穗状花序顶生、搓碎有鱼腥气，味微涩。以叶多、色绿、有花穗、鱼腥气浓者为佳。

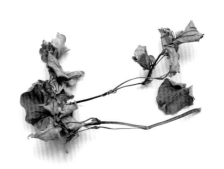

鱼腥草（蕺菜）药材

性味归经｜ 味甜、酸、辛，性冷。归热经。

功效主治｜ 清热解毒，消痈排脓，利尿消肿。主治肺痈吐脓，痰热喘咳，喉蛾，热痢，痈肿疮毒，热淋。

用法用量｜ 内服：煎汤，10～30 g，不宜久煎；或鲜品捣汁，用量加倍。外用：适用，捣烂外敷或煎汤熏洗。

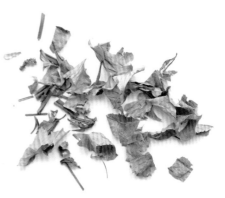

鱼腥草（蕺菜）饮片

精选验方｜

1. 发热，胸痛，咳嗽 鱼腥草20 g，金银花、桔梗各15 g，阎王刺10 g。水煎服。

2. 痨咳，盗汗 鱼腥草叶63 g，猪肚（猪胃）1个。将鱼腥草叶放在猪肚内，炖烂。汤肉齐服，分3次服，每日1剂，连用3剂。

3. 无名肿毒 鱼腥草60 g。捣茸包患处。

4. 胎动不安 鱼腥草、苎麻根各30 g。煨水服。

5. 食积腹胀 鱼腥草、刺梨根各30 g。水煎服。

6. 肺脓疡 鱼腥草15 g。煎水内服，每日1剂。

7. 肺结核 ①鱼腥草、罗汉松果、黄花香果各适量。碾末，开水送服，每日4次。②鱼腥草30 g，三颗针6 g，夏枯草10 g。水煎服。

8. 小儿肺脓疡 鲜鱼腥草50 g。水煎内服，每日1剂，另配中药煎剂：银花、薏苡仁、芦根各6～12 g，黄芩3～6 g，桔梗、杏仁各5～10 g。水煎分3次服。

云木香
YUNMUXIANG

傣 药 名 | 板荒。

别　　名 | 板木。

来　　源 | 为菊科植物木香 *Aucklundia lappa* Decne. 的根。

识别特征 | 多年生草本。主根粗大，直径可达 5 cm，圆柱形，外表褐色；支根稀疏。基生叶三角状卵形或长三角形，长 30 ~ 100 cm，宽 15 ~ 30 cm，基部下延成不规则分裂的翅状，叶缘呈不规则浅裂或波状，疏生短刺，上面深绿色，被短毛，下面淡绿带褐色，被短毛，脉上尤著；叶柄长为叶片的 1.5 ~ 2 倍。花茎高 30 ~ 200 cm，有细棱，被短柔毛；花茎上的叶长 10 ~ 30 cm，有短柄或无柄抱茎。头状花序，单一，顶生及腋生，或数个丛生长于顶端；总花梗短或无；总苞片约 10 层，三角状披针形，长 9 ~ 25 mm，外层最短，先端长锐尖，疏被柔毛；花全为管状花，暗紫色，管长 1.5 cm，先端 5 裂，裂片长约 6 mm；雄蕊 5，着生长于裂片下方的喉部，花药联合，上端稍分离，有 5 尖齿；子房下位，花柱外露，柱头 2 裂；花托有长硬毛。瘦果线形，先端平截，有棱，上端着生 1 轮黄色直立的羽状冠毛，果熟时多脱落，果顶有时有花柱基部残留。花期 7 ~ 9 月，果期 8 ~ 10 月。

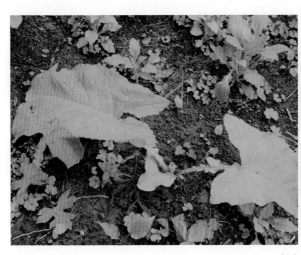
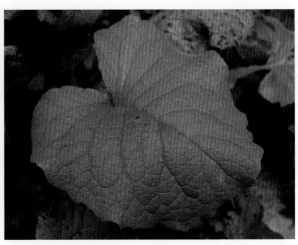

木香　　　　　　　　　　　　　　　　　　　　　　木香

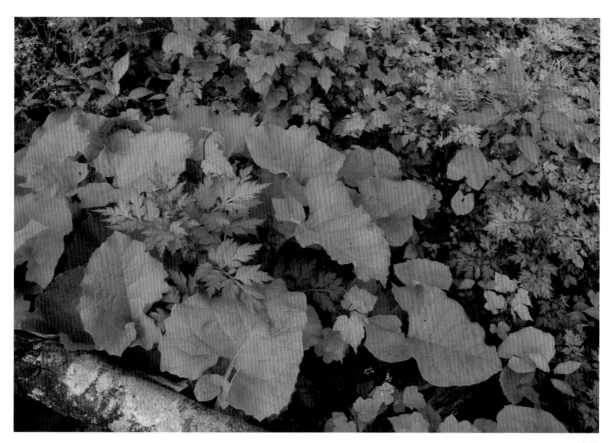

木香

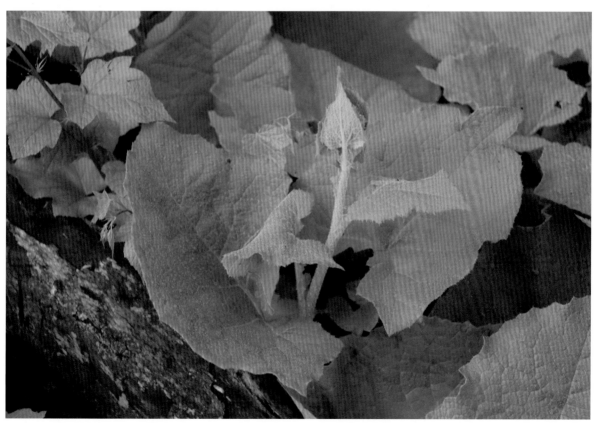

木香

云木香

365

生境分布｜ 生长于向阳肥沃的砂质土山地。云南、陕西、甘肃、湖北、湖南、广东、广西、四川和西藏有栽培。

采收加工｜ 10月至次年1月间采挖，除去残茎，洗净晒干（不宜用火久烘），密封置阴凉干燥处贮存。

药材鉴别｜ 根圆柱形或半圆柱形，长5～10 cm，直径0.5～5 cm。表面黄棕色至灰褐色，有明显纵沟及侧根痕，有时可见网状纹理。质坚，难折断，断而灰褐色至暗褐色，周边灰黄色或浅棕黄色，形成层环棕色，有放射状纹理及散在的褐色点状油室。气香特异，味微苦。

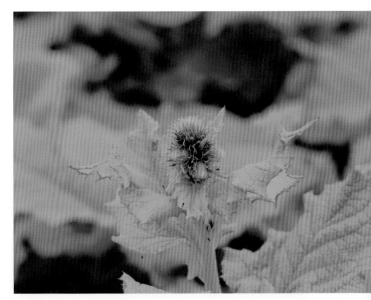

木香

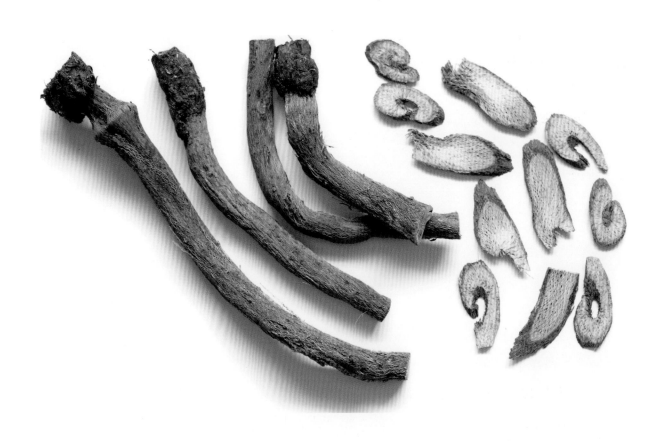

云木香药材

化学成分 根油中去氢木香内酯（dehydrocostus lactone）、木香烯内酯（costunolide）的含量达50%，还含木香萜醛（saussureal）、α-环木香烯内酯和β-环木香烯内酯（cyclocostunolide）、土木香内酯（alantolactone）、对-聚伞花素（p-cymene）、月桂烯（myrcene）、柏木烯（cedrene）等。此外，还含β-谷甾醇（β-sitosterol）、豆甾醇（stigmasterol）、棕榈酸（palmitic acid）、亚油酸（linoleic acid）、木香酸（costic acid）。根又含天冬氨酸（aspartic acid）、谷氨酸（glutamic

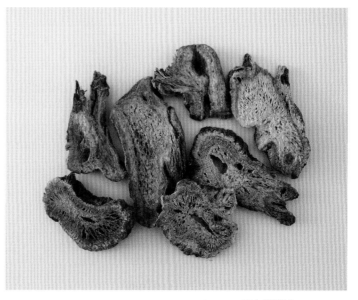

云木香药材

acid）、甘氨酸（glycine）等20多种氨基酸，木香萜胺（saussureanine）A、B、C、D、E，毛连菜苷（picriside）B，左旋马尾松树脂醇-4"-O-β-D-吡喃葡萄糖苷（massoniresinol-4"-O-β-D-glucopyranoside）等。

药理作用

1. 对胃肠道的作用 木香提取液可使离体兔肠蠕动幅度和肠肌张力明显增强。5名健康志愿者服用100%云木香煎剂20 ml，能加速胃对钡剂的排空，增加血浆胃动素的浓度，提示云木香可以用作胃肠运动障碍性疾病的治疗。

2. 抗菌作用 云木香煎剂对甲型副伤寒杆菌有轻微抑制作用，对许兰黄癣菌等10种真菌有抑制作用。

性味归经 味微苦，气香，性温。归土、风塔。

功效主治 补土健胃，理气止痛，活血消肿。主治脘腹胀痛，便秘，不思饮食，头痛头晕，跌打损伤。

用法用量 内服：煎汤，5~10 g。外用：适量，鲜品捣敷。

精选验方

1. 脘腹胀痛，便秘，不思饮食 云木香、砂仁各10 g，八角香兰5 g。水煎服。

2. 头痛头晕 云木香、生姜鲜品各适量。捣细，包敷颈部。

3. 跌打损伤 云木香、虎杖各10 g，甘草5 g，宽筋藤15 g。水煎服。

云南萝芙木
YUNNANLUOFUMU

傣 药 名 | 麻三端。

来　　源 | 为夹竹桃科植物云南萝芙木 *Rauvolfia yunnanensis* Tsiang 的根。

识别特征 | 常绿灌木，高 1 ~ 2 m。根外皮较厚，松泡，纵纹粗糙，有侧根多条。茎多分枝，老枝淡灰褐色，有稀疏的圆点状黄色皮孔，幼枝绿色，有棱角，枝条折断有乳汁流出。叶 3 ~ 4 片轮生，有时对生，叶柄短平；叶片膜质，长方椭圆形，少为披针形，长 6 ~ 30 cm，宽 1.5 ~ 9 cm，先端渐尖，基部楔形，全缘或微波状，干时淡绿色，侧脉无皱纹。聚伞花序通常腋生，花序密，花多达 150 朵；花萼小，齿浅而小；花冠管内面被浓密的长柔毛，上部 5 裂，裂瓣椭圆形，向外展开或折叠；雄蕊 5，花丝短；心皮 2，子房卵形，分离，花盘杯状，花柱细长。果实核果状，长椭圆形，成熟时红色。花期 3 ~ 12 月，果期 5 月至翌年春季。

生境分布 | 生长于海拔 600 ~ 1300 m 的山中林下、林缘灌丛中。分布于广西、贵州和云南等地。

采收加工 | 野生品全年可采；栽培品于定植后 2 ~ 3 年的 10 ~ 11 月采挖。将根挖出，洗净，砍成 10 ~ 16 cm 长段，晒干备用。

药材鉴别 | 根圆柱形，略弯曲，长 15 ~ 50 cm，直径 0.7 ~ 2 cm，少分枝。表面灰黄、灰棕或灰褐色，多数根的外表松软，易成裂片状，剥落后可见黄色皮部或黄色木部。质坚脆，折断而较平坦。

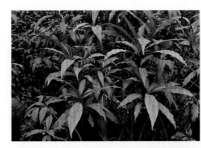
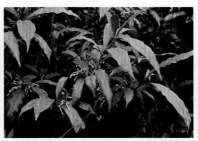
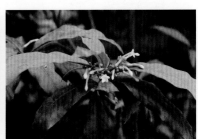

云南萝芙木　　　　　　　　云南萝芙木　　　　　　　　云南萝芙木

化学成分 | 根含四氢蛇根碱 (ajmalicine)、萝芙木碱 (ajmaline)、利血平 (reserpine)、蛇根亭碱 (serpentinine)、四叶萝芙新碱 (tetraphyllicine)、魏氏波瑞木胺 (vellosimine)、19-表-四氢蛇根碱 (19-epi-ajmalicine)、伪利血平 16,17 位立体异构体 (pseudoreserpine16, 17isomer)、β-育亨宾 (β-yohimbine)。

药理作用

1. 对心血管的作用 云南萝芙木根总碱 3 mg/kg 静脉注射可使麻醉猫血压下降，心率变慢，能够刺激迷走神经和胫骨神经向中端引起加压反射减弱。云南产萝芙木根总碱 1 ~ 10 mg/kg 腹腔注射，连续 10d，可使原发型、神经原型及肾型高血压犬血压下降，血浆胆碱酯酶活力也下降。利血平 0.01 mg/kg 静脉注射，在使肾型高血压犬血压下降时，也可导致胆碱酯酶活力的降低。

2. 对中枢神经系统的作用 利舍平 3 mg/kg 腹腔注射，可延长小鼠环己巴比妥钠的睡眠时间。利血平 0.005 ~ 0.03 mg/kg 静脉注射，连续 4 ~ 15 d，可抑制犬的唾液分泌条件反射；0.005 mg/kg 或 0.01 mg/kg 时，动物血压尚无明显改变，而条件反射的变化为小剂量改善很明显，大剂量使分化解除。这表明大脑皮质比皮质下中枢对利血平更为敏感。利血平 0.8 mg/kg 腹腔注射，一次给药或重复给药，可促进条件性回避反应的获得，但抑制记忆的巩固。

3. 抗肿瘤作用 利血平 2.5 mg/kg 腹腔注射，能协同长春花碱、丝裂霉素等对小鼠白血病 L1210 细胞起抑制作用。

性味归经 | 味苦，性凉。有小毒。归水塔。

功效主治 | 清火解毒，除风止痛。主治高血压，头痛头晕，脘腹胀痛，腮腺、颌下淋巴结肿痛，目赤肿痛，疔疮痈疖脓肿。

用法用量 | 内服：10 ~ 15 g，煎汤；或适量磨水服。外用：适量，磨水搽。

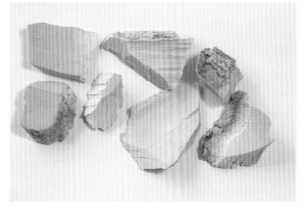

云南萝芙木饮片

精选验方

1. 高血压，头痛头晕 云南萝芙木根、野花生、大叶钩藤各 15 g。水煎服。

2. 脘腹胀痛 云南萝芙木根、姜黄各 15 g。均用鲜品，以水磨汁，内服。

3. 腮腺、颌下淋巴结肿痛 云南萝芙木、山大黄各适量。用水磨汁，内服或外搽。

4. 目赤肿痛 云南萝芙木 15 g，人字树 30 g。水煎服。

5. 疔疮痈疖脓肿 云南萝芙木根适量。用水磨汁，外搽。

使用禁忌 | 不宜多服，久服。本品有小毒，过量可致恶心、头晕。

云南萝芙木

泽兰

ZELAN

傣 药 名 | 香帕曼。

别　　名 | 虎兰、龙枣、水香、小泽兰、红梗草、矮地瓜儿苗。

来　　源 | 为唇形科植物地瓜儿苗 *Lycopus lucidus* Turcz. 的茎叶。

识别特征 | 多年生草本植物，高 60 ～ 170 cm。根茎横走，先端肥大，呈圆柱形，浅黄白色。具节，节上具鳞叶及须根。茎直立，通常不分枝，四棱形，节上常带紫红色，无毛或在节上疏生小硬毛。叶交互对生，具极短柄或近于无柄；叶片长圆状披针形，长 4 ～ 10 cm，宽 1 ～ 3 cm，先端长锐尖或渐尖，基部楔形，边缘具锐尖粗牙状锯齿，上面无毛，略有光泽，下面具凹陷的腺点，无毛或脉上疏生白色柔毛。轮伞花序腋生，无梗，多花密生，其下承以小苞片，小苞片卵圆形至披针形，先端刺尖，位于外方者超过花萼，具 3 脉，位于内方者短于或等于花萼，具 1 脉，边缘有毛；花萼钟形，长约 4 mm，先端 5 齿裂，具刺尖头，边缘有毛；花冠钟形，白色，稍露出于花萼。长 4 ～ 5 mm，外面在冠檐上具腺点，内面在喉部具白色短柔毛，冠檐不明显，二唇形，上唇近圆形，下唇 3 裂，中裂片较大；前对雄蕊能育，超出于花冠，药室略叉开，后对雄蕊退化，先端棍棒状；子房长圆形，4 深裂，着生于花盘上，花柱伸出于花冠外，柱头 2 裂。小坚果倒卵圆状三棱形，长 1 ～ 1.5 mm，暗褐色。花期 7 ～ 9 月，果期 9 ～ 10 月。

生境分布 | 生长于湿润肥沃的山坡，多栽培。分布于全国大部分地区。

采收加工 | 夏、秋二季茎叶茂盛时割取地上部分，去净泥沙，阴干。

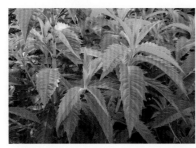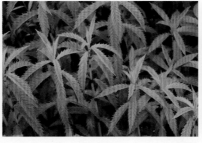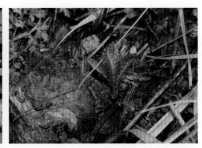

| 泽兰 | 泽兰 | 泽兰 |

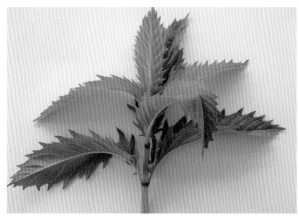
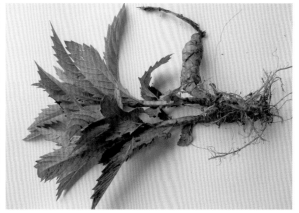

泽兰（叶）药材　　　　　　　　　　　　　泽兰幼苗

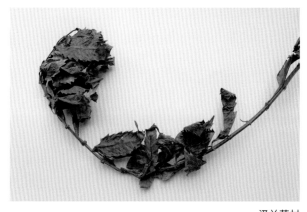
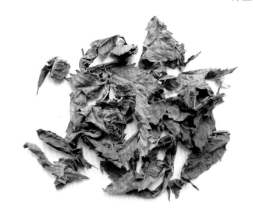

泽兰药材　　　　　　　　　　　　　　　　泽兰饮片

药材鉴别｜ 茎呈方柱形，四面均有浅纵沟，长 50 ～ 100 cm，直径 2 ～ 5 mm，表面黄绿色或稍带紫色，节明显，节间长 2 ～ 111 cm，质脆，易折断，髓部中空。叶对生，多皱缩，展平后呈披针形或长圆形，边缘有锯齿，上表面黄绿色或灰绿色，下表面灰绿色，有棕色腺点。花簇生于叶腋成轮状。花冠多脱落，苞片及花萼宿存。气无，味淡。

性味归经｜ 味苦、辛，性微冷。归热经。

功效主治｜ 活血化瘀，利水消肿，解毒消痈。主治妇女经闭，痛经，产后瘀滞腹痛，癥瘕，身面浮肿，痈肿疮毒，跌仆损伤。

用法用量｜ 内服：煎汤，9 ～ 10 g；或果实浸酒；或根皮入丸、散。根皮外用：适量，鲜品捣烂外敷；或煎水洗。

精选验方｜

1. 跌打损伤 泽兰、矮陀陀、岩马桑各 15 g。酒浸服。

2. 散血消肿 泽兰、四块瓦各 8 g，续断 18 g，香附 6 g，大血藤、杜仲各 10 g。浸酒服。

3. 痛经，闭经 泽兰 15 g，益母草 10 g。水煎服。

使用禁忌｜ 无血瘀或血虚者慎用。

珍珠草

ZHENZHUCAO

傣 药 名 | 芽害巴。

来　　源 | 为大戟科植物叶下珠 *Phyllanthus urinaria* L. 的全草。

识别特征 | 一年生小草本，高 10 ~ 40 cm。茎直立，分枝，通常带赤红色。单叶互生，呈 2 列，极似羽状复叶，具短柄或近于无柄；叶片长椭圆形，长 5 ~ 18 mm，宽 2 ~ 6 mm，先端斜尖或钝或有小凸尖，基部圆形或稍偏斜，全缘，仅下面近边缘处有毛。花单性，雌雄同株，无花瓣；雄花 2 ~ 3 朵，簇生长于叶腋，萼片 6，雄蕊、花盘腺体 6，分离，与萼片互生，无退化子房；雌花单生长于叶腋。蒴果扁球形，无果柄，径约 3 mm，红棕色，表面有小凸刺或小瘤体。种子三角状卵形，淡褐色，有横纹。花期 6 ~ 8 月，果期 9 ~ 10 月。

生境分布 | 生长于海拔 100 ~ 1900 m 的田边草丛、旷地、山坡路旁。分布于江苏、浙江、江西、福建、湖南、广东、广西和云南等地。

采收加工 | 夏、秋二季采收全草，捡去杂质，晒干或鲜用。

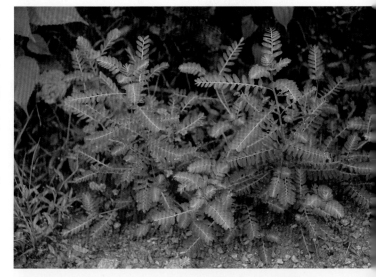

叶下珠

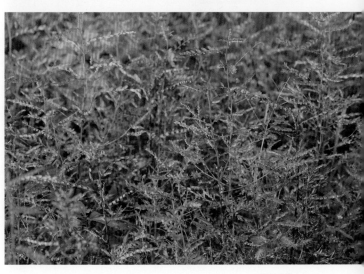

叶下珠

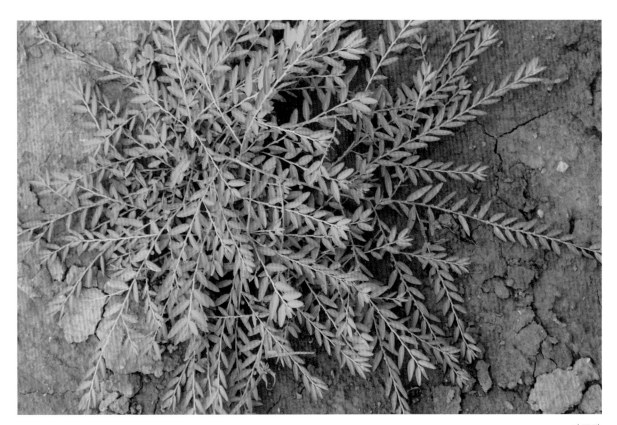

叶下珠

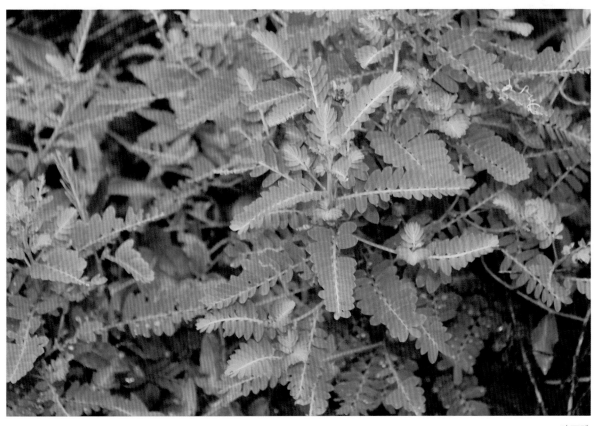

叶下珠

珍珠草

373

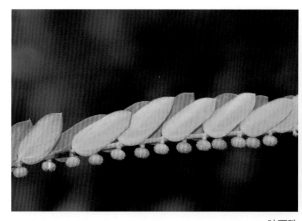 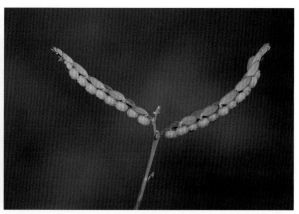

叶下珠 叶下珠

化学成分 全草含并没食子酸（ellagic acid），3，4，3'- 三 –O– 甲基并没食子酸（3，4，3'-tri-O-methylellagic acid），琥珀酸（succinic acid），阿魏酸（ferulic acid），β – 谷甾醇 –β –D– 葡萄糖苷（β -sitosterol- β -D-glucoside），没食子酸（gallic acid），三十烷醇（triacontanol），β – 谷 甾 醇（β -sitosterol），三 十 烷 酸（triacontanoic acid），豆 甾 醇（stigmasterol），羽扇豆醇（lupeol），三十二烷酸（dotriacontanoic acid），豆甾醇 –3–O–β –D– 葡萄糖苷（stigmasterol-3-O- β -D-glucoside）。

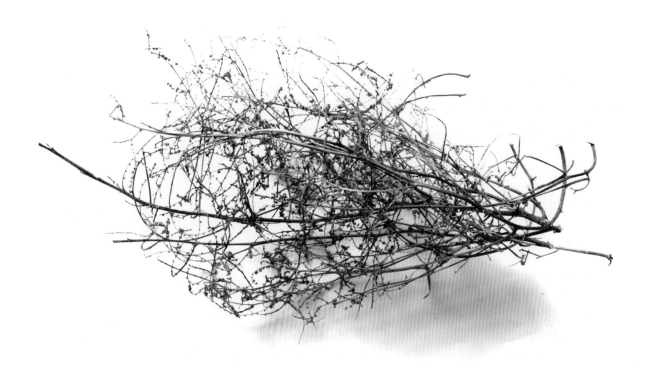

珍珠草药材

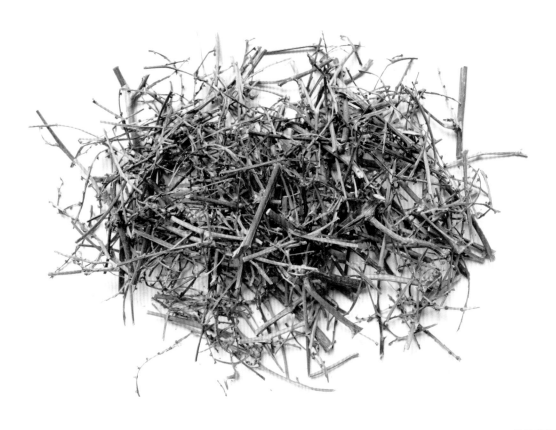

珍珠草饮片

药理作用

1. 保肝作用　给感染鸭乙肝病毒（DHBV）的重庆麻鸭灌服珍珠草煎剂，能够使鸭血清 DHBV 脱氧核糖核酸（DNA）滴度明显下降；珍珠草有效成分可降低血清中 DHBV DNA 和 DNA 聚合酶，对小鼠肝损伤有明显防治作用。

2. 抗菌作用　100% 珍珠草煎剂对金黄色葡萄球菌、大肠杆菌均有抑制作用。

性味归经

味甘，性凉。归水、土塔。

功效主治

清火解毒，利尿排石，凉血止血，涩肠止泻。主治小便热涩疼痛，尿路结石，外伤出血，腹痛腹泻，赤白下痢。

用法用量

内服：煎汤，10 ～ 15 g。外用：鲜品适量，捣烂敷。

精选验方

1. 小便热涩疼痛，尿路结石　珍珠草 15 g，野芦谷根 20 g。水煎服。

2. 外伤出血　珍珠草鲜品适量。捣烂外敷患处。

3. 腹痛腹泻，赤白下痢　珍珠草 15 g。水煎服。

珍珠草

芝麻
ZHIMA

傣 药 名 ｜ 阿。

别　 名 ｜ 地勒、白芝麻、黑芝麻、混吉德。

来　 源 ｜ 为胡麻科植物芝麻 *Sesamum indicum* L. 的成熟种子。

识别特征 ｜ 一年生草本，高达 1 m。茎直立，四棱形，不分枝，有短柔毛。叶对生，或上部者互生，卵形，长圆形或披针形，长 5 ~ 15 cm，宽 1 ~ 8 cm，顶端急尖或渐尖，基部楔形，全缘，有锯齿或下部叶 3 浅裂，两面无毛或稍有柔毛；叶柄长 1 ~ 6 cm。花单生或 2 ~ 3 朵生叶腋，直径 1 ~ 1.5 cm；花萼稍合生，裂片披针形，长 5 ~ 10 mm，有柔毛；花冠筒状，长 1.5 ~ 2.5 cm，白色有紫色或黄色彩晕，裂片圆形。蒴果椭圆形，长 2 ~ 2.5 cm，多 4 棱、6 棱或 8 棱，纵裂，有短柔毛；种子多数，黑色、白色或淡黄色，富油质。花期 7 ~ 8 月，果

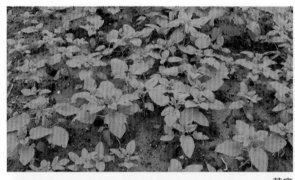

芝麻

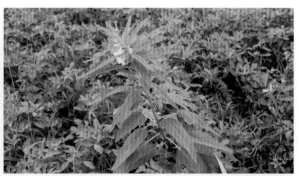

芝麻

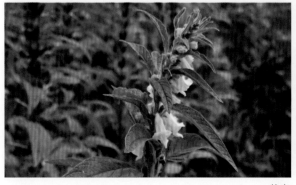

芝麻

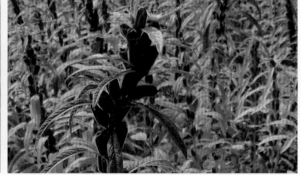

芝麻

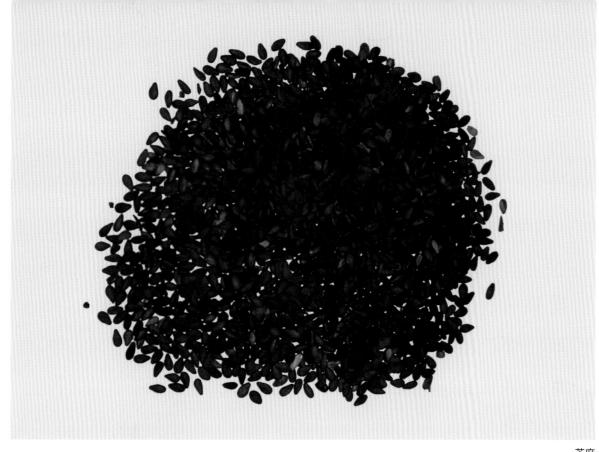

芝麻

期 8 ~ 9 月。

生境分布 | 原产地为热带亚洲，现广植于各热带和温带地区。我国各地均有栽培。

采收加工 | 8 ~ 9 月采集成熟果实，晒干，除去果皮和杂质即成。

药材鉴别 | 种子呈扁卵圆形，一端钝圆，一端尖，长约 3 mm，宽约 2 mm。表面黑色或白色，平滑或有网状皱纹，放大镜下可见细小疣状突起，尖端有棕色圆点状种脐。种皮薄，纸质，内有薄膜状胚乳。子叶 2 枚，白色，富油性。气微，味甘，有油香气。

性味归经 | 味甘，性温。

功效主治 | 提升胃温，壮阳，润肠燥。主治"龙"病，胃寒，阳痿，失眠，脱发，须发早白，肠燥便秘。

用法用量 | 内服：煎汤，9 ~ 15 g；或入丸、散。

精选验方 |

1. 皮肤瘙痒，皮肤粗糙　芝麻、硫黄、泡囊草、石菖蒲各等量。制成散剂，每日 2 次，每次取适量涂于患处。

2. 失眠　安眠流浸膏：芝麻 15 g，大青盐 5 g，鲜酥油 10 g，牛奶 25 g。混匀，煎煮数分钟，过滤，取滤液。浓缩成流浸膏，内服，睡前服 1 次，每次 5 ~ 6 g。

芝
麻

钟乳石
ZHONGRUSHI

傣药名 | 浓帕。

别　名 | 娃奴、多智旦。

来　源 | 为碳酸盐类矿物钟乳 *Stalactite* 的矿石。

原矿物 | 为方解石类中的一种钟乳状的集合体，呈圆柱形或圆锥形，大小不一，长 5 ~ 15 cm，直径 2 ~ 7 cm。表面白色、灰白色或灰褐色，粗糙，凹凸不平，质坚而重。断面较平整，洁白色或棕黄色，中央多可见一圆孔，圆孔周围呈多数圈层。

生境分布 | 钟乳石是沉积岩中非常重要的造岩矿物，在变质岩、火成岩中也是经常出现的次生矿物。在温泉、药水泉中，石灰岩区的地下洞穴中也有钟乳石沉积。分布于西藏那曲、浪卡子县、乃东县、昌都的旺西、日喀则，甘肃、云南、四川等地也有分布。

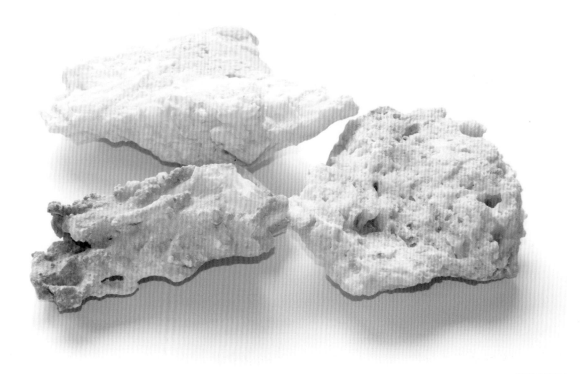

钟乳石药材

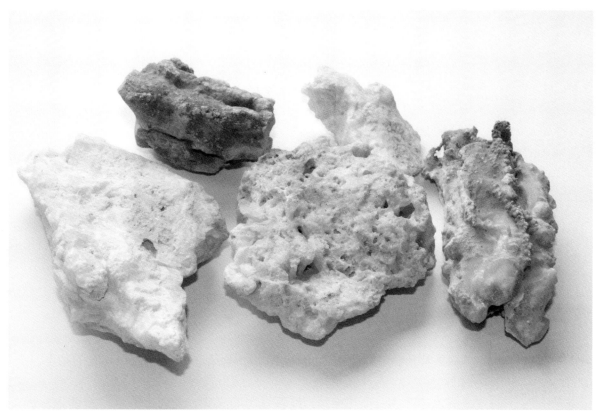

采收加工 | 全年可采，采后除去杂石。

药材鉴别 | 本品为钟乳状集合体，略呈圆锥形或圆柱形。表面白色、灰白色或棕黄色，粗糙，凹凸不平。体重，质硬，断面较平整，白色至浅灰白色，对光观察具闪星状的亮光，近中心常有一圆孔，圆孔周围有多数浅橙黄色同心环层。无臭，味微咸。

性味归经 | 味涩，性温。

功效主治 | 补筋络，愈韧带。主治肌肉韧带断裂、损伤。

用法用量 | 内服：煎汤，2～5 g；或入丸、散。外用：适量，研粉撒或调敷。

精选验方 |

1. 跌打引起的肌肉、韧带损伤及局部肿胀 钟乳石、硫黄、独一味、尼泊尔紫堇各等量。制散，内服，早、晚各服1.4 g。

2. 颈部损伤 钟乳石（制）、象皮、狗舌、滑石各等量。制成散剂，每次1.5～3 g，每日2次，温开水送服。

3. 白脉病及中风引起的经络、韧带损伤 舒筋软膏：钟乳石、炉甘石、磁石、阳起石、蓝铜矿、石燕各10 g，纤维石30 g，乳香、草决明、黄葵、木香、肉豆蔻、丁香各5 g。以上十三味研细，混匀，加融酥油调成软膏，外用，每日3次，每次适量涂于患处。

竹叶椒

ZHUYEJIAO

傣 药 名 | 锅干。

别　　名 | 山花椒、搜山虎、野花椒、臭花椒、三叶花椒。

来　　源 | 为云香科植物竹叶花椒 *Zanthoxylum planispinum* Sieb. et Zucc. 的果实。

识别特征 | 灌木或小乔木，高达 4 m。枝有直出的皮刺，老枝上的皮刺基部木栓化，奇数羽状复叶互生；叶轴具翼，小叶片 3 ~ 5，对生，纸质，披针形或椭圆状披针形，长 5 ~ 9 cm，基部楔形，边缘有细小圆齿，主脉上具针刺，侧脉不明显，表面无毛，散生腺点，几无小叶柄。聚伞状圆锥花序，腋生，长 2 ~ 6 cm；花被片 6 ~ 8，雌花心皮 2 ~ 4，通常 1 ~ 2 个发育。果实表面有突起的腺点。种子卵形，黑色，有光泽，花期 3 ~ 5 月，果期 8 ~ 10 月。

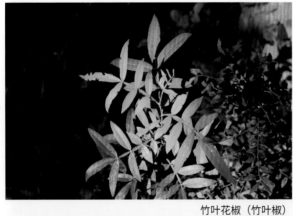
竹叶花椒（竹叶椒）

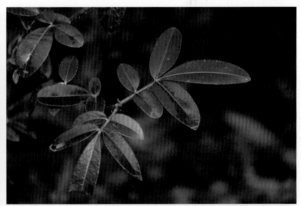
竹叶花椒（竹叶椒）

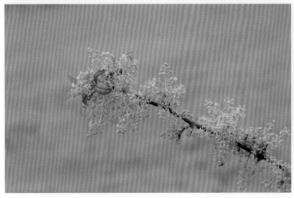
竹叶花椒（竹叶椒）

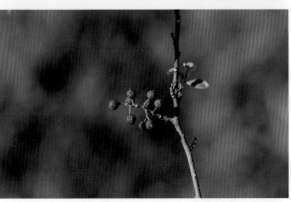
竹叶花椒（竹叶椒）

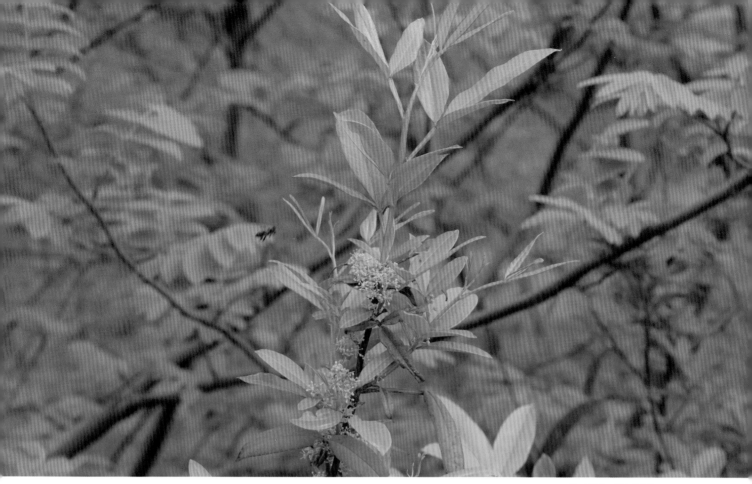

竹叶花椒（竹叶椒）

生境分布 | 生长于海拔 2300 m 以下的山坡疏林、灌木丛中及路旁。分布于华东、中南、西南及陕西、甘肃、台湾等省区。

采收加工 | 秋季采收，除去杂质，阴干。

药材鉴别 | 球形小分果 1～2，顶端具细小喙尖，基部无未发育离生心皮，外表面红棕色至褐红色，稀疏散布明显。内果皮光滑，淡黄色，薄革质。密布小疣点。果实成熟时珠柄与内果皮基部相连，果皮质较脆。气香，味麻而凉。

性味归经 | 味辛、香、麻，微苦，性热；小毒。归冷经。

功效主治 | 温中燥湿，散寒止痛，驱虫止痒。主治脘腹冷痛，寒湿吐泻，蛔厥腹痛，龋齿牙痛，湿疹，疥癣。

用法用量 | 内服：煎汤，6～9 g；研末，1～3 g。外用：适量，煎水洗或含漱；或酒精浸泡外搽；或研末塞入龋齿洞中；或鲜品捣烂外敷。

精选验方 |

1. **蛔虫腹痛** 竹叶花椒果 6 g，马鞭草、蒲公英各 15 g。水煎服。
2. **虚寒胃痛** 竹叶花椒果 6 g，生姜 9 g。水煎服。

竹叶椒

苎麻

ZHUMA

傣 药 名 | 办藤。

别　　名 | 天青地白草、川绵葱、野苎麻、天名精、白苎麻、山麻。

来　　源 | 为荨麻科植物苎麻 *Boehmeria nivea* (L.) Gaud. 的根和叶。

识别特征 | 多年生草本，高达 2 m。茎直立，分枝，有柔毛。单叶互生，阔卵形或卵圆形，长 7 ~ 15 cm，宽 6 ~ 14 cm，先端渐尖，边缘有粗锯齿，基部浑圆或阔楔形，上面绿色，粗糙，下面除叶脉外全部密被白色绵毛；托叶锥尖形，脱落，叶柄有柔毛。花单性，雌雄同株，花小成束，为腋生的圆锥花序；雄花黄白色，花被 4 片，雄蕊 4；雌花淡绿色，花被 4 片，紧抱子房，花柱 1。瘦果细小，椭圆形，长约 1.5 mm，集合成小球状，上有毛，花柱突出，花期 6 ~ 8 月，果期 9 ~ 11 月。

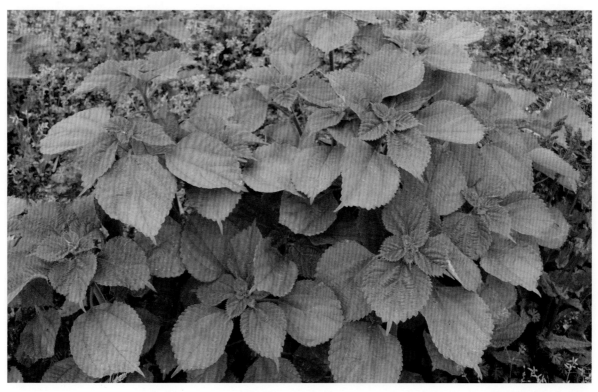

苎麻

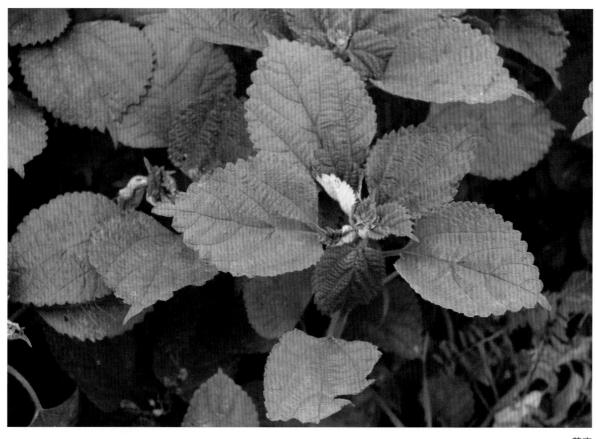

苎麻

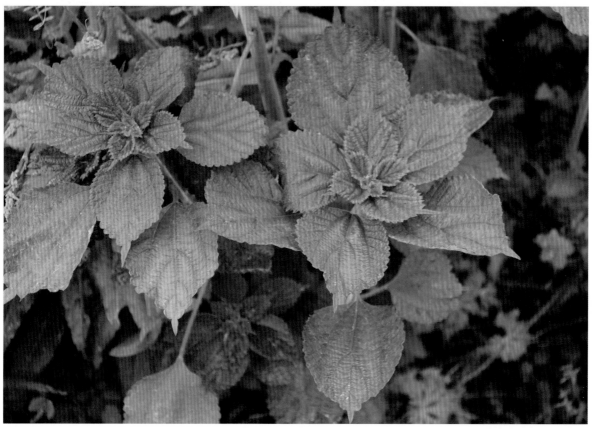

苎麻

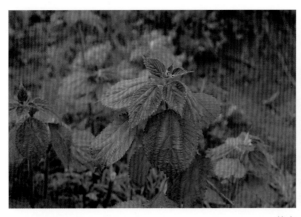
苎麻

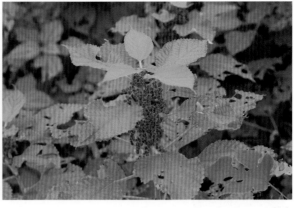
苎麻

生境分布 | 生长于山坡、路边。分布于云南、贵州、广西、广东、福建、江西、台湾、浙江、湖北、四川及甘肃、陕西、河南等地，野生或栽培。

采收加工 | 全年可采，洗净鲜用或晒干备用。

药材鉴别 | 根略呈纺锤形，稍膨大，长约 10 cm，直径 1 ~ 1.3 cm；表面灰棕色，有纵皱纹及横长皮孔，有时皮孔横向连接；断面粉性，无髓。气微，味淡，有黏性。

化学成分 | 根含绿原酸（chlorogenic acid），在稀酸中加热可得到咖啡酸（caffeic acid）和奎尼酸（quinic acid）。叶含芸香苷（rutin），野漆树苷（rhoifolin）；鲜叶含叶黄素（lutein），α‐胡萝卜素和 β‐胡萝卜素（carotene）；干燥叶含叶黄素，β‐胡萝卜素，谷氨酸（glutamic acid）。

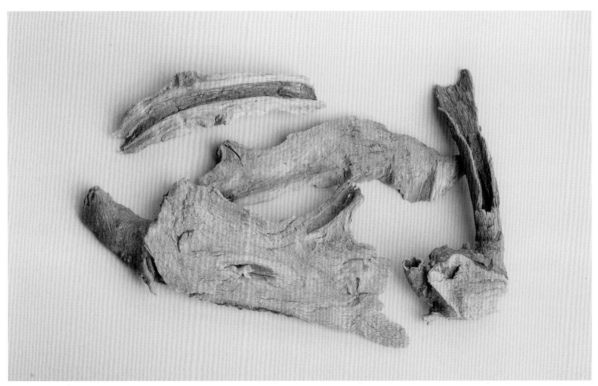
苎麻根药材

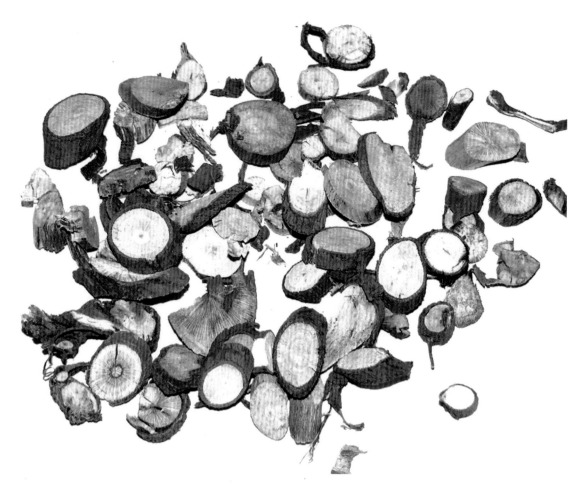

苎麻根饮片

药理作用 | 止血作用：用野苎麻的提取物浸泡大、小鼠尾端的人工创面，可使出血量减少，出血时间缩短。小鼠口服或腹腔注射本品也可得到同样的效果。家兔肌内注射提取物后，凝血时间缩短，但血小板计数未见明显变化。用浸有提取物的药棉覆盖于大鼠的肝、肾伤口，未见明显的止血作用。

性味归经 | 味甘，性凉。归水、风塔。

功效主治 | 根：清热解毒，利尿；叶：止血止痛，解毒，消肿。主治口舌生疮，腰痛，尿血，便血，脾肿大，蛇咬伤，产后气血虚。

用法用量 | 内服：煎汤，根、叶各 20 ~ 30 g。外用：适量，叶捣烂敷；或根磨水搽。

精选验方 |

1. 口舌生疮 苎麻根和叶 30 g。煎汤，含漱。

2. 腰痛，尿血，便血 苎麻根 20 g。煎汤内服。

3. 蛇咬伤 苎麻根适量。磨于水，搽伤口。

4. 产后气血虚 苎麻根 20 g，胡椒、小姜、荜茇各 5 g。捣细粉，置黑鸡腹内，煮熟，服食。

苎麻

紫茉莉

ZIMOLI

傣 药 名 | 贺罗外亮。

别　　名 | 贺莫晚罕、野茉莉、丁香、未时花、胭脂水粉、长春花。

来　　源 | 为紫茉莉科植物紫茉莉 *Mirabilis jalapa* L. 的块根和茎叶。

识别特征 | 一年生草本，高可达 1 m。根粗壮，茎直立，多分枝，节处膨大。单叶对生，下部叶具柄，上部叶常无柄；叶片卵形，长 4 ~ 10 cm，宽可达 3.5 cm，先端长尖，基部宽楔形或心形，边缘微波状。花紫红色、粉红色、白色、黄色，也有红黄相杂，常 1 朵至数朵生长于萼状总苞内；花被呈花冠状，花被管圆柱形，长 4 ~ 6.5 cm，上部稍扩大成喇叭状，5 裂；雄蕊 5；子房上位，1 室。瘦果近球形，为宿存的苞片所包，果皮革质，有细纵棱和横点纹，熟时黑色。种子白色，内部充满白粉状胚乳。花期夏、秋二季。

生境分布 | 生长于向阳砂质土壤。全国各地均有分布或栽培。

采收加工 | 秋季采挖根，洗净切片，晒干备用；茎叶多用鲜品，随用随采。

药材鉴别 | 块根长圆锥形，稍弯曲，顶端有茎基痕，有的有分枝，表面暗灰褐色。表皮作鳞片状剥裂，可见横长皮孔，不透明，断面无光泽。气微，味微苦后微甜。

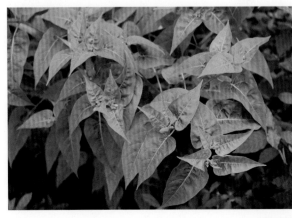 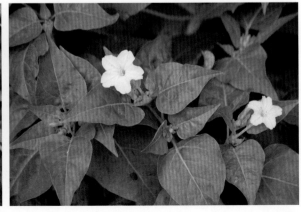

紫茉莉　　　　　　　　　　　　　　　　　　　　　　紫茉莉

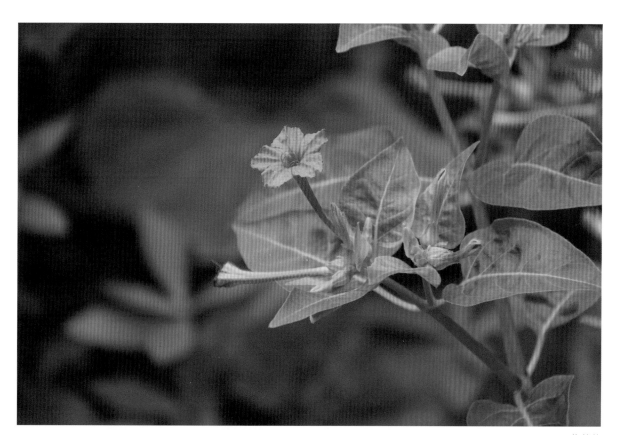

紫茉莉

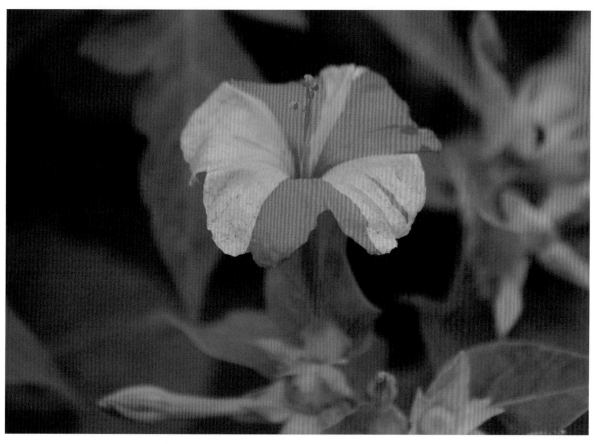

紫茉莉

紫茉莉

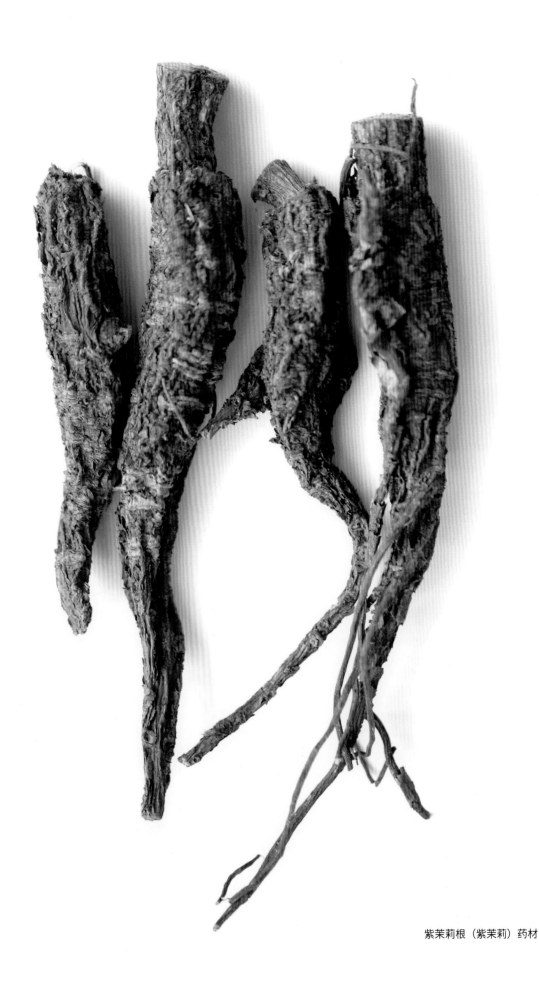

紫茉莉根（紫茉莉）药材

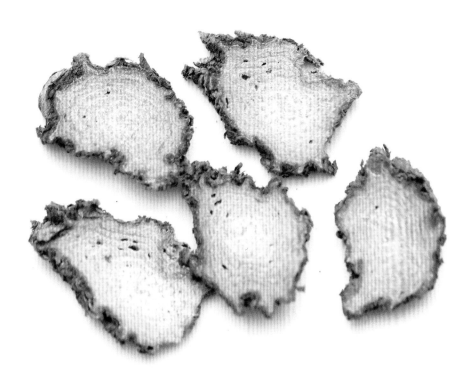

化学成分 | 根含胡芦巴碱（trigonelline），并含有碳水化合物，水解后产生半乳糖（galactose）和阿拉伯糖（arabinose）；另含氨基酸、有机酸及大量淀粉、豆甾醇（stigmasterol）、β-谷甾醇（β-sitosterol），蛋白质。

药理作用 | 本植物根所含树脂对皮肤黏膜有刺激作用。根的酸性水浸液静脉注射，可使麻醉兔血压升高；其煎剂在试管内对金黄色葡萄球菌、痢疾杆菌和大肠杆菌有抑制作用。由本植物根中提取的蛋白部分有抗病毒作用。紫茉莉抗病毒蛋白（MAP）是一种核糖体灭活蛋白，有抗病毒及抑制蛋白合成作用。此外，MAP对妊娠小鼠有堕胎作用，对肿瘤细胞有抗增生作用。

性味归经 | 味涩，性寒。归水塔。

功效主治 | 清火解毒，消肿止痛，收敛止泻。主治腮腺、颌下淋巴结肿痛，腹痛腹泻，赤白下痢。

用法用量 | 内服：煎汤，10～20 g。

精选验方 |

1. 腮腺、颌下淋巴结肿痛 紫茉莉、黑心树心材各15 g，苦藤10 g。水煎服。

2. 腹痛腹泻，赤白下痢 紫茉莉20 g，金花果10 g。水煎服。

紫茉莉

紫苏子

ZISUZI

傣 药 名 扎阿亮。

别　　名 苏子、黑苏子、铁苏子、杜苏子、炒苏子、炙苏子、苏子霜。

来　　源 为唇形科草本植物紫苏 *Perilla frutescens* (L.) Britt. 的干燥成熟果实。

识别特征 一年生直立草本，高 1 m 左右，茎方形，紫或绿紫色，上部被有紫或白色毛。叶对生，有长柄；叶片皱，卵形或卵圆形，先端突出或渐尖，基部近圆形，边缘有粗锯齿，两面紫色或仅下面紫色，两面疏生柔毛，下面有细腺点。总状花序顶生或腋生，稍偏侧；苞片卵形，花萼钟形，外面下部密生柔毛；花冠二唇形，红色或淡红色。小坚果倒卵形，灰棕色。花期 6 ~ 8 月，果期 7 ~ 9 月。

生境分布 生长于山坡、溪边、灌木丛中。分布于江苏、浙江、湖北、河北、河南、四川等地，多系栽培。

采收加工 秋季果实成熟时采收，除去杂质，晒干。

药材鉴别 本品呈卵圆形或类圆形。外表灰棕色或灰褐色，有网状纹理。果皮薄而脆，种子黄白色，有油性。

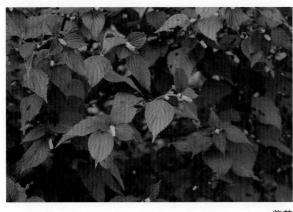
紫苏

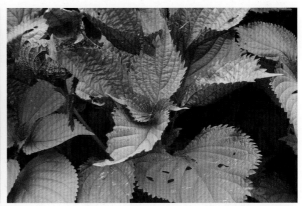
紫苏

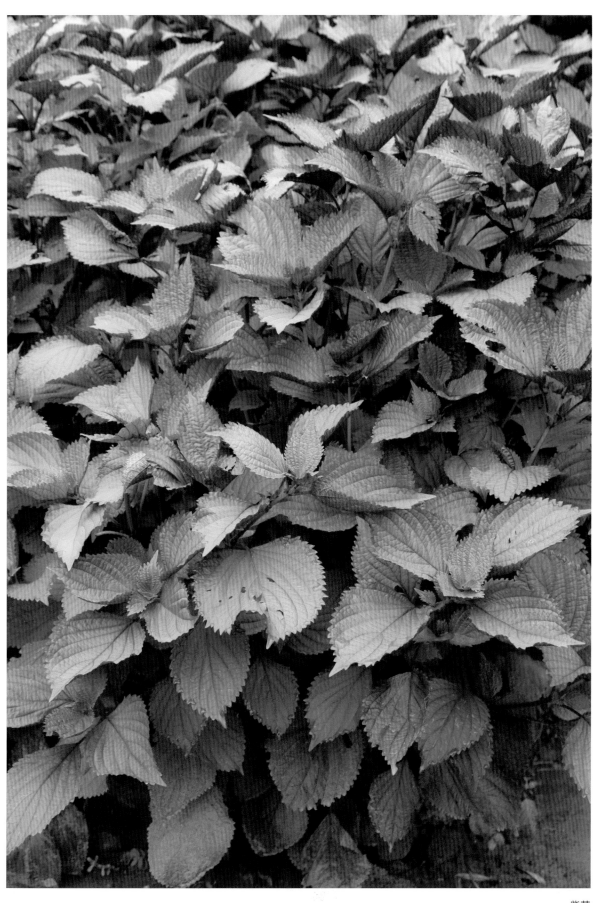

紫苏子

紫苏

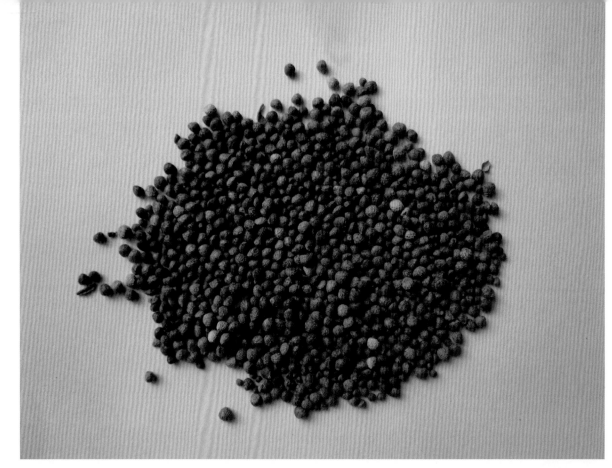

紫苏子饮片

性味归经｜ 辛，温。归肺、大肠经。

功效主治｜ 降气消痰，平喘，润肠。主治痰壅气逆，咳嗽气喘，肠燥便秘。

药理作用｜ 紫苏油有明显的降血脂作用，给易于卒中的自发性高血压大鼠喂紫苏油可延长其存活率，使生存时间延长。紫苏油还可提高实验动物的学习能力。实验证实其有抗癌作用。

用法用量｜ 5 ～ 10 g，煎服。炒苏子药性较和缓，炙苏子润肺止咳之功效优。

精选验方｜

1. 慢性支气管炎、支气管哮喘（对于咳嗽气喘、胸满胁痛者） 紫苏子、油菜籽各 9 g，白芥子 6 g。水煎服。

2. 咳嗽气喘 紫苏子、杏仁各 15 g，麻黄、贝母、甘草各 10 g。水煎服。

3. 百日咳 紫苏子、杏仁、川贝母、百部、米壳、陈皮、法半夏各等份。研为极细末，每周岁每次 0.5 g，每日 3 ～ 4 次，不足 1 周岁每次服 0.25 g，每日 3 次。

4. 蛔虫病 紫苏子生品适量。捣烂或嚼食，成人每次 50 ～ 70 g，4 ～ 10 岁每次 20 ～ 50 g，每日 2 ～ 3 次，空腹服，连服 3 日。因蛔虫引起胃痛、胆绞痛及呕吐者，用花椒 3 g，米醋 250 ml，熬水 1 次顿服，痛止后再服紫苏子。

使用禁忌｜ 阴虚喘咳及脾虚便溏者慎用。